Pour Emilie

Moi, j'ai pas le cancer

Une rencontre merveilleuse
pour un blablacar inoubliable.
Je te souhaite une agréable
lecture et de trouver sur
ton chemin de Vie les cartes
qui t'aideront à réaliser
tes rêves les plus fous
Avec toute ma bienveillance

De la même auteure

Si Haroun Tazieff m'était conté... 2014
Petit agenda perpétuel du mieux-être 2021

christine.hainaut.07@gmail.com

Blog : christinehainaut.com

Photos et maquette des 1ère et 4ème de couverture : ©Gauthier Trehou-Hainaut
Plage de Carnon du grand travers 34000 Montpellier, le 29 octobre 2020

ISBN : 9782954819525
Imprimé par Books Factory
Dépôt légal juin 2021
Il a été tiré de cet ouvrage 500 exemplaires

Christine Hainaut

Moi, j'ai pas le cancer

Roman

À Clara,
À Gauthier,

Pensées douces et amour infini

Je souhaite à tous ceux qui se battent, quelle qu'en soit la cause, du courage et de la détermination.

Cher lecteur,

Cette histoire s'inspire d'une histoire vraie... Mon histoire. J'ai eu envie de la romancer.

Je ne mentionne pas le lieu, l'hôpital, l'association en lien avec les personnages principaux, aucun prénom. Les propos sont-ils réels ou imaginés ? Peu importe.

L'important c'est de s'évader, de comprendre, de mener une réflexion aussi, de s'interroger, de piocher quelques trucs dans les notes de Léa pour améliorer sa propre vie.

Montpellier, le 21 mars 2021.
Christine

PREFACE

« Comment ne pas être touché par l'histoire de Léa ?

Décrite instant par instant, comme si on y était. J'ai beau être cancérologue, j'ai une fille de 24 ans et un fils de 21 ans, et je ne souhaite à personne de vivre cela. Une histoire que vivent tant d'hommes et de femmes en France, où, chaque jour, plus de 1000 personnes, apprennent qu'elles sont atteintes du cancer.

Un ami à moi vient de m'annoncer que son fils de 21 ans est hospitalisé en urgence : une hypercalcémie. Derrière, un diagnostic de lymphome qui va nécessiter des mois de traitement. Étrange synchronicité. J'ai commencé à lire le manuscrit de Christine la veille d'apprendre la nouvelle. J'y retrouve tant de similitudes dans le vécu de mon ami. Quand une personne est malade, c'est en moyenne quatre personnes qui sont touchées autour d'elle indirectement. Le plus souvent les membres de la famille. Touchées et qui voient leur vie basculer et se transformer irrémédiablement car plus rien ne sera comme avant.C'est une crise existentielle car souvent cet événement cancer surgit dans notre vie sans qu'on n'y soit préparé : comme le cancer est associé à la mort (plus de 400 personnes en meurent chaque jour en France), la peur de mourir vient en premier. Et ainsi, la conscience de notre mortalité, notre vulnérabilité et finalement notre condition humaine. Celle d'être seul face à cette épreuve. Celle de se sentir impuissant. Celle de se sentir coupable.

Ici, Léa n'est pas confrontée à sa propre mort, mais à celle de son enfant chérie. Elle a deux enfants pourrait-on dire, mais chacun reste unique, et c'est sa fille tant aimée. C'est donc à travers elle, qu'elle vit la peur de la mort. Elle vit sa propre solitude, renvoyée par une société terrorisée face à la mort et donc face au cancer jusqu'à avoir des comportements absurdes, si absurdes qu'ils creusent l'isolement des malades et de leur entourage.

L'histoire du principal du collège est caricaturale et démontre qu'en 2019, nous avons tant à apprendre encore sur la force de la solidarité, de l'importance de la qualité de la présence et du soutien. Alors que l'école est censée préparer les enfants à mieux vivre ensemble en développant les capacités de chacun, alors qu'une « opportunité » se présente pour rappeler à chacun que tout ce qu'ils apprennent n'a de sens que pour les aider à devenir meilleurs, on les enferme dans leurs salles de classe quitte à laisser une de leurs camarades dehors, seule et désemparée, avec un message de désespoir.

Science sans conscience n'est que ruine de l'âme ...

La psycho-neuro-endocrino-immunologie a démontré depuis trente ans que le fait d'être seul face au cancer réduit les chances de survie. D'ailleurs, l'étude scientifique la plus ancienne en ce monde qui suit la santé de milliers de personnes depuis quatre-vingts ans à l'Université de Harvard, prouve que le facteur qui influence le plus notre santé, est le fait d'avoir de bonnes relations. Et ce, avant le fait de fumer ou d'avoir du cholestérol (oxydé) en trop !

Nous savons tout cela, mais manifestement nous n'en n'avons pas encore conscience. Les études fleurissent actuellement pour décrire ce que vivent les personnes atteintes de cancer... des études déjà réalisées il y a trente ans mais qui n'ont pas encore suffisamment touché les consciences pour passer à l'action. On en est encore à étudier au collège de la conscience.

À Ressource, nous avons pris acte de tout cela en créant l'association en 2001 et nous avons cherché à accompagner efficacement les personnes touchées (confrontées) au cancer : malades et entourage, adultes et enfants, quel que soit le type de cancer. Après plusieurs années de réflexion, d'actions et expériences, nous sommes arrivés à monter le Centre Ressource à Aix en Provence en 2011, centre qui servira de modèle pour d'autres villes (Montélimar, La Française/ Montauban, Reims, Lyon, St Avold, Marseille) et d'autres à venir. Le succès est au rendez vous, car la recette est simple : « Un Autre Regard sur le cancer ». Autrement dit, un regard centré sur la personne et non la maladie. Un endroit où on ne traite pas la maladie mais où on redonne une existence à l'Humain, et où on va donner du réconfort, mais aussi accompagner la personne touchée (malade et entourage) pour lui donner des outils pour mieux faire et mieux être face à l'épreuve existentielle qu'elle traverse. C'est l'Accompagnement Thérapeutique proposé à Ressource en plus de la multitude des soins de supports de mieux-être qui sont proposés par plus de 140 intervenants bénévoles. Ah ces bénévoles ! Leur présence et leur action sont inestimables et font tellement de bien. La bienveillance fait des miracles.

C'est aussi ce que Léa a intuitivement voulu faire : créer un réseau de soutien bienveillant (il faut des personnes qui n'ont pas peur, et qui regardent la personne et non la maladie), développer les stratégies complémentaires qui vont soutenir le corps et l'esprit: activité physique, gestion du stress, alimentation, s'informer pour mieux comprendre et pouvoir s'impliquer dans la démarche des soins. Ne pas hésiter à aller plus loin avec notamment les approches complémentaires, dans le but de réduire les effets secondaires et les séquelles des traitements, voire améliorer l'efficacité de ces traitements anticancéreux remarquablement efficaces mais si difficiles : ils sont utilisés pour « survivre » mais souvent sans ou peu d'accompagnement pour vivre avec une bonne qualité de vie.

Le livre de Christine aidera tant de personnes ! Il est d'une actualité brûlante : tous les jours en France (et de par le Monde), des personnes sont confrontées à la dure réalité de la fragilité de l'existence humaine. Il y a un réchauffement climatique qui annonce des catastrophes... mais pour de nombreuses personnes, la fonte des glaces a déjà eu lieu avec l'annonce du cancer.

Je leur souhaite de vivre cette résilience qui transforme l'obstacle et nous fait grandir et découvrir des ressources insoupçonnées.

Peut-être qu'elles feront partie de celles et ceux qui vont aider notre humanité à trouver les solutions au défi existentiel qui nous concerne tous : la vie de l'humanité sur cette Terre. »

Aix en Provence, le 19 octobre 2019

Docteur Jean-Loup Mouysset
Oncologue médical
Fondateur du centre Ressource Aix
Président de la Fédération des Centres Ressource
Entrepreneur Social Ashoka 2010

La vie, c'est comme une boîte de chocolats,
On ne sait jamais sur quoi on va tomber.

Forest Gump

« Vivre, c'est savoir que tout instant de vie est rayon d'or sur une mer de ténèbres, c'est savoir dire merci. »

François Cheng

Avril 2007

Un ange assis regarde au loin...
La plénitude l'envahit.
Plus rien n'est important.
La souffrance ne fait enfin plus partie de sa vie.
Il brille d'une profondeur de lumière de cristal.
Ses ailes translucides se déploient dans une envergure infinie.
La lumière l'envahit.
Son corps se projette vers l'avant.
Il respire la bienveillance, la bonté, la douceur.

Sa vraie vie peut enfin reprendre.
Sa lumière est éblouissante.
Dans le monde terrestre contemporain, c'est une maman dévouée et aimante.
Elle n'a plus mal, ni au cœur, ni au corps.
Enfin, elle va pouvoir s'apaiser, aimer et être aimée.
Enfin, elle pourra aimer sans souffrir.

Deux prénoms surgissent dans son esprit :
Deux prénoms,
Victoire et Vincent.

Une voix bienveillante, douce et tendre se fait entendre.

« Tu ne peux pas partir maintenant. Tu dois revenir ici-bas. Ils ont vraiment besoin de toi. Il n'y a que toi qui peux y arriver. C'est pour cela qu'ils t'ont choisie ».

Elle tourne la tête pour regarder derrière. Une douleur insupportable l'envahit. Elle ne peut plus bouger. Elle veut parler. Elle ne peut plus parler. Aucun son ne sort de sa bouche. Elle n'arrive même pas à ouvrir les yeux. Elle a mal… beaucoup trop mal. Son corps n'en peut plus. Mais elle ne peut rien faire. Juste souffrir intensément. Il est 16h.

Elle est affalée sur la route et ne peut bouger un millimètre de ce corps alourdi qu'elle habite. Il n'y a que ses pensées qui sont encore en mouvement. Elle respire et son coeur bat encore.

Pas grave

7 ans plus tard,15 janvier 2014.

« Maman ?
— Oui ma chérie ?
— J'ai des boules, là, dans le cou ».

On est dans la cuisine. Il est 7h30.

C'est mercredi, avec la cohue du matin qui précède le départ pour le collège. Je me rapproche de ma fille de quatorze ans.

Elle est belle. De grands yeux brillants et pétillants de vie. Ses longs cheveux blonds légèrement ondulés viennent d'être lissés avec grand soin. Je soulève doucement sa douce chevelure platine. Je touche ces petites boules qui sont à la base du cou. Rien de grave. Je ne suis pas inquiète du tout. À dix-huit ans, j'ai eu la toxoplasmose et ça s'est déclaré de la sorte, des ganglions à la base du cou. On m'avait dit que ça venait des chats. Du coup, depuis ce jour, je ne peux plus toucher ou caresser un chat, ça me donne des frissons dans tout le corps. Je sais malgré tout qu'ils apportent une énergie positive dans la maison et pour les enfants un certain réconfort. C'est pour cela que Biscuit fait partie de notre quotidien. Une belle boule de poils angoras de couleur noire, avec des yeux bleus, pétillants de malice.

Moi, je suis en train de me préparer pour aller au travail, maquiller avec soin mes yeux verts, rouge à lèvres éclatant, petite robe colorée, bottes hautes noires. Je vais vite prendre mon petit déjeuner.

« Ne t'inquiète pas mon cœur, ça doit être la toxoplasmose. C'est bien que tu aies cela car plus tard, quand tu seras enceinte, tu seras protégée de cette maladie. Je vais prendre rendez-vous chez le médecin pour qu'il puisse te prescrire une prise de sang et confirmer le diagnostic. »

Une fois le cabinet médical ouvert, j'appelle et j'ai de la chance, la secrétaire me donne un rendez-vous, le soir même, à 19h.

—> Note à moi-même : Ne pas prendre son cas pour une généralité et demander l'avis des spécialistes. Mieux vaut aller chez le docteur pour rien que de passer à côté de quelque chose de grave.

C'était dur maman

Il est environ 17h, quand mes deux enfants, Vincent et Victoire âgés, de dix-sept et quatorze ans, sont de retour de leur entraînement de triathlon. Vincent et Victoire ont un niveau championnat de France. L'activité de prédilection de chacun est la course à pied. En décembre, Victoire a même participé à la course à pied de la ville voisine où elle a battu une adulte championne d'Europe de triathlon. Du haut de ses presque quinze ans, elle n'avait pas obtenu le droit de s'inscrire (à cause d'une malheureuse dénonciation) car elle était trop jeune d'un mois. Elle est pourtant arrivée première devant tous les adultes en courant sans dossard !

« Maman, c'était trop difficile. Je n'ai pas pu courir. J'avais trop mal au ventre.

— T'inquiète pas ma chérie, c'est normal. Tu viens de rentrer dans le groupe compétition. Il faut le temps que tu t'adaptes. Tu en fais beaucoup plus qu'avant. Un bon goûter pour reprendre des forces et on se dépêche. On a rendez-vous chez le docteur tout à l'heure. Va vite faire tes devoirs.

— Chui fatiguée.
— Va te reposer un peu. »

Le sport c'est bien, mais les études d'abord. Le triathlon, comme tous les sports de haut niveau, est très structurant. Il permet de développer une certaine autonomie, un dépassement de soi, une volonté de fer. Des qualités nécessaires dans une vie mais surtout pour mener ce combat qui va bientôt s'imposer à nous ! Victoire a pour objectif de briller aux championnats de France de Duathlon cette année et son coach souhaite la projeter le plus loin possible. Ses résultats en course à pied sont excellents, première aux championnats académiques, et dans presque toutes les épreuves de la région. Elle est belle et aérienne quand elle court. Son frère aussi est un athlète de haut vol qui se place souvent sur le haut du podium. Il y a quelques semaines un journaliste avait titré « Vincent, la force tranquille. »
Cette force tranquille sera tellement importante dans l'expérience de vie qui va pointer son nez de manière brutale d'ici quelques heures. Mais ça, on ne le sait pas encore.

Après un goûter gargantuesque (les brioches et le pain que j'ai pétri ce matin ont passé un sale quart d'heure !), chacun retourne à ses occupations. Devoirs pour les jeunes et pour moi rangement et ménage. Le quotidien dans toute sa normalité, normal et banal.

Je m'appelle Léa. J'ai 45 ans. Je suis blonde, j'ai les yeux verts, 1m66 et quelques kilos de trop. Je vis seule avec mes enfants depuis quatorze ans. Je suis directrice de ressources humaines dans une grande société. J'ai pu nous trouver un petit havre de paix dans une campagne douce et tranquille. On habite une jolie maison, au milieu des champs de châtaigniers. L'été, la piscine face aux montagnes nous rafraîchit avec douceur. Dans ce décor de rêve résonnent la joie et le bonheur avec les cris des jeunes qui s'amusent tant qu'ils le peuvent. J'ai réussi, malgré mon divorce difficile, à leur offrir une vie paisible et tranquille. Je me suis battue durement pendant des années pour tout cela. Je suis chanceuse. J'ai travaillé à ma chance. Je leur ai offert la maison avec piscine que je leur avais promise quand un jour je suis partie seule avec un camion et mes deux enfants.

« Mon Dieu, que la montagne est belle », chantait Jean Ferrat. Mon Dieu que notre vie est belle. Que notre vie était belle. Nous ne savions pas à quel point !

—> Note à moi-même : Profiter encore plus du moment présent qui est merveilleux et provoquer la chance en allant de l'avant.

Une mononucléose ?

« Vic a des ganglions à la base du cou. »

On est assise toutes les deux dans le cabinet médical, face au médecin qui nous regarde avec son sourire bienveillant. Un grand bureau nous sépare. Cette grande pièce de bois précieux travaillée avec minutie le protège sûrement un peu de la douleur que peuvent parfois poser ses diagnostics… peut-être qu'elle lui permet de ne pas se laisser entièrement imprégner par le désespoir qu'engendrent toutes ces maladies qui hantent la vie de chacun de nous à des moments différents.

« Victoire, comment te sens-tu en ce moment ? Es-tu un peu fatiguée ?

— Oui, je suis très fatiguée.

— C'est normal docteur, elle s'entraîne beaucoup. Depuis une semaine, elle a deux nouveaux entraînements. Elle nage le lundi, le mardi, le jeudi et le samedi. Le mercredi et le samedi, deux heures et demie de course à pied et de vélo et le mardi une heure de course à pied. En plus, Victoire se couche tard et revient des vacances passées chez son papa. Comme c'était les fêtes de Noël, ils ne se sont pas couchés tôt ! Comme d'habitude ! »

Il m'écoute et regarde Victoire qui me jette un coup d'œil réprobateur car j'ai dit qu'elle ne se couchait pas très tôt. C'est la guerre tous les jours pour qu'elle aille au lit à une heure raisonnable. Ça me désespère. Ça m'énerve aussi souvent. Je suis seule pour élever mes enfants… Je suis donc celle qui impose les limites… celle qui donne les règles. Ce n'est pas toujours facile d'être une maman dans une famille monoparentale. Mais franchement, je suis assez fière de mes deux loulous et de l'éducation bienveillante que je leur ai offerte. Ils sont chouettes mes enfants et je les adore même si je m'énerve de temps en temps !

« Victoire, tu te déshabilles s'il te plaît et je vais t'ausculter. »

Victoire passe derrière et se met en sous-vêtements. Je sais qu'elle a horreur de cela. Cet « inconnu » qui rentre dans son intimité. Elle s'allonge sur la table médicale et le docteur vient à sa rencontre après avoir rempli son dossier informatique de quelques données essentielles. Je suis tranquille. Sûre de mon super diagnostic à deux balles. C'est la toxoplasmose. C'est cool. Ma fille sera tranquille plus tard. Elle est avec ses chats en permanence. Ce n'est vraiment pas étonnant ! Elle dort même avec eux en cachette ! Je suis furieuse quand je m'en aperçois.

Le docteur l'ausculte très consciencieusement. C'est un très bon médecin qui cherche tranquillement, approfondit son diagnostic. La propriétaire de la maison que j'ai achetée me l'avait chaudement conseillé. Depuis dix ans que nous habitons le village, nous n'en avons jamais changé.

« Victoire, tu peux te rhabiller. »

Il lui sourit et vient se rasseoir derrière son grand bureau de bois foncé. Il remplit son dossier médical. Elle se rhabille tranquillement et vient se poser à côté de moi. On attend.

« C'est peut-être aussi une mononucléose, je vais lui prescrire une prise de sang pour vérifier. Victoire est fatiguée, on ne peut passer à côté de cela. »

Oups ! Mon sang ne fait qu'un tour ! Mononucléose. C'est quoi ce gros mot. J'avais dit toxoplasmose, ça, c'est sécurisant. Mononucléose, j'ai la trouille !

« C'est quoi une mononucléose docteur ? Ce n'est pas une toxoplasmose ?

— Victoire est fatiguée, c'est pour ça qu'on peut penser aussi à une mononucléose. Ce n'est pas grave, il lui faut juste un peu de repos. Il n'y a pas de traitement, ça se soigne tout seul avec du temps.

— C'est vrai, elle était fatiguée au triathlon mais c'est normal. Elle a beaucoup d'entraînements depuis qu'elle a intégré le groupe compétition. (j'insiste, je ne comprends pas pourquoi il ne voit pas que c'est de la fatigue due aux entraînements !)

— On doit la faire demain la prise de sang car je travaille ?

— Non, ça peut attendre mercredi prochain. »

On ira mercredi. Je ne travaille pas le matin. J'emmènerai Victoire avant d'aller au collège. Elle est en troisième, ce n'est pas grave si elle arrive en retard pour une fois. Je paie, récupère l'ordonnance, remets mon manteau et on rentre à la maison… Il est déjà presque 20h, repas, devoirs et dodo.

—> Note à moi-même : Ne jamais remettre à demain ce que tu peux faire le jour même surtout quand ça concerne ta santé ou celle de tes proches.

Huit œufs de pigeon

Le lendemain, 16 janvier 2014.

Il est 7h30. Tout le monde est à fond à la maison, Vincent est déjà parti prendre le car. Moi je viens de terminer mon petit déjeuner. Je me maquille. Victoire sort de sa chambre et vient vers moi.

« Maman ?
— Quoi ?
— Regarde. »

Et là… Je vois… sur le bas de chacune de ses jambes… situées entre le genou et le pied, deux énormes boules noir, bleu, violet. Deux devant le tibia et deux sur les mollets, c'est vraiment très impressionnant. Ça ressemble à ces bosses que se font parfois les jeunes enfants quand ils se cognent la tête. Un « œuf de pigeon » disait-on dans ma famille. À ce moment, un poignard s'enfonce dans mon cœur. Je garde mon calme. Rester calme et sereine. Ce n'est peut-être pas très grave. Hier, au triathlon, elle a dû se cogner. Ça arrive bien souvent… quoique ! Aussi énorme je n'ai jamais vu.

« Tu t'es cognée au triathlon ?
— Nooon !!!
— Ben si, tu as dû te cogner aux branches en VTT sans t'en apercevoir.
— Nooooon !!! »

Là, je l'énerve un peu. D'ailleurs je ne crois pas ce que je dis. Les mots sortent de ma bouche pour tenter de me rassurer, de la rassurer, mais mon cerveau turbine sur le mode alerte super rouge… feu de saint Antoine ? Le cœur ? Le cœur ? Le cœur ? Je ne pense qu'à ce mot, ça doit avoir un rapport avec son petit cœur.

« On va retourner voir le médecin ce matin, on verra ce qu'il dit.
— Non, je vais au collège. »

Victoire n'aime pas manquer la classe. Elle met son manteau, ses chaussures et part rapidement au collège. J'avoue que je dois aller travailler. Je suis chef de service et j'ai de gros dossiers à gérer aujourd'hui. Des réunions importantes et mon adjointe est absente pour un long moment. Je suis la seule à connaître ces affaires urgentes. Je ne manque d'ailleurs jamais, même quand je suis malade. Je mets moi aussi mon manteau, mes bottes. Je prends mes clefs de voiture, ma sacoche d'ordinateur, mon sac à main.

Mon téléphone bipe. Un texto de Victoire.

8h01 : Tu m'as laissé partir sous la pluie, je suis fatiguée en plus !

8h02 : Je te signale que tu ne m'as rien demandé et que tu as voulu aller au collège alors que je te proposais d'aller voir le médecin. Tu es vite partie !

Je suis maintenant dans ma voiture. Je démarre. Un autre texto.

8h04 : Maman, je suis pas bien

8h 05 : Je viens te chercher au collège !

8h05 :Non , je vais en cours !

8h06 : Bon, alors tu me donnes des nouvelles à la récréation et je viendrai te chercher si ça ne va pas mieux, je t'aime.

Machinalement, je me conduis jusqu'au boulot. Je ferme la voiture. Je suis de plus en plus inquiète. Je n'en peux plus. J'arrive à la photocopieuse. Le grand endroit où on se rencontre avec les collègues le matin. Il est 8h10.

« Ça va ?

— T’as une petite mine !
— Ça ne va pas trop. Victoire est fatiguée, elle a des bleus sur les jambes et elle ne va pas bien.
— Oh, tu sais on est tous fatigués en ce moment, c'est normal, c'est l’hiver.
— Oui, je sais mais je m'inquiète vraiment.
— Allez, au boulot. T’inquiète, ça ira mieux demain. On est tous fatigués en ce moment ! C’est l’hiver. »

J'arrive dans mon bureau. Mon téléphone vibre. Un autre texto.

8h13 : Maman, je suis vraiment fatiguée.

8h14 : Je viens te chercher ! Maintenant !

8h14 : Non !

8h15 : Si... j'arrive !

Cette fois, c'est sans appel ! C'est décidé, une force plus grande, une intuition, un ange gardien, la raison, chacun y mettra ce qu'il veut, mais là je n'en peux plus. Une collègue et amie passe devant mon bureau et me dit bonjour. Elle voit ma tête. Je m'effondre en larmes dans ses bras. Je lui explique que Vic ne va pas bien, que malgré les lourdes charges de travail de la journée, je vais devoir partir. Je suis beaucoup trop inquiète. Victoire n'est pas une jeune fille qui se plaint… jamais. De plus, elle sait que pour moi c'est compliqué de quitter le travail. Elle ne se serait pas permis de m’informer de la sorte si elle-même n'était pas soucieuse, que quelque chose d'inquiétant se passait dans son corps. Le boulot c'est important, les collègues aussi… Mais mince c'est ma fille, pour une fois, c'est elle qui ne va pas bien. Toutes les semaines, il y en a une qui s’absente car son bout de chou a le nez qui coule ou a mal au ventre. Il va falloir annoncer aux collègues que je vais partir pour m’occuper de ma fille de quatorze ans et qu’elles vont devoir gérer sans moi… ce qui ne sera pas une mince affaire. Je retourne à la photocopieuse. Il est 8h20. C'est bientôt l'heure de la grande réunion hebdomadaire.

« Je vais chercher Vic, pour l'emmener chez le médecin. Elle ne va vraiment pas bien. Je m’inquiète.
— Non ! Pas aujourd'hui !
— Moi aussi chui fatiguée !
— Allez, reste, ça va aller !
— Tu t’inquiètes pour rien ! »

Chacune de ces phrases, plus celles que j'ai oubliées me transpercent le cœur comme de nouveaux poignards. J'encaisse ! D'abord ma fille. Une collègue me fait un bisou sur la joue. J'ai les larmes aux yeux.

« Je vais répartir les dossiers, j'appelle la DRH. Je pars tout de suite. »

À cette annonce les collègues boudent ! Ça leur fera du boulot en plus ! Je descends. Je vais voir ma secrétaire. Je lui explique que je dois partir, que ma fille est malade et que j'ai réparti les dossiers aux collègues.

« C'est grave ?
— Je ne sais pas. »

Le ton est lourd. Personne ne bronche. J'apporte les dossiers à chaque collègue en essayant de faire au mieux pour que personne ne soit trop accablé. Des soupirs… des « moi aussi chui fatiguée mais je reste pour les collègues »… des « bah ça m'en fait cinq de plus, comme si je n'en avais pas assez »… mais aussi des sourires de compassion et de mamans compréhensives de cette inquiétude maternelle qui transperce mes tripes.

Je remonte dans ma voiture. Je n'ai plus qu'une hâte, retrouver ma fille et m'en occuper. Et savoir, savoir ce qui se passe dans ce petit corps qui pourtant ne demande qu'à être puissant et dynamique. Ce corps de graine de championne.

Au collège, je vais voir directement le conseiller principal d'éducation, le CPE. Je lui explique la situation. Il aime bien Victoire. C'est une bonne élève, gentille et agréable, avec la joie de vivre qui perle sur le rebord de ses lèvres à chaque minute. Il va vite la chercher. Dans la voiture, j'ai appelé la secrétaire médicale. J'ai un rendez-vous en urgence à midi pile.

Les minutes semblent des heures… Victoire est enfin là.

On file faire cette prise de sang qui du coup n'attendra pas mercredi prochain. Après ? Je ne sais plus. On est allé voir le kiné au cas où il l'aurait massé trop fort la veille ou peut-être a-t-il une réponse magique ? Je discute avec sa collaboratrice qui est une amie. Il faut que ce temps passe le plus vite possible pour arriver à midi. L'angoisse monte de plus en plus. On ne se parle pas trop avec Vic. Que dire ? Elle doit aussi s'inquiéter en silence. Le temps passe. Les minutes s'écoulent. Les secondes semblent des heures. Le souffle est court. Le sourire figé. Les yeux vides. Les mains tremblent. La poitrine est serrée. C'est Vic ! La chair de ma chair. Je l'ai portée pendant neuf mois, je l'ai tant désirée et je l'aime tant. Que ressent-elle dans son corps et dans son âme ?

—> Note à moi-même : Ne pas culpabiliser de prendre son bien en urgence et de prendre soin de ceux qu'on aime et tout particulièrement de nos enfants.

Nouveau rendez-vous chez le médecin

« Vic a de gros bleus sur les jambes, elle est de plus en plus fatiguée et elle dit qu'elle ne s'est pas cognée. On est allé faire la prise de sang tout de suite ce matin. Vous savez ce qui se passe docteur ?
— Va te déshabiller Victoire, je vais regarder cela. »

Victoire s'exécute cette fois comme un robot. Sans dire un mot. Elle est épuisée, inquiète. Le docteur va l'ausculter. Il y a quinze heures à peine, on était à la même place. Il regarde ses jambes, tâte doucement, ces bosses me semblent géantes. Mon cœur se brise à la vue de ces ecchymoses bien trop étendues sur ce petit corps frêle et bien musclé.

« Tu peux te rhabiller. »

Il a l'air un peu plus grave ? Je ne sais pas. Je ne pense pas le remarquer. J'attends la parole salutaire du scientifique qui me dira de ne pas m'inquiéter. Que tout va bien. Il me regarde derrière ses petites lunettes qui encerclent ses yeux de métal argenté.

« À quelle heure aurez-vous les résultats de la prise de sang ?
— À partir de quinze heures.
— Vous êtes allées dans quel laboratoire ?
— En ville.
— Vous avez le numéro de téléphone ?
— Oui.
— Vous pouvez me le donner s'il vous plaît ? »

C'est quoi ces questions ? D'habitude je vais chercher les résultats moi-même !

« Victoire ne va pas au collège cet après-midi, elle doit se reposer.
— Mais moi je travaille !
— Je vous mets en arrêt aujourd'hui et demain. »

Dans ma tête ça tourne. En arrêt mais ce n'est pas possible ! Mes collègues ont besoin de moi ! Et les dossiers à traiter ? Je bosse moi !

« Mais docteur, Victoire a piscine ce soir, elle peut y aller ? C'est doux comme activité, elle fera attention.
— Non, elle se repose. »

Le ton est calme, bienveillant et posé.

« Elle a kiné à cinq heures, elle peut y aller ?
— Non, elle doit se reposer.

— Oui, mais kiné elle peut y aller ? Il va juste la masser ! »

J'ai besoin d'insister. Aller chez le kiné, se faire masser le dos, je ne vois pas pourquoi ce n'est pas possible.

« Non. »

Le ton reste bienveillant mais est plus ferme. Je ne comprends pas. En quelques secondes, je suis en arrêt de travail, ma fille ne peut même pas aller chez le kinésithérapeute et mon médecin prend la peine d'écrire sur un post-it jaune le numéro du laboratoire qu'il pose bien en évidence sur son sous-main.

Sonnées. On est sonnées toutes les deux. Vic veut aller à la piscine. Elle doit s'entraîner ! Elle a son week-end spécial espoirs françaises ! Moi, je ne sais pas quoi dire. Je lui propose d'aller manger en ville. Je n'ai pas le courage de faire le repas. On se retrouve au restaurant chinois. Sans faim ! On prend des aliments. On mange peu. On parle peu. On est terriblement fatiguées. On rentre vite et Vic va se coucher direct. Elle est épuisée. Elle s'endort immédiatement. J'appelle ma copine infirmière. Je lui explique la situation. Elle, elle va me rassurer. Elle est dans le milieu médical. Je lui explique le comportement inhabituel du doc.

« Oui, mais tu sais, il est consciencieux, il va au bout des choses... Il fait de longues investigations.

— Il a gardé le numéro de tel sur son bureau ! En plus il m'a mis en arrêt ! Vic est juste fatiguée avec quelques bleus ! »

Il va être 15h. Je raccroche. Je lui en dis plus dès que je sais. Je crois qu'elle, elle sait déjà ! Elle est infirmière dans un service d'oncologie. Que s'est-il passé dans sa tête à ce moment-là ? Le doc aussi savait. J'en suis sûre. Peut-être même a-t-il appelé le laboratoire dès que j'ai refermé la porte de son cabinet ! Quel choc ça a dû être pour lui aussi !

Le téléphone sonne. C'est mon fils. Il a terminé plus tôt. Un professeur absent. Il veut que j'aille le chercher. Il est environ 14h40. Je me dépêche pour ne pas rater le labo à 15h.

—> Note à moi-même : Faire appel aux copines dès que ça ne va pas. Elles sont sur ton chemin pour de bonnes raisons.

La première annonce

16 janvier 2014, 15h00.

« Bonjour, je suis la maman de Victoire, je voudrais ses résultats de prise de sang s'il vous plaît.
— Vous pouvez me donner sa date de naissance.
— Trois février 1999.
— … Il y a quelque chose. Il faut que vous appeliez votre médecin traitant »

À ce moment mon portable sonne... un 06… que je ne connais pas. Je rappellerai après.

« Mais vous ne pouvez pas m'en dire plus ? Ma fille dort, je ne peux pas me déplacer pour venir chercher le résultat.
— Non madame, je suis désolée, rappelez votre médecin traitant s'il vous plaît. »

Je raccroche. Je ne comprends pas. Elle me connaît. D'habitude, elle me les donne les résultats ! J'écoute le message sur mon répondeur. C'est le docteur, « Est-ce que vous pouvez me rappeler dès que vous avez mon message s'il vous plaît ? Je vous laisse mon numéro de portable. »

Le numéro de portable personnel du médecin ! Toute cette politesse. Que se passe-t-il ? Je tremble. Ma fille dort dans sa chambre. Mon fils est allé promener le chien dans la colline. J'appelle ce numéro de portable.

« Bonjour docteur, c'est la maman de Victoire. Le labo n'a pas voulu me donner ses résultats.
— Oui, j'ai les résultats. C'est grave.
— …
— C'est une leucémie. »

Je vais m'asseoir sur le canapé et je m'effondre en larmes. Je ne sais pas ce que c'est une leucémie. Enfin, pas exactement… ou je sais… mais mon cerveau est dans le déni complet. Mon fils vient de rentrer dans la maison. Il me regarde avec un air étonné. J'ai toujours le téléphone accroché à l'oreille.

« J'ai préparé tous les papiers. Je vous ai fait une feuille pour le déplacement en taxi car vous n'êtes pas en état de conduire. Vous êtes attendues au centre d'oncologie pédiatrique. Vous devez partir tout de suite. Je vous laisse appeler la société de transport qui vous convient. Vous passerez au cabinet pour récupérer les documents médicaux avant de partir s'il vous plaît. »

Un centre d'oncologie pédiatrique. C'est un centre spécialisé dans le soin des cancers ? Ma fille n'a pas un cancer, ça n'arrive qu'aux autres. Enfin quoi ? C'est juste à la télé qu'on voit ça ! Pas chez soi ! Oncologie ? Ça signifie peut-être autre chose ! Ça veut dire quoi d'ailleurs ?

Vite. Très vite. Il faut se ressaisir ! Pas le droit de tomber. En tout cas pas maintenant ! Je prends une grande respiration bien profonde. J'essuie mes larmes. Je me mouche. Je regarde mon grand fils et je le prends dans mes bras. Je me rappelle qu'une fois on avait eu un accident de voiture avec ma mère. Une voiture nous avait embouties violemment au feu rouge. Ma mère tenait à peine debout. Ma petite sœur pleurait. Moi j'avais géré calmement la situation du haut de mes dix-huit ans. Stressée, mais calme et parfaitement compétente pour gérer cette situation, constat amiable, etc. Je retrouve à ce moment mes capacités de sang froid en quelques secondes. Peut-être même que j'arrive à esquisser un petit sourire à mon fils. Il est devant moi, fin, sportif et élancé. Il mesure une tête de plus que moi. Ses yeux bleus pétillent de vie. Il est habillé avec classe malgré son jeune âge. 17 ans.

« Vincent, ta sœur a une leucémie. On part à l'hôpital tout de suite. Je vais appeler le papa de Tom pour que tu puisses aller chez eux pendant le temps où on sera à l'hôpital.

— C'est quoi une leucémie ?

— Je ne sais pas trop. Ne t'inquiète pas mon chéri. Ça va aller. Va préparer ton sac avec tes affaires, prends juste pour aujourd'hui. Tu seras à côté, tu reviens quand tu veux à la maison. N'oublie pas tes clés. Ce soir tu vas à la piscine comme d'habitude. Ne change rien. Je t'appelle rapidement. Je t'aime. »

J'appelle immédiatement les parents de Tom et je tombe sur son papa. Je vais droit à l'essentiel. Il faut faire vite. On est dans l'urgence.

« Bonjour, c'est la maman de Vincent. On vient d'apprendre que Victoire a une leucémie. On doit partir à l'hôpital tout de suite. Est-ce que vous pouvez vous occuper de Vincent ?

— Oui, bien sûr. J'arrive tout de suite. »

En quinze minutes, Vincent a fait son sac et le papa est là. Je ne le lui ai jamais demandé mais il a dû quitter le boulot en catastrophe pour nous rejoindre aussi rapidement.

Quels mots utiliser ? Quels sont les bons mots pour dire une chose d'une telle atrocité à une enfant de 14 ans ? À un ado de 16 ??? D'ailleurs existe-t-il des bons mots pour annoncer une maladie aussi affreuse ? Comment aurais-je dû annoncer cela à Victoire et à Vincent ? Je dois aller la réveiller et lui dire qu'elle a une leucémie… c'est horrible ! horrible… horrible… horrible… Horrible.

J'appelle la société de taxi. Je leur dis que c'est urgent. On doit partir immédiatement. Ils seront là quinze minutes plus tard !

Je vais dans la chambre de ma fille. Elle dort. Ce que je vais lui dire maintenant va sonner la fin de son adolescence insouciante à peine commencée. Et jamais, plus jamais, je ne pourrai lui offrir une adolescence normale, insouciante, belle et heureuse, avec juste des petits tracas mère/fille. Des tracas normaux. Elle est au sommet de sa carrière sportive de jeune fille, pour la première fois dans une « super » classe. Tout allait pour le mieux dans le meilleur des mondes ! Mais on ne savait pas à quel point ! On n'en avait pas la pleine conscience !

Je suis maintenant dans sa chambre. Je chuchote doucement dans son oreille. Je lui caresse doucement l'épaule.

« Vic… Vic… »

Elle dort à poings fermés. Elle est exténuée. C'est atrocement déchirant.

« Hummmm…
— Vic… On a les résultats de la prise de sang. »

Je reprends les mots du médecin. Je n'en ai pas d'autres et je ne veux pas mentir. On a basé notre relation de famille sur la franchise et l'honnêteté, l'amour et la bienveillance.

« Vic, tu as une leucémie… C'est grave… On nous attend à l'hôpital. On va y rester un moment. Fais ton sac pour quelques jours ma chérie et prends de quoi t'occuper. Les journées sont longues à l'hôpital.

— QUOI ? Qu’est-ce que tu dis ? »

Cette fois, elle est totalement réveillée. Je lui répète les mêmes mots. Je suis calme et, il me semble, douce et posée. J’ai ravalé mes larmes et je vais moi-même faire ma valise... avec de quoi m'occuper et en l’occurrence mon ordinateur. Le taxi est déjà là. Le chauffeur est gentil et prévenant. Il propose de porter nos bagages et il les met dans le coffre. Je ferme la maison. Je regarde la grande porte blanche avant de partir. Elle vient de clore notre vie d’avant à jamais. Comme m'a dit plus tard mon amie infirmière quand je l’ai rappelée : « Tu es dans un train et tu ne vas pas pouvoir descendre en marche. »

—> Note à moi-même : Quand tu ne sais pas quoi dire pour annoncer une mauvaise nouvelle, les mots les plus simples et les plus proches de la réalité semblent les meilleurs.

TGV

15 juin 2019, 5 ans et 5 mois plus tard.

Le TGV roule de manière chaotique depuis 65 mois.1 982 jours ! Il passe dans des tunnels sans lumière. Il se fracasse dans des murs, s'embourbe dans des fossés nauséeux, se lacère et se déchire dans des barbelés puissants, nous compresse l'âme, le corps et le coeur dans des centrifugeuses interminables. Nous n'avons pas encore posé le pied en gare, la gare est encore loin. Existe-t-elle ? Nul ne le sait. La seule certitude c'est que dans ce TGV de l'horreur, on va apprendre à vivre, à rire, à profiter, à pleurer, à aimer, à être aimé, à hurler, à se battre, à avancer, à se tenir droit coûte que coûte, à espérer, à être heureux, à profiter, à déguster chaque bouchée douce et délicieuse que la vie nous offrira… que nous offrirons à notre Vie.

—> Note à moi-même : Ne pas chercher à aller contre. Prendre sur le chemin les cailloux et en faire des ponts pour passer par-dessus les obstacles.

Tu te trompes

16 janvier 2014, 18h.

Nous sommes toutes les deux dans la voiture, avec un chauffeur. Que s'est-il passé dans la tête de mon fils ? Je ne le sais pas. Je ne lui ai jamais demandé. Je l'ai vu partir avec le papa de Tom. Il avait son sac à dos, ses affaires de cours. Il a embrassé le chien, câliné le chat. Je l'ai pris dans mes bras. Il a dit salut à sa soeur du haut de son mètre quatre-vingts. Ses beaux yeux clairs m'ont regardée avec un air interrogateur. Ses longues jambes fuselées l'ont conduit jusqu'à la voiture dans laquelle il s'est engouffré sans se retourner, déjà en train de discuter avec le papa qui faisait en sorte de lui changer les idées.

Avec Vic, on ne se parle pas. Je ne sais pas quoi lui dire. Je ravale mes larmes comme je peux mais elles coulent quand même en silence et viennent s'éclater sur mes vêtements. J'ai ma petite robe noire, mes bottes hautes en cuir noir, des collants noirs et un manteau de laine rose. Je suis en tenue de travail. Assise à l'avant. Ma fille ne me voit pas pleurer. Le chauffeur, si. Les téléphones portables nous connectent au monde. Et une partie du « monde » reçoit la nouvelle, comme nous, de plein fouet !

J'envoie un texto à ma sœur, pour qu'elle prévienne ma mère doucement. Je n'ai pas le courage d'affronter son désarroi. J'ai besoin de forces. J'en envoie un autre à son père… On est divorcé depuis plus de dix ans. Il me rappelle directement.

« C'est comme d'habitude, tu exagères tout ! C'est n'importe quoi ! »

J'appuie sur le bouton rouge. Pas la force d'écouter une seconde de plus ces sarcasmes. Je pleure. J'étouffe de pleurer. Pour vérifier s'il a raison, je ressors l'analyse de sang qu'on est allé chercher avec le chauffeur de taxi... Peut-être que j'ai mal lu finalement, peut-être que le médecin a mal lu.

Compte rendu de laboratoire:

Leucocytes 192,93	*VR 4,5 à 13,5*
Lymphocytes 159,86.	*VR 1 à 4,5*
Monocytes 27	*VR 0,20 à 1,00*
Plaquettes 51 G/L	*VR 1,5 à 4,00*

Leucocytose
Thrombocytopenie

Cellules atypiques blastiques soit:

- *les plus nombreuses, de petite taille avec rapport nucléo-cytoplasmique important, noyau souvent encoché, cytoplasme basophile non granuleux.*
- *Taille plus importante, cytoplasme plus abondant, basophile et non granuleux.*

Aspect cytologique évocateur d'une ***leucémie aiguë*** *vraisemblablement lymphoïde mais à confirmer par l'étude cytochimique et immunologique des cellules.*

Sérologie de la Toxoplasmose : sujet non immunisé.

Effectivement, Vic n'a pas la toxoplasmose. Elle a une leucémie aiguë ! Au milieu de tout ce vocabulaire que je ne comprends pas, ce mot violent se détache bien noir sur blanc, écrit en gras ! Pour ce genre de diagnostic les laborantins doivent s'y reprendre à deux fois pour écrire leur bilan !

Le ton est donné. Il sera le même tout au long de cette fichue maladie. Contrairement à ce que j'espérais au fond de mon cœur, cette maladie ne rapproche pas les gens. Elle ne fait que les séparer un peu ou beaucoup plus ! Le monde des bisounours n'existe pas à l'hôpital.
On a deux heures de trajet, donc tant qu'on est dans le taxi, régler ce qui est urgent avec la tête la plus froide possible. Un texto envoyé au président du club et coach de Vic, le prévenir de son absence et lui demander d'annuler le week-

end d'entraînement avec la ligue nationale. Finito ! Vic faisait partie des espoirs françaises. Il m'appelle immédiatement. Il est médecin et de sa voix douce, il essaie de me rassurer, de se rassurer.

« Tu sais, ton médecin te dit d'aller là-bas, mais c'est juste pour des examens complémentaires. Ce n'est pas possible, je l'ai vu hier. Elle s'entraînait avec nous !

— Non, c'est ce qui est écrit sur les résultats d'analyse !

— Attends un peu avant de t'alarmer, je t'assure, c'est juste un contrôle. »

Je raccroche. Même lui ne veut pas y croire. Tout le monde adore Vic. Elle est volontaire, dynamique, souriante, gaie et joyeuse. On a une vie équilibrée, au calme, dans la nature, alimentation saine, de nombreuses activités sportives. J'ai mis en place tout ce qui était en mon pouvoir pour que mes enfants soient en pleine forme. Nourris au sein jusqu'à huit mois, légumes et poulets du jardin, fruits. Ils ne sont jamais malades ou presque. Malgré tout, Vic est gravement malade. Et là, elle est seule dans cette voiture face à cette putain de maladie. Et malheureusement, elle sera toujours seule à la regarder de l'intérieur même si je l'accompagnerai sans cesse 24h/24 - 7j/7 pendant ces longs mois et ces longues années. Un texto au boulot et un dernier texto à mon amie Val. Juste ces quelques mots :

« Vic a une leucémie. Nous sommes sur le chemin de l'hôpital, vers l'institut d'hématologie et d'oncologie pédiatrique. »

Je ne sais plus ce qu'elle m'a répondu. Entre-temps on m'a volé mon téléphone. J'ai perdu tous mes messages. Mes amis m'ont rapporté plus tard que c'était l'émoi dans les vestiaires de la piscine le soir. Beaucoup pleuraient. Mon amie Val ne savait plus parler. Elle montrait juste le message de son téléphone. Une traînée de poudre. À l'heure des réseaux sociaux, tout le monde est au courant en juste quelques minutes, boulot, collège, amis, famille. Mais ça, je ne le sais pas encore. Vic me réveille de ma torpeur.

« Maman ? J'ai un cancer ?
— Je ne sais pas ma chérie. »

Est-ce parce que je suis dans le déni, est-ce parce que je ne le sais pas vraiment ? À ce moment-là, je ne sais plus et je ne peux lui répondre avec certitude que c'est un cancer. Je ne vais pas voir sur le web non plus ! J'ai trop peur de ce que je pourrai y lire. Elle persiste :

« Maman ? Je vais perdre mes cheveux ?
— Je ne sais pas. »

Comment puis-je déjà répondre à ces questions violentes ? Via les réseaux sociaux, le web, ses amies se sont déjà renseignées. Moi pas ! Je n'ai pas eu le temps. Pas eu l'envie. Peur de lire des choses plus horribles que celles qu'on va m'annoncer dans quelques instants. Je ne sais pas ce que c'est une leucémie ? Un cancer ? Elle va avoir des chimios ? Mais c'est quoi une chimio ? La nuit commence à tomber.

J'ai peur. Je suis inconsolable. Je pleure en silence pour que Vic ne m'entende pas.

Le taxi arrive enfin. Le chauffeur sort avec nous, un bagage dans chaque main. Je suis perdue. Je ne sais pas où aller. Pourtant ils m'expliquent gentiment à l'accueil. On doit avoir des tronches de nouveaux ! Les deux cent cinquante nouveaux qui arrivent ici chaque année et qui se sentent certainement aussi perdus que nous !

« Vous allez au fond du couloir, puis à gauche, puis tout droit. Vous prenez l'ascenseur qui est sur votre gauche après le couloir au bout et vous montez au deuxième étage. On vous attend. »

Je ne comprends rien. Je ne veux pas pleurer. Je veux me contenir. Mais je n'y arrive pas. Je suis seule dans ce couloir, dans la nuit, dans le froid avec ma fille à mes côtés, et le chauffeur de taxi qui porte nos sacs. Lui, il arrive à se contenir mais est profondément bouleversé.

« Je sais où c'est. Je vais vous emmener. »

Il nous emmène. On le suit comme des automates. Ai-je le courage de sourire à ma fille ? Je ne crois pas. Je me souviens de ce trajet comme si c'était hier. Le long couloir, l'hôpital de jour avec les noms sur le tableau, la cafétéria avec des gens qui sourient ! Mais comment peut-on sourire dans un endroit pareil ? Un foyer. Une école ! Tout est organisé pour passer un long séjour ici. Je le vois. Je le sens.

On est déjà dans l'ascenseur. On est déjà au deuxième étage. On est déjà devant le bureau des infirmières.

« Bonjour. Je suis la maman de Victoire. »

Depuis ce jour-là, ce sera ma nouvelle identité. La seule. Celle qui me collera à la peau et dont je n'arriverai plus à me débarrasser. Je suis la maman de Vic qui a un cancer. Je ne suis plus Léa. Je suis la maman de Vic qui a un cancer ! Cette étiquette sera lourde. Très lourde à porter. On se perd avec la maladie de son enfant, on s'isole, on s'y associe. On crève tout simplement !

Des sourires, de la douceur, de l'empathie. Beaucoup, beaucoup de sourires, de douceur et d'empathie. Une porte tout de suite sur notre gauche. Sur cette porte, il est écrit Victoire dans un joli nuage couleur pastel. Son prénom est déjà là ! Sur cette porte ! Et mon cœur est mort ! Le chauffeur nous laisse. Je le remercie. Je n'arrive même plus à me souvenir de son visage. Je me souviens juste de son extraordinaire gentillesse. Lui n'a pas dû nous oublier.

C'est parti. Le train avance à toute allure ! Les blastes et les drogues vont le nourrir sans fin ! Nous voilà toutes les deux dans cette chambre particulière. Victoire assise sur le lit. Moi sur le fauteuil. Elle est sans cesse sur son téléphone.

Moi, aussi.

Je ne dis rien.

Elle non plus.

Le bal des infirmières commence avec des questions et des examens médicaux. Les premiers traitements aussi. On serre les dents. Je suis là, plus qu'inutile. Mais je ne peux être ailleurs. C'est ici ma place. Je sors un peu dans le couloir pour prendre l'air, mais l'air est irrespirable. Je préfère retourner auprès de mon tendre cœur d'amour.

Quand je reviens, on a déjà préparé mon lit près de celui de ma fille. La nuit sera un trou noir de chagrin. Les calmants de toutes sortes ne me permettront de dormir que deux heures. Pendant plusieurs semaines, je ne dormirai que deux à quatre heures toutes les nuits… et c'est long une nuit dans ces conditions.

J'ai appelé mon fils. Je lui ai dit que tout allait bien et qu'on était bien installées, qu'il ne s'inquiète pas, que les spécialistes soigneraient Victoire.

—> Note à moi-même : Dans une situation violente et extrême, entoure-toi de personnes qui te donnent de l'énergie. Tu peux aussi utiliser le bouton rouge de ton téléphone, utiliser les textos, les mails afin de garder ton énergie pour l'essentiel.

Le désarroi

Vendredi 17 janvier.

Il est 4h36. Les couloirs sont silencieux. Je ne dors déjà plus. J'ai trouvé un petit fauteuil cabriolet au fond d'un couloir. Je me suis recroquevillée. Je pleure. Je pleure. Je pleure. Je pleure en silence. Je ne peux m'arrêter de pleurer. Je suis seule. Je n'ai pas mangé. Je n'ai personne à appeler. Juste être là et se dire que c'est un cauchemar. Oui c'est ça. Je vais me réveiller. Je me pince. J'ai MAL ! Je ne suis pas en train de faire un cauchemar. Je suis en train de vivre une histoire vraie. Des couloirs orange. Des jolis posters dignes d'une crèche. Une aide-soignante qui sort de la salle de repos. Elle me voit. Elle vient vers moi et pose sa main sur mes genoux. Comment font-ils pour travailler et tenir debout avec le sourire chaque jour ? Comment est-ce possible de ne pas mourir de chagrin devant autant de souffrance ? Devant autant d'enfants mourants ?

« Madame ? Madame ? »

Je daigne lever la tête. Mes yeux sont cachés derrière mes lunettes de soleil tant j'ai honte qu'ils soient gonflés et rougis.

« C'est tellement injuste. Pourquoi ? Je me sens si seule. Je suis si seule. Pourquoi ? Pourquoi ? »

Elle a essayé de trouver des mots, des mots pour soigner les maux. Elle me propose une tisane. J'accepte. Elle est tellement gentille et bienveillante. Je veux lui faire plaisir. Elle me l'apporte avec ses petits gâteaux à elle. J'avale doucement, au milieu de mes larmes. Elle m'incite à aller dormir un peu. Je n'irai pas. Je ne veux pas réveiller ma fille et je souhaite la laisser un peu s'apaiser dans le sommeil. Tant que c'est encore possible. Vers 7h j'irai me doucher dans cette grande salle de bain médicalisée pour les enfants qui ne peuvent plus se laver seuls. Un coin avec une petite douche où les parents qui accompagnent ont le droit de se doucher mais avant 9h. Avant les soins des enfants devenus impotents. Les autres ont leur douche dans leur chambre. Ils peuvent faire leur toilette seuls. Passé cette heure, si je veux me maquiller, me changer ou pleurer cachée… il me restera les W.C. de l'étage.

Son papa a rappelé dans la soirée. Il ne pense pas pouvoir venir. Ou peut-être ce week-end parce qu'il a un travail et que c'est trop loin. Ça me transperce le coeur. Elle a un cancer, pas la grippe ! Ma mère viendra. Pourquoi faut-il attendre qu'il y ait une maladie grave, un décès pour être près de ceux qu'on aime ? Mon cœur est lourd. J'ai peur. Je souffre. Je pleure. Je me meurs à petit feu. Je suis peut-être déjà morte en fait ! Je ne respire plus. Ça serait tellement salvateur !

—> Note à moi-même : Pleurer quand le besoin est là. Ne pas retenir ses larmes. Ces perles de cristal sont l'expression des maux qui ne se disent pas.

Premières transfusions

Extrait du compte rendu médical :

Liste des transfusions

CONCENTRE DE PLAQUETTES D'APHERESE CPA 17/01/2014
Plasma frais congelé (volume minimal : 200ml) 17/01/2014
Plasma frais congelé (volume minimal : 200ml) 17/01/2014
PLASMA FRAIS CONGELE SECURISE 18/01/2014
PLASMA FRAIS CONGELE SECURISE 18/01/2014
PLASMA FRAIS CONGELE SECURISE 19/01/2014
PLASMA FRAIS CONGELE SECURISE 19/01/2014
PLASMA FRAIS CONGELE SECURISE 20/01/2014
PLASMA FRAIS CONGELE SECURISE 20/01/2014
CONCENTRE DE PLAQUETTES D'APHERESE CPA 22/01/2014
CONCENTRE DE PLAQUETTES D'APHERESE CPA 26/01/2014

Une infirmière vient de rentrer dans la chambre avec une poche jaunâtre d'environ 20 ou 25 cm de hauteur. Elle la malaxe et la branche au niveau de la perfusion. C'est peut-être la chimio qui démarre.

« Qu'est-ce que c'est ?
— Du plasma, madame.
— Du plasma ? C'est-à-dire ?
— C'est un des composants du sang. Il y a les plaquettes et les globules rouges aussi. »

Je suis abasourdie. Maintenant on lui fait une transfusion sanguine. À ma fille à moi ! Je regarde s'écouler goutte à goutte ce plasma sanguin qui va contribuer à sauver ma fille. Je ne peux détacher mon regard de cela. Il y a des gens, des hommes, des femmes, des blancs, des noirs, des jeunes, des vieux, mon père, qui ont eu la bonté de donner de leur temps, de donner de leur sang pour qu'aujourd'hui ma fille soit sauvée.

Merci.

Si on suit la formule de Wikipédia, on peut calculer approximativement la quantité de sang contenu dans le corps : masse (en kg) x 0,07 = volume de sang (en litres). Vic pèse 46 kilos. C'est donc 2,2 litres de sang qui lui ont été transfusés sur neuf jours. Soit les deux tiers du volume sanguin de son petit corps malade. 2,2 litres de ce liquide plus précieux que le bronze, l'or, le platine ou le diamant.

L'or ou le diamant ne se mangent pas, ni ne se transfusent dans les veines pour sauver des vies.

J'ai demandé aux infirmières comment elles faisaient quand elles avaient à soigner des familles témoins de Jéhovah. Je n'ai pas eu de réponse.

—> Note à moi-même : Diffuser sans limite l'information sur le don du sang, de plasma, de plaquettes, de moelle... pour sauver des vies.

Son papa va venir ?

La doctoresse responsable du service me sourit alors que je passe dans le couloir. Je lui souris en retour, incapable d'articuler le moindre mot mais encore capable de mouvoir mécaniquement les muscles de mon visage. Elle se trouve dans le bureau des médecins. Une première pièce avec des ordinateurs et des décorations enfantines dans laquelle les internes sont en train de remplir les dossiers des malades. Une grande baie vitrée la sépare de la seconde pièce où se trouvent une très grande table et un énorme tableau blanc avec le prénom de tous les enfants, leurs soins, leurs particularités. La doctoresse se trouve dans celle-ci. Elle est belle, avec ses longs cheveux blonds qui ondulent sur sa blouse blanche.

« Bonjour, son papa va venir ?
— Bonjour docteur, peut-être ce week-end.
— Victoire va avoir besoin de lui. Vous lui avez demandé ?
— Oui, bien sûr. La communication est difficile depuis notre divorce. Vous pourriez l'appeler pour lui demander ?

— Ne vous inquiétez pas. Je le ferai. Donnez-moi son numéro. »

Je m'exécute. Elle l'appellera. Lui expliquera peut-être. En tout cas, elle le convaincra. Il m'appelle quelques heures plus tard. Je crois qu'il pleure. Il sera là dans deux jours pour prendre le relais. Il restera une semaine. Je suis soulagée. On a pleuré ensemble. Pour une fois, on s'est bien parlé. Ça sera la seule. Mon cœur est blessé, noyé de chagrin. J'ai tellement besoin de lui… et Vic aussi.

Je le laisserai seul avec sa fille. Ça sera chouette pour Vic et c'est mieux ainsi. Après demain, j'irai faire mon séminaire à Paris prévu de longue date. Ça me fera du bien. Deux jours au ministère des Affaires étrangères, présenter le projet international que je mène en collaboration avec le fils d'Haroun Tazieff pour le centenaire de sa naissance. Garouk l'enfant terrible, décédé d'une leucémie, à l'âge de 84 ans. Quelle coïncidence. Tazieff, qui occupera une partie de mon temps à l'hôpital avec le livre « *Si Haroun Tazieff m'était conté...* » … et qui m'évitera de devenir dingue ! Au ministère, à Paris, je conclurai avec la maladie de Vic, la lave des volcans et le sang de la terre, le don du sang, la salle était entièrement muette. Les larmes aux yeux. Mes amis de l'UNESCO m'apporteront énormément de soutien et beaucoup d'humanité. Deux jours avant le long périple, la diagonale des fous, l'ultra trail de l'impossible.

—> Note à moi-même : Déléguer aux professionnels les annonces délicates destinées à la famille.

Une valse à mille temps…

Pendant ces neuf jours d'hospitalisation, ça sera la valse des informations et des soins douloureux. Les ponctions lombaires, la pose du cathéter, les premières chimiothérapies, les très nombreux comprimés de corticoïdes, les examens de toutes sortes, les soins de bouches de décontamination, la présentation du régime alimentaire protégé, les transfusions, l'essayage horrible de perruques, les larmes, l'incompréhension, les explications de cette putain de leucémie lymphoblastique type T et de ces blastes de merde (cellules tumorales multipliées de manière incontrôlée dans le sang) qui ont envahi son sang, mais aussi son liquide céphalo rachidien. Les repas à la cafétéria, la rencontre des professeurs de l'hôpital, les documents administratifs, le dossier MDPH, maison départementale des personnes handicapées, la mise en place du SAPAD, service de soutien scolaire à domicile, la répartition définitive de mon travail pour un temps indéfini, mais minimum de dix-huit mois, les nuits de deux heures, les nausées, les vomissements, les questions, l'hospitalisation à domicile (HAD), les allers-retours à la maison à 1h45 de route, mais aussi prendre soin de mon fils qui est resté là-bas et qui doit s'inquiéter, les repas non terminés, les explications médicales, les nuits aux somnifères et aux antidépresseurs. Les engueulades avec son père, qui lui ne s'arrêtera pas de travailler et me laissera gérer toute seule. Cette sensation qu'un immeuble de trois mille étages s'est effondré sur nous, sur ma fille, sur ma famille en quelques secondes. Une catastrophe digne d'un tremblement de terre, d'un tsunami, de la catastrophe du World Trade Center… ou tout cela réuni ! Pour un accompagnement qui ne sera pas à la mesure du cataclysme ni pour le malade, ni pour les aidants… ni pour les amis. Il faut pourtant trouver de l'air. Où ? Et comment ?

—> Note à moi-même : Faire confiance aux médecins et se laisser porter quand la force nous manque.

Compte rendu RCP

28 janvier 2014,12 jours.

Onze médecins, hématologues, pharmacien biologiste, pédiatres, pharmacien hospitalier participent à un moment de concertation pour décider du meilleur traitement à administrer.

Compte rendu de RCP (fiche ontologique pédiatrique)
Web conférence hématologie - greffe pédiatrique.

Victoire née le 03/02/1999. Âge 14 ans et 11 mois

Type : nouveau

Histoire clinique : Victoire est une jeune fille de 14 ans, qui nous a été adressée devant une hyper leucocytose à 192G/l, associée à une asthénie, des céphalées, des adénopathies[1]*,*

---

[1] Adénopathie : affection des ganglions lymphatiques.

un syndrome hémorragique et une dyspnée[2]. Elle avait cliniquement une splénomégalique[3] à 3cm et une hématomégalie[4] à 1 cm.

La numération retrouvait un envahissement blastique par 80 à 85% de blastes lymphoïdes, l'immunophénotypage était en faveur d'une LAL T3 selon la classification EGIL. La première ponction lombaire était hémorragique, la deuxième ponction lombaire retrouvait un envahissement neuro méningé, elle a été considérée comme LATE CNS3.
Elle était corticoïdes résistante à la prophase avec 124 G/l de blastes à J8.

Les parents ont été vus en entretien par le chef de service et l'infirmière référente pour annoncer le diagnostic de leucémie aiguë lymphoblastique, il aura été annoncé les différentes étapes thérapeutiques ainsi que les potentielles complications.

Victoire, âgée de 14 ans, présente une LAL T3, corticorésistante à la prophase, TLP+, elle sera traitée dans le bras VHR du protocole EORTC 58081.
Bien confraternellement.

---

[2] Dyspnée : difficulté de la respiration.

[3] Splénomégalie : augmentation de la rate.

[4] Hématomégalie : augmentation du foie.

Retour à la maison

28 janvier 2014,15h.

L'heure a enfin sonné de rentrer à la maison dans des conditions médicales drastiques. Nos affaires sont dans les sacs et le taxi est venu nous chercher.

Après deux heures de trajet, rentrer enfin à la maison qui a été nettoyée de fond en comble par mes amies. La chambre de Vic a été désinfectée du sol au plafond, mais aussi entièrement « dérangée ». On ne la reconnaît plus. Elle ne la reconnaîtra plus non plus et sera terriblement fâchée. Une ultime épreuve qui vient lui rappeler que même dans ce nid douillet, plus rien ne sera jamais comme avant !

Avant de rentrer, passer à la pharmacie avec le taxi qui a la gentillesse de nous déposer et d'attendre que je sorte avec deux énormes caisses de médicaments en tout genre, corticoïdes à haute dose, seringues, décontaminations buccales, désinfectants, antivomitifs, antinauséeux,

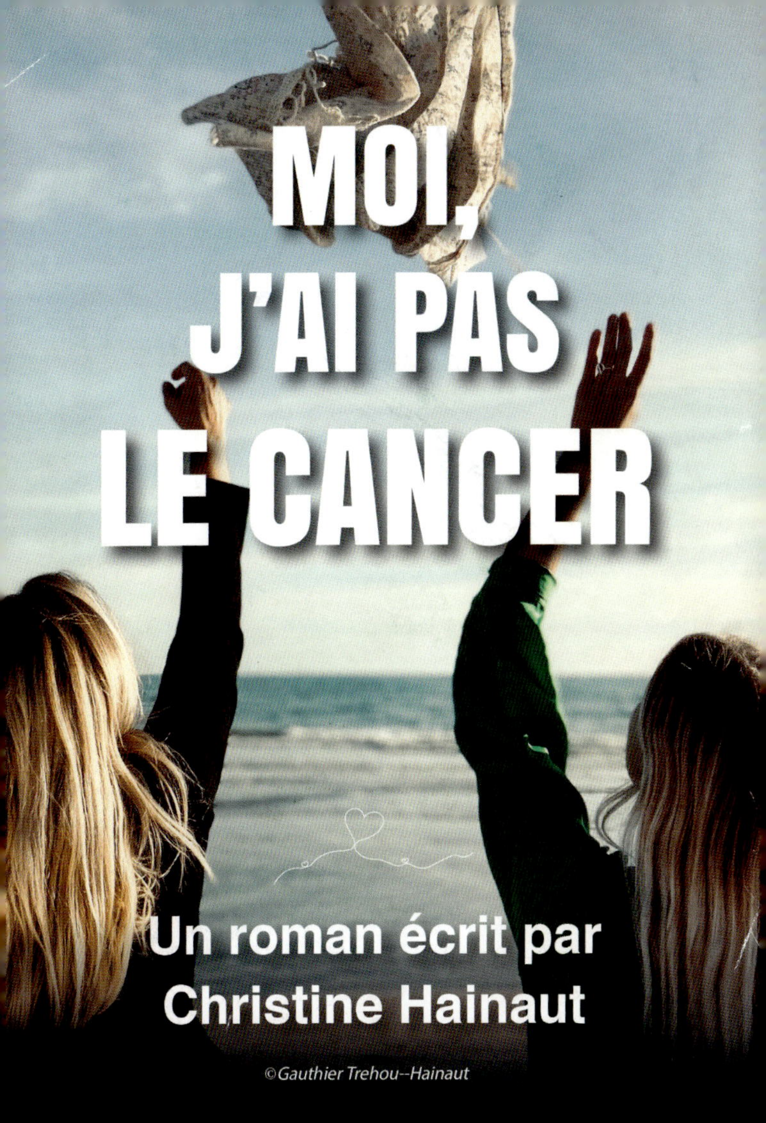
MOI,
J'AI PAS
LE CANCER
Un roman écrit par
Christine Hainaut
©Gauthier Trehou--Hainaut

SOUTENIR LE CANCER PÉDIATRIQUE

UN ROMAN

Moi j'ai pas le cancer

« C'est l'histoire de Léa, la maman de Victoire, Vic. En janvier 2014, alors que Vic et Vincent reviennent des vacances de Noël chez leur papa, les médecins diagnostiquent à Vic âgée de quatorze ans une leucémie, un cancer du sang. Un tsunami bouscule violemment leur vie. La famille tout entière se retrouve embarquée dans un TGV dont elle ne connaît pas la destination. »

UN AGENDA

L'agenda perpétuel du mieux-être

Des citations à lire tous les mois pour vous aider à avancer dans la vie, issues du roman et des notes de Léa.

UN DEFI SPORTIF

Le ride des colibris

Faire le tour de la France en vélo en moins de 5 semaines pour communiquer sur le cancer pédiatrique.

christinehainaut.com

©Gauthier Trehou-Hainaut

LE RIDE DES COLIBRIS

antidouleurs, anticonstipation, antidiarrhée, antitremblements, antistress… anti tout ! Plus les caisses qui permettront les cytotoxiques (chimios !) à la maison et le nettoyage du cathéter par l'infirmier qui viendra à domicile pour faire les soins et les prises de sang plusieurs fois par semaine.

Le taxi nous dépose chez nous. Il nous aide à porter nos affaires et nous laisse là.

Seules.

Enfin rentrées à la maison.

En moins de deux semaines notre vie a été complètement bouleversée.

Victoire entre dans sa chambre et hurle de voir tout dérangé.

Mon coeur se serre.
Je suis dévastée.
J'explique le nettoyage bienveillant de mes amies.
Elle ne comprend pas.
Elle se jette dans son lit et hurle sa douleur.
Pour la première fois.
Elle pleure.
Elle veut mourir.
Elle veut s'endormir et ne se réveiller que quand tout sera terminé.

J'essaie de la câliner. Elle ne veut pas. Elle me repousse.
Elle s'allonge dans son lit et enfouit sa tête dans son oreiller.
Je reste là. Je la regarde.
Je retiens mes larmes.
Je me décide à aller dans la cuisine pour lui laisser de l'intimité.
Je regarde toutes ces caisses de médicaments.
Je lis les ordonnances. Je n'y comprends rien du tout.
J'appelle l'hôpital.
Je redemande des explications.
Je m'assieds sur cette chaise en bois clair, au milieu de ma cuisine de style baroque.
Le mur rose en face de moi a toujours le même rose tendre et joyeux qu'il y a quinze jours… neuf exactement.
Pourtant tout a changé.
Rien ne sera plus jamais pareil.
La vie d'après a commencé.
Je regarde ces médicaments.
Je mets la tête dans mes mains et je pleure doucement.
Je me sens profondément seule et je ne sais pas comment je vais m'en sortir.
J'entends Vic pleurer dans sa chambre.
Je ne sais pas quoi faire.
Je me sens si seule.
Tellement seule.
Que va-t-il se passer maintenant ?

—> Note à moi-même : Laisser aussi de l'air aux personnes qu'on aime et qui souffrent tout en étant le plus près possible.

Une bonne soupe

J'ai séché mes larmes. Victoire s'est endormie. Son frère est rentré du lycée et a récupéré ses affaires chez Tom. La famille est enfin réunie. Mais dans quelles conditions !

Réagir.
Il faut réagir.
Je dois réagir vite et ne pas me laisser aller.

Je décide alors de préparer un bon repas pour changer de ces plateaux de l'hôpital. Des légumes du jardin. Une bonne soupe. C'est délicieux et ça fait partie des aliments autorisés. Les légumes sont bien cuits. Le paquet de gruyère est neuf. Le pain tout frais a été préparé exprès par la boulangère. Le beurre est conditionné en paquet individuel de vingt grammes. Elle va se régaler, j'en suis sûre. Je suis fière de moi.

Il est 19h. J'appelle les enfants afin qu'on se mette à table. Vincent arrive de suite. Victoire ne vient pas. J'appelle une deuxième fois. Je vais voir dans sa chambre. La pièce est très jolie avec son baldaquin en voile mauve, son lit en fer forgé blanc et ses draps couleur pastel. Sur le mur une peinture rose pailletée, rose princesse. Mais qu'a-t-on fait à ma princesse ? La nuit est tombée. Le mur ne brille pas. Elle n'a pas allumé la lumière et pleure dans son oreiller.

Je m'approche de son lit. Je m'assieds près d'elle, sur son matelas. Je lui caresse le bras et lui murmure doucement que je lui ai préparé un bon repas. Qu'il faut prendre des forces pour mieux combattre la maladie.

« Laisse moi. Laisse moi tranquille, hurle-t-elle. Je n'ai pas faim. LAISSE-MOI !

— Vic ?

— LAIIIIIISSSSSSE-MOI !

— Viens manger ! »

Mon ton est ferme et sans appel. Elle me repousse. Je me lève. Je refoule mes larmes. Je me retourne à l'entrée de sa chambre.

« Tu as trois secondes pour arriver dans la cuisine et te mettre à table ! J'ai pris du temps pour te préparer un bon repas. Alors tu vas venir. C'est non négociable. Ta guérison passe aussi par une bonne alimentation. »

Je retourne dans la cuisine. Je me mets à table avec mon fils et je sers chacun. Au bout de quelques secondes, elle apparaît dans l'entrebâillement de la porte. Elle a l'air tellement malheureuse. Ses cheveux sont en désordre, ses yeux boursouflés d'avoir tant pleuré. Je lui souris. Elle s'installe à sa place. Et là, sans crier gare, elle prend sa cuillère et la claque au fond de son bol de faïence rose. Elle hurle de toutes ses forces en le regardant !

« Je n'ai pas demandé ça ! J'EN VEUX PAS ! »

Je prends ma respiration. Je la regarde droit dans les yeux. Son frère ne bouge pas.

« Oui, tu n'as pas demandé à être malade, personne ne voulait cela, mais maintenant il va falloir se battre, guérir et être forte. Je sais que tu peux le faire. Je t'aime. Mange ma chérie. Prends des forces. »

Ces quelques mots dits de manière ferme, douce et bienveillante l'ont apaisée. Je ne sais comment ils me sont venus si spontanément. Comment j'ai réussi à faire le transfert entre cette soupe et cette maladie. Mon cerveau a réussi à anticiper. Il a pris le relais de ma conscience incapable de réagir.

Elle a mangé son repas.
Elle a pris ses médicaments.
Elle a fait ses soins buccaux.
Elle est allée se coucher.
La maison s'est doucement endormie.

Notre première journée à la maison s'est terminée. Épuisée, je suis allée me coucher. Si tard. Trop tard. Dans le canapé.

Non loin de sa chambre afin d'être au plus près, au cas où… et de toute façon ma chambre n'a pas été désinfectée à fond. J'ai peur de la contaminer avec une bactérie mal placée.

—> Note à moi-même : Quoi qu'il arrive, prendre du temps pour les repas en famille.

HAD ou journée de titan.

La nuit est courte. Réveillée depuis 4h00 du matin, j'ai tourné, pleuré, cogité.

Pourquoi ? Pourquoi nous ? Pourquoi elle ?

J'ai mal au dos. Le canapé n'est pas aussi confortable que le lit. J'ai froid. Je finis par me lever. J'ai du taf. L'HAD va commencer. Hospitalisation à domicile. Ça veut dire nettoyage à fond de la maison, totalement, chaque jour… une alimentation protégée, des courses en protégé, des soins, l'accueil de l'infirmier… etc.

Je commence par nettoyer au désinfectant les interrupteurs, les poignées de porte, toutes les surfaces des meubles, la salle de bain, le sol, changer toutes les serviettes, préparer les soins de bouche, les médicaments. Essayer de comprendre le charabia des ordonnances. On a réussi à négocier de garder les animaux mais dehors car on a un grand jardin au milieu des champs.

Quotidiennement, six à neuf heures, pour le ménage complet, la préparation des soins, les repas individuels frais, la baguette de pain renouvelée à chaque repas, les papiers, les coups de fil. Les repas, qui, malgré la grande envie de manger, seront jetés ou rangés car « pas faim ». Le lavage et la désinfection des mains des dizaines de fois par jour avec une solution hydro-alcoolique. Les gerçures qui apparaîtront ensuite profondes et douloureuses.

Le couloir et la cheminée sont remplis de médicaments rangés minutieusement par catégorie. Plus de quatre mètres de soins. Il y a des masques, des gants, le matériel pour l'infirmier qui vient faire les prises de sang presque tous les jours mais aussi les chimiothérapies, les soins de cathéter ou soins des autres blessures qui ne guérissent pas du fait de l'aplasie[5] .

Il est désormais interdit de rentrer avec les chaussures. Il faut changer les draps de lit plusieurs fois par semaine, les torchons de cuisine, les essuie-mains et les draps de bain plusieurs fois par jour.

Objectif : la traque aux microbes car toute infection peut être fatale quand on a une immunité si faible.

C'est horrible. Le fonctionnement normal du corps est déstabilisé. Les traitements occasionnent des nausées, des

---

5 Aplasie : diminution de production de cellules sanguines qui engendre une baisse de l'immunité.

tremblements, des larmes. Ils font maigrir. Ils donnent le teint gris, des vergetures, des AVC, des cicatrices, du diabète. Ils font gonfler et pleurer.

Soigner et guérir… mais pas tout le temps.

—> *Note à moi-même : Demander de l'aide, les gens ne savent pas ce que tu vis et ne peuvent le deviner.*

Les courses

Après la salsa du ménage, place aux courses. Plus rien n'est comme avant et plus rien ne sera jamais comme avant ce 16 janvier 2014… même les courses.

L'alimentation c'est important pour reprendre des forces. Ce sont mes convictions. Potager maison, légumes et fruits bio, peu de repas transformés. La diététicienne de l'hôpital nous a détaillé les règles du régime protégé. Ce régime est établi pour que l'alimentation soit « zéro bactérie ». Viande bouillie, légumes bouillis, pâtes bien cuites, tout bien cuit, les œufs, le poisson, les conserves, les bananes, les melons et l'avocat trempés vingt minutes dans l'eau javellisée avant de les consommer, beurre, jus de fruits, lait en portions individuelles. Tout ce qui est ouvert doit être consommé dans la demi-heure pour éviter la prolifération des bactéries. Pas d'épices. Pas de fromage. Pas de raclette. Pas de légumes crus. Pas de tomates. Pas de salade. Pas de pizzas. Pas de charcuterie. Pas de jambon. Pas de restaurant. Pas de burger. Des bouteilles d'eau de cinquante centilitres consommées au maximum dans les deux heures.

Les courses deviennent un casse-tête chinois. Comment faire des repas agréables pour une ado avec toutes ces restrictions ? Le prix du caddie est multiplié par deux ou trois. Arrivé à la maison, chaque paquet, chaque boîte est désinfecté avant de rentrer dans le frigo ou dans le placard. Une charge de plus. Un travail à temps complet d'accompagner un malade en aplasie. Un travail pour lequel on n'est pas préparé. En plus, on a toujours peur de mal faire. Toujours peur de se planter. Toujours peur de la bactérie pernicieuse ! Chaque repas doit être préparé juste avant de le consommer. Aucun reste ne peut être réchauffé.

« Tu veux manger quoi ma chérie ?
— J'ai pas faim.
— Allez faut te retaper.
— Une raclette ?
— Non ma chérie, ce n'est pas possible. »

Ça me déchire de lui dire non.

« S'il te plaît. Juste une fois.
— Ce n'est pas possible, tu le sais bien.
— Des tomates.
— Je vais te faire une purée maison avec un steak. Je viens d'aller chez le boucher, il t'a coupé un morceau bien tendre que je peux cuire et qui sera trop bon. »

Mon boucher me coupe des morceaux exprès pour Vic. Je peux les cuire un longtemps et ils restent tendres. Le repas est prêt. On est autour de la table. Son frère et moi, on mangera les restes de la veille. Ceux qu'elle n'a pas touchés.

Vic s'assied.
Elle avait très faim.
Chouette.
Elle regarde son assiette.
Touche la purée du bout des lèvres.
Elle coupe un morceau de viande… et va vomir dans les WC.
Elle n'arrive pas à avaler.
Je lui donne un médicament contre les nausées et les vomissements.
Elle va se recoucher.
Pleure et finalement s'endort.
Au moins, quand elle dort, elle ne souffre pas… ou moins.

Je range son assiette. On la mangera ce soir. Avec son frère. Ce soir peut-être arrivera-t-elle à avaler du maïs en boîte. Ou pas ! Ou une soupe ? Ou juste une baguette congelée qu'on fera cuire juste avant de la déguster avec un carré de beurre salé. Ou une compote. Ou un paquet de chips… sans épices. L'important maintenant, ce n'est plus de manger bien. C'est de manger au mieux. C'est de manger pour ne pas maigrir. C'est de manger pour ne pas être alimenté par des perfusions.

—> Note à moi-même : Penser et appliquer la citation d'Hypocrate « ton alimentation sera ta première médecine ».

Hospitalisation de jour

30 janvier 2014, 7h du matin.

Le taxi est déjà dans la cour.

Trois fois par semaine minimum aller faire le point et recevoir les chimiothérapies et si nécessaire les transfusions sanguines. Ça fait partie de la première tranche du programme de soins… de deux ans.

Deux ans !

Aujourd'hui, c'est la première fois qu'on y va. Je nous sens fragiles. Le chauffeur est là. Souriant. Jeune. Blond. Un bonjour joyeux sort de sa bouche. Il se propose de porter nos sacs. Il a désinfecté la voiture avant de nous prendre et allumé le chauffage. On a deux heures de trajet. On parle peu. J'ai toujours mes lunettes de soleil qui protègent du regard du monde mes yeux gonflés d'avoir tant pleuré et tellement fatigués de ces nuits sans sommeil.

On arrive à l'hôpital.

Il nous dépose devant.
Il nous attendra.
On l'appellera quand on aura terminé.
On avance.
Maintenant, on connaît le chemin.
Tout droit, à gauche et première à droite.
Je pousse la porte battante pour entrer dans un univers étrange.
Un univers qu'on ne peut imaginer avant d'y être entré, avant d'y avoir vécu.
Notre nouveau lieu de vie.
Un petit hall d'accueil.
Des prénoms sur un tableau, à côté, les numéros de chambre.
Un seul grand couloir.
Sur la gauche, le bureau des médecins.
Sur la droite, la salle d'attente et d'auscultation ouverte en open space.

Un petit garçon d'environ trois ou quatre ans joue avec des petites briques. Il construit une maison. Il rit. Il fait jouer des personnages, un chien, un petit enfant. Il montre son personnage à sa maman qui le regarde d'un air attendri. Je le vois de face. Il a une énorme cicatrice sur le bas de son visage. Elle démarre sous l'oreille et termine au milieu du menton… et un énorme vide. Un creux. Un trou. L'enfant rit. Son crâne est chauve. Ça me transperce le cœur de voir cet enfant qui a l'air heureux. Que lui est-il arrivé ? Pourquoi est-il là ? J'apprendrai plus tard que c'est une tumeur dans la gencive ! Comment est-ce possible ?

Une jeune fille devant nous. Elle a un foulard sur la tête. Elle est blanche translucide. Elle se pose sur la chaise qui indiquera son poids. L'aide-soignante note les constantes et les inscrit dans le cahier puis lui met son bracelet. Elle peut regagner sa chambre. C'est notre tour. Plutôt le tour de Vic. Elle est gênée de monter sur cette chaise devant tout le monde. La soignante est gentille. Elle prend son pouls, sa tension, sa taille, son poids. Elle demande s'il y a eu des problèmes particuliers.

On est toutes les deux abasourdies. Nous on n'a rien à faire là ! On n'est pas comme ces malades. Vic a des cheveux. Elle ne leur ressemble pas ! On n'a qu'une hâte. Partir ! On est terrorisées de peur et de douleur. Se faire peser comme ça devant tout le monde ?

On nous conduit dans la chambre du fond. Celle où il y a quatre lits. Donc quatre enfants malades. Quatre enfants d'un coup qui ont le cancer. Les quatre dans la même chambre.

Trois chauves et ma fille.

L'air est irrespirable. Le médecin vient l'ausculter devant tout le monde. J'ai toujours mes lunettes. Je n'arrive pas à contenir mes larmes. Je me tourne pour les essuyer. Ma fille semble terrorisée. Effondrée. Elle reste droite. Froide. Ses réponses sont courtes. Elle retient ses larmes. Le personnel médical confirme le traitement cytotoxique à la pharmacie. Il est l'heure du repas de midi. On peut le prendre à la cafétéria. J'oblige Vic à y aller. Ça nous changera les idées. Faut se bouger !

Là, ce ne sont pas quatre, mais une quinzaine d'enfants malades. Ils ont entre quelques mois et 20 ans. Il n'y a que ma fille qui a ses longs cheveux blonds descendant avec majesté sur ses épaules. Elle n'a pas faim. Elle ne veut rien. J'ai toujours mes lunettes. Une enfant en situation de handicap est dans son fauteuil roulant. Elle rit. Sa maman rit. En fait, dans cette cafétéria, tout le monde a l'air joyeux. Dany qui s'occupe de servir les repas est merveilleusement souriante. Elle nous explique le fonctionnement du self, le choix des repas, l'achat des tickets, la réservation des plateaux pour le soir. Je ne l'entends pas. Je me sers. Vic aussi. Je mange un peu. Il faut tenir. Vic ne touche pas son repas. Elle n'a pas faim. Elle ne voudra plus y manger. Elle préfère rester dans sa chambre et de toute façon ne touchera pas à ses plateaux. Elle grignotera juste parfois quelques chips. J'irai y manger seule. Pour changer d'air ?

Sur le mur, des photos d'enfants atteints de cancer, accompagnés de vedettes de la télévision, du cinéma, du sport, tous sont souriants. Tous rient. Des prénoms colorés décorent les murs. Les couleurs sont gaies.

On est planté au milieu de cette joie qui me semble déplacée. « Mais vous ne vous rendez pas compte que ma fille ! Ma fille à moi, elle a un putain de cancer de merde ! Elle peut en mourir ! Mais, qu'est-ce que vous avez tous à sourire, à rire. Vous ne voyez pas que nous on souffre ?

Nous, on souffre ! On n'est pas là pour rire ! On n'a rien à faire ici ! On ne fait pas partie de votre monde. »
Toutes ces phrases s'entrechoquent dans ma tête.

On retourne dans la chambre après avoir à peine grignoté. On attend encore de longues heures les chimiothérapies. Le changement du pansement du cathéter. Les ordonnances. Les dernières consignes. Tout ce temps nous semble absolument interminable. Une journée épuisante d'une langueur déroutante et humiliante.

Le taxi est là. Il nous attend. On peut enfin repartir de cet enfer. Un enfer où tout le monde semble joyeux. Je ne comprends pas !

—> Note à moi-même : Quand il y a malaise, changer d'espace aussi vite que possible.

La Vic Mobile

31 janvier 2014.

« Maman, je peux aller voir mes amis au collège s'il te plaît ?

— Non, ma chérie. Tu le sais bien. On ne peut pas y aller.

— S'il te plaît maman. S'il te plaît. Tu veux bien m'emmener au collège. Juste une fois. Avant que je ne perde mes cheveux… s'il te plaît maman ? J'ai trop besoin de voir mes amis. »

Je la prends dans mes bras. Elle pleure. Je la serre fort contre mon cœur.

« Je veux mourir maman. Je n'en peux plus. Je n'y arriverai pas. J'ai besoin de voir mes amis. S'il te plaît maman. Avant que je ne perde mes cheveux. Je veux les voir une dernière fois, avec mes cheveux. Maman… S'il te plaît. »

Cette supplique larmoyante résonne dans mon cœur de maman meurtrie. Je cherche à toute vitesse dans ma tête une solution.

« D'accord. »

J'ai une idée. Le pape Jean Paul II voyageait en Papamobile après l'attentat du 27 décembre 1983. Pourquoi, ne pas mettre en place la Vic Mobile ? L'invention du 31 janvier 2014, c'est la Vic Mobile. Yeahhh.

« Écoute, je te propose d'aller au collège. On y va à la sortie de 16h30, pour ne pas déranger pendant les cours. On reste dans la voiture. On n'ouvre pas les fenêtres. Du coup, pas de problème de microbes. Tu en penses quoi ?

— Oh merci maman. Merci maman. Ouiiii… je vais vite prévenir mes amis. »

Victoire s'accroche à mon cou et m'embrasse de toutes ses forces. Elle court dans sa chambre et envoie des textos pour annoncer la bonne nouvelle. Elle trouve l'énergie de se maquiller, de s'habiller et de se faire belle, pour la première fois depuis deux semaines. Mis à part la fatigue sur son visage, rien n'indique que le cancer a envahi son petit corps d'adolescente. Rien.

À 16h15, on est prêtes toutes les deux. On monte dans la voiture. On a dix minutes de trajet. On arrive devant le collège. Je me gare devant l'entrée. Il est situé au milieu de la campagne. De grandes prairies vertes l'entourent et on voit la montagne à l'horizon. Il fait beau. Le ciel est bleu. Les oiseaux chantent. Un jour ordinaire pour la plupart des gens de cette ville. Un jour extraordinaire pour ma Victoire qui va enfin voir ses amis qu'elle n'a pas vus depuis quinze jours. Quinze longs jours. Un jour inédit pour ses camarades qui vont enfin pouvoir la revoir.

Que se passe-t-il dans leurs têtes à tous ? Je sais que les élèves ont demandé à leur professeur d'art plastique s'ils pouvaient sortir. Elle a dit oui de suite. Je sais qu'ils ont demandé au CPE et qu'il a dit oui immédiatement. Une horde d'une dizaine de collégiens en folie court et s'approche de la voiture. Des mains se touchent à travers les vitres. Des pleurs. Des rires. Des paroles d'amour et d'encouragement. « Des câlins de voiture ». Dix minutes d'échanges sous l'œil vigilant du CPE qui regarde par la fenêtre de son bureau.

Je suis en larmes à l'intérieur de mon cœur. Il faut maintenant repartir. Tous pleurent. Tous font signe à Vic. Que pensent-ils ? Qu'elle va mourir ? Qu'elle va vivre ? Qu'ils ne la reverront jamais ? Je ne sais pas. Que pense Vic ? Qu'elle les reverra bientôt ? Qu'elle ne les reverra jamais ? Je ne sais pas non plus.

Les élèves sont repartis en cours en larmes. La prof s'est plainte au principal. Le principal a pris des mesures.

—> Note à moi- même : Ne pas se laisser décourager par certains interdits !

Un joyeux non-anniversaire

3 février 2014.

« Maman, Maman ? On peut retourner au collège s'il te plaît ? S'il te plaît maman ? »

Victoire court dans la cuisine où je suis en train de préparer ses médicaments.

« S'il te plaît maman chérie. Elle me fait des bisous dans le cou.

— Non Vic, on y est déjà allé vendredi. On est lundi. On ira la semaine prochaine. On ne va pas y aller tous les jours quand même.

— S'il te plaît ma tite maman. Ils m'ont préparé une surprise pour mon anniversaire. S'il te plaît maman. On y va ce midi, comme ça on ne dérangera pas les cours. »

Aujourd'hui Vic a 15 ans. On a prévu d'inviter ce soir les trois amis sélectionnés et autorisés à venir lui rendre visite. Elle a l'habitude de faire des grandes fêtes à la maison. Il a fallu choisir seulement trois amis. L'hôpital n'en avait autorisé que deux. Vic en a choisi deux, plus son petit ami. On n'a pas dit à l'hôpital qu'on en avait choisi trois. Tant pis. Ils se feront vacciner contre la grippe et devront respecter toutes les mesures d'hygiène, plus le port du masque de chirurgical.

« Bon d'accord ma chérie. On ira ce midi. On part à 12h15, comme ça on y sera pour midi trente et on ne dérangera personne. »

Ils sont adorables ces jeunes, pleins de spontanéité et de générosité de cœur. C'est tellement touchant. On se prépare. Vic a encore ses cheveux, qu'elle coiffe avec soins, en prenant garde de ne pas trop tirer dessus afin qu'ils ne tombent pas. Quelques-uns échouent quand même sur le sol.

« Maman, je suis désolée... il y a des cheveux partout.
— T'inquiète pas ma chérie. Ce n'est pas grave. Je vais passer le balai. »

Elle brosse ses longs cheveux blonds ondulés devant le miroir qui est dans le couloir. Son regard est désespéré. Mon coeur est déchiré. Je lui souris pour tenter de la rassurer. Que se passe-t-il dans sa tête d'adolescente qui va bientôt être complètement chauve ? L'autre jour, on était assises dans le canapé, l'une à côté de l'autre... je lui caressais les cheveux avec la pleine conscience de profiter de cet instant magique que bientôt les chimios vont me retirer.

Elle va dans sa chambre pour terminer de se préparer. Je l'entends hurler de douleur…

« Maaaaamaaaaaaaan…
— Quoi ? »

J'accours dans sa chambre. Quelle est cette nouvelle catastrophe ? Vic est en larmes au fond de son lit.

« Maman, Laurie vient de m'envoyer un message. Le principal refuse qu'on aille au collège. Il interdit à mes amis de me faire une surprise.
— …….
— Maamaaaaaaaaan… »

Elle pleure. Son cri déchire l'espace et mon âme. Elle est effondrée. J'essaie de décoder à travers sa détresse et ses hoquets ce qu'il s'est passé. La professeur s'est plainte au principal vendredi parce qu'on était venues devant le collège et que les élèves étaient revenus en pleurs. Sa classe a été dérangée ! Le principal a mené son enquête. Le CPE a eu un avertissement pour avoir autorisé les élèves à sortir. Quand Laurie est allée lui demander l'autorisation de chanter joyeux anniversaire devant le collège, il lui a dit d'aller demander au principal. Le chef d'établissement a refusé car il n'avait pas l'autorisation écrite des familles des élèves et qu'il trouvait que c'était dangereux.

Je suis scandalisée et meurtrie.

On est restées à la maison. Je n'ai pas eu la force de me battre contre ça. Je n'ai rien dit. Juste à Vic. J'ai essayé de la consoler. Je n'y suis pas arrivée. Ce soir, ses amis viendront et emmèneront la surprise élaborée par plus de cent collégiens.

Ils ont chanté joyeux anniversaire et l'ont enregistré sur leur portable. Plus un petit cadeau, des photos, un dessin et beaucoup d'amour. À 19 h les trois amis sont venus comme prévu. Tout le monde souriait… jaune. Vic, toujours gaie et souriante, avait ce soir la nausée. Elle a pleuré aussi. En plein milieu du repas. Ses amis ne savaient pas comment réagir.

Il fallait que Victoire se serve en premier pour que les autres ne mettent pas leurs microbes. Ses amis avaient un masque. Elle n'avait pas faim. On a chanté joyeux anniversaire. Elle a soufflé les bougies. Ils sont allés dans la chambre. Ils ont visionné la vidéo faite au collège le midi. Je me suis assise dans le canapé et j'ai pleuré doucement. C'était juste un joyeux non-anniversaire. Le début d'une litanie de joyeux non-anniversaires.

Le fils malade d'une amie dira que ce n'était pas un joyeux anniversaire parce qu'être malade n'a rien de joyeux.

—> Note à moi-même : Ne pas se laisser faire face à l'ignominie. Avancer la tête haute et prendre son courage à deux mains. Il y en a toujours une dose insoupçonnée au creux de nous-mêmes.

Mort du strouns !

Ses cheveux commençant à tomber, Vic se fait un « schtrouns », espèce de chignon qu'elle n'enlève ni le jour, ni la nuit. Ses cheveux deviennent de plus en plus ternes. On dirait les cheveux d'une vieille poupée barbie qui n'a pas été soignée et qui a été abandonnée. Un peu crépus et noués. La semaine dernière, elle a essayé avec un dégoût prononcé des perruques qui la déguisaient toutes plus les unes que les autres. Elle ne se reconnaissait pas… moi non plus.

Aujourd'hui c'est lundi. Son frère est au lycée. Vic sort de sa chambre. Elle a pleuré. Sa mine est terreuse. Sa voix n'est que détresse.

« Maman ?
— Oui ?
— Maman ? Coupe mes cheveux s'il te plaît.
— Maintenant ?
— Oui. »

Le ton est grave.

La voix est décidée.
Le moment est lourd et solennel.
Elle enlève son élastique qui tenait tant bien que mal cette pauvre tignasse sur un crâne en hypoxie du fait des chimios violentes et quotidiennes.
Je prépare une chaise entre la cuisine et la salle de bain.
Dans tous les livres que j'ai lus, il est écrit qu'il ne faut pas que ce soit un membre de la famille qui coupe… qui rase.
Je sais que je veux que ça ne soit personne d'autre.
Vic ne veut pas non plus que ce soit quelqu'un d'autre.
Personne ne m'a parlé de ce moment délicat.
Personne.
Je vais me débrouiller.
Je m'arme de courage.
Je prépare le matériel.
J'ai les ciseaux de coiffeur, le rasoir semi-pro, le peigne.
Je leur coupais tout le temps les cheveux quand ils étaient petits. Maintenant, ils refusent, ils préfèrent aller chez le coiffeur.
Mais pas aujourd'hui !

Aujourd'hui, lundi 10 février 2014, je vais couper les longs cheveux blonds de ma fille qui a un cancer. En fait, non. Je vais la raser… complètement. Mais ça, je ne le sais pas encore.

La chaise est là, plantée calmement.
Je suis derrière.
Vic s'est assise et ses deux mains s'accrochent de chaque côté du siège.

Elle est droite et digne.
Je suis derrière.
Je ne bouge pas.
Ses pieds nus sont entourés tout crispés autour des bâtons de bois clair.
Les orteils sont crispés.
Je prends ce chignon tout sec dans mes mains.
J'essaie de le démêler.
J'ai l'espoir de lui faire un joli carré.
Je tente doucement de passer mes doigts au travers cette chevelure émaciée.
Aucun chemin n'est prévu.
Je tente un coup de peigne.
Rien n'y fait.
Je prends la brosse.
Avec précaution, je vais attraper ces cheveux ternis car morts.
Toute la chevelure s'accroche et se décroche d'un seul coup de son crâne.
Vic tremble.
Elle ne dit rien.
Elle ne se plaint pas.
Elle ne se plaint jamais.
Elle ne veut pas pleurer.
Elle pleure.
Je sens, sans la regarder, les larmes couler le long de ses joues et exploser sur ses cuisses nues.
Mes larmes aussi coulent le long de mes joues, éclatent sur le sol et pourtant j'essaie de les contenir.
Je n'arrive pas à démêler ses cheveux.

Je n'y arrive pas.
J'essaie, mais je n'y arrive pas.
Dès que je mets un coup de brosse… ils se décollent de sa tête.
Je me dis que peut-être en les lavant ça se démêlera mieux.
Je mettrai beaucoup de crème démêlante pour que ça glisse.
Mais ça ne glisse pas plus.
Ça continue de dégarnir son crâne.

Alors je coupe.
J'ai lu qu'il fallait y aller progressivement.
D'abord faire un carré.
Je coupe.
J'arrive à faire un horrible carré tout filasse avec les quelques cheveux qui veulent bien encore tenir.
Je peigne.
C'est fini.
Elle veut un miroir.

« T'as vu, ça peut aller comme ça ? »

Mon mensonge est inacceptable. C'est juste trop laid. Elle pleure en silence. Elle ne veut pas pleurer, je le sais bien. Mais elle pleure quand même. J'esquisse un sourire à deux balles. Le téléphone sonne. Mon fils. Faut aller le chercher au lycée. Je range tout. J'embrasse ma fille. J'en ai pour dix minutes aller-retour. Je ne veux pas la laisser là mais je n'ai pas le choix. Je la laisse là, le miroir entre les mains.

Je suis brisée. Dans la voiture, je peux pleurer mon soul pendant cinq minutes. Puis les lunettes de soleil cacheront mon désarroi. Mon fils est dans la voiture. Je lui dis que les cheveux de sa soeur sont en train de tomber. Il me répond que ce n'est pas grave ça. Oui, je sais que ce n'est pas grave. C'est vrai que ce n'est pas grave. Ce ne sont que quelques cheveux. De plus, ça va repousser. Mais c'est juste horrible. C'est un des passages le plus douloureux qu'il m'a été donné de vivre jusque là. On perd son apparence. On perd son identité. On perd une part de sa dignité. On est maintenant malade aux yeux de tous. On ne peut plus se cacher !

J'arrive à la maison. Vincent va faire ses devoirs dans sa chambre. Vic n'est pas là. Il y a des cheveux par terre. D'autres cheveux car j'avais nettoyé avant de partir. Je la vois enfin arriver. Elle était dans le jardin. Sur l'écran de son téléphone, elle me montre la photo d'une femme qui a la tête rasée toute lisse. Elle a déjà commencé… seule.

« Maman, je veux ça ! »

C'est sans appel. Le tsunami du désespoir continue de s'étendre. Je vais dans la chambre de mon fils qui se rase depuis quelques mois à peine. Je lui demande la permission d'emprunter son matériel de rasage. Je n'en ai pas d'autre. Il accepte. Je ferme la porte et je l'entends pleurer et crier doucement. Je retourne lui faire un câlin.

J'arrive ensuite dans la cuisine. Elle est prête. Assise. Droite comme un i sur cette chaise de pin clair. Les larmes s'effondrent doucement pour s'éclater à nouveau sur ses quadriceps encore musclés. Son maquillage dégouline autour de ses yeux noircis.

Je prends la tondeuse.
Je rase une première fois à quelques millimètres.
Elle va se regarder dans le miroir.
Elle veut plus court.
Complètement rasée.
Je rase une nouvelle fois.
Un peu plus court.
Puis plus court encore.

Elle regarde ce reflet bouleversant. Elle veut plus court. Rasée complètement. À ras. Je prends alors la mousse à raser. J'en mets sur son crâne. Je prends le rasoir à main. Doucement, je parcours cette tête d'une immobilité parfaite.
Et je rase.
Je rase tout !
Son crâne est maintenant tout lisse.
J'ai l'impression d'avoir tondu une juive pendant la guerre.

Son frère est toujours dans la chambre. Je l'entends pleurer. Je suis seule. Je ne peux m'occuper des deux en même temps. Je pare au plus pressé. Je lave sa tête. On va dans sa chambre. On choisit un foulard. J'essaie de créer quelque chose de joli.

Elle va dehors.
Là, dans l'encadrement de la porte, elle hurle.
Elle hurle sa douleur.
Je reste dans la cuisine. Tétanisée.
Je la laisse vider son chagrin quelques instants.
Quand je vais la voir, elle me repousse.
Je vais alors voir son frère.
Je le prends dans mes bras.
On pleure ensemble.
Il me dit que ce n'est pas grave.

Je vais ranger le matériel. Je nettoie avec soin le rasoir. Je mets les draps de bain au lavage. Au bout d'un long moment, elle ne pleure plus. Elle est recroquevillée dans le canapé. Son regard est vide. Je viens me lover contre elle. Ça y est. Elle m'accepte. Maintenant, ça se voit sur son visage. Elle porte tous les stigmates du cancer. Son visage gonflé par la cortisone n'est plus camouflé par ses cheveux ondulés blonds comme le blé tendre. Dorénavant, quand elle se promènera dans la rue, on la regardera de travers.

Vingt-cinq jours ont passé depuis ce 16 janvier.
Vingt-cinq jours qui ont maintenant profondément bouleversé nos vies.
Pour toujours.
Pour l'éternité.

—> Note à moi-même : Profiter de l'instant présent car tout peut basculer en un instant.

David Servan Schreiber

Je n'ai toujours pas dormi plus de deux heures. Peut-être trois cette fois. Je ne sais pas. Je ne sais plus. Je suis crevée. On en a pour deux ans ! Deux ans de traitement ! Deux ans ! Ce n'est pas possible ! Noooooooooooon !
Je pleure dans mon canapé. Il est cinq heures du matin et je pleure. Je n'ai consulté aucun article sur internet. J'ai trop peur de lire tout et son contraire. De lire peut-être aussi des choses plus horribles les unes que les autres. De savoir quel est le pourcentage de survivants.
Il va falloir que je me lève. Que je fasse encore le ménage. À fond !

Je suis profondément seule chez moi. Je me sens douloureuse de tous côtés. Qu'ai-je donc raté ? Zut ! J'ai tout fait pour être une bonne mère et cependant j'ai fait une fille avec un cancer. Je reste comme ça un long moment sur le canapé du salon. Le temps est mort. Figé.

Et là… je me souviens avoir lu David Servan Schreiber, il y a quelques années. Je me suis toujours intéressée à l'alimentation qui permet d'être en bonne santé. L'alimentation anticancer. Une étincelle jaillit alors dans mon esprit avec les souvenirs de cette lecture. On lui donnait six mois à vivre ! Il a tenu plus de vingt ans. Je creuse dans ma mémoire. Je me souviens d'un passage où il disait qu'il riait aussi avec son frère. Lui aussi riait ? Comment est-ce possible ?

Vite. Je cours dans la bibliothèque. Faut que je retrouve ce livre. Vite, il faut que je le relise. Peut-être va-t-il m'aider. Me donner des solutions pour tenir ? Pour survivre du mieux possible à ce cauchemar. Il est là : « *Anticancer* » de David Servan-Schreiber. Sur la première de couverture, l'auteur est beau et souriant. Il a l'air heureux. Ouf.

« La médecine moderne dépiste et soigne le cancer, mais elle ne tire pas parti des découvertes récentes qui montrent comment mobiliser toutes les ressources naturelles de notre corps. »

Il y en a un deuxième : « *On peut se dire au revoir plusieurs fois* ». Je le feuillette fébrilement. Ce que j'y trouve m'apporte un peu de réconfort, de l'espoir, des bribes de solutions mais surtout des études scientifiques qui démontrent que le moral est une donnée essentielle. Avec le moral, les souris guérissent mieux. La bonne humeur permet un taux de survie supérieur à celui de ceux qui se laissent aller... et nous, ça fait maintenant près de trois semaines qu'on touche le fond, que je pleure sur mon sort, que je fais le ménage, les médocs, les repas, les câlins à ma fille, la tonte des cheveux et je fais quoi du moral ? Je lis rapidement quelques paragraphes. Je me remémore vite pourquoi l'idée de ce livre m'est apparue.

Je ferme les yeux. J'entends une voix... « *Oui il faut se battre mais avec le sourire. Oui il faut y croire mais avec la joie au cœur. N'oublie pas... Tu es revenue pour ça, ils ont besoin de toi.* »

Je ferme les yeux et je sommeille doucement.

—> Note à moi-même : Lire des livres. Lire des livres. Lire des livres. On trouve tout dans les livres.

Ils ont besoin de toi

Avril 2007, 7 ans avant tout ça !

Que s'est-il donc passé ? Où suis-je ? J'ai trop mal. Je n'arrive plus à bouger, ni à ouvrir les yeux. Mon corps, ma tête ne sont que douleurs intenses. Je voudrais crier et appeler à l'aide. Je n'y arrive pas. Je n'arrive pas à ouvrir la bouche. Je n'arrive pas à pleurer. Je n'arrive même pas à gémir. Je n'ai plus comme seule conscience que ce corps qui est tellement douloureux. Je ne me souviens de rien. Juste de cette lumière d'une brillance extraordinaire. Cette sensation de douceur et de plénitude intenses. J'aimerais trop y retourner pour enfin me sentir bien. J'en ai marre de souffrir toujours pour quelque chose de différent. Je veux mourir maintenant.

« Victoire et Vincent ont besoin de toi. Tu ne peux pas partir maintenant. Tu as encore de belles choses à accomplir avant de rejoindre cette paix »

Bon sang !

Je ne sais pas repartir là-bas et l'inquiétude commence à monter dans mon cœur. Où sont mes enfants ? Il leur est arrivé quelque chose ? Je ne peux pas les laisser. Je dois trouver la force de me relever et de trouver de l'aide. Je dois trouver la force de les rejoindre. Je dois trouver la force car je les aime. Ils me manquent. Ils me manquent tant. Non. Je ne peux pas vivre sans eux. Ce n'est pas possible.

Je me concentre de toutes les forces que j'arrive encore à trouver au fond de moi... Allez... Allez… Malgré mes efforts surhumains, je n'arrive toujours pas à ouvrir les yeux. Je veux crier au secours. Je veux hurler à l'aide. Je n'y arrive pas. Je n'y arrive pas. Je sens des larmes couler sur mes joues mais je ne peux toujours pas bouger. Je réessaie encore une fois en pensant très fort à mes enfants que j'aime tant. De drôles de sons sortent de ma bouche. J'essaie encore une fois et je m'effondre à nouveau. J'ai fait tout ce que j'ai pu pour revenir près de vous. J'espère que vous vous en sortirez. Je vous aime. J'essaie de leur envoyer quelques ondes d'amour intense. Je ne suis qu'amour tendre pour eux. Je vais m'effondrer. C'est tout noir... tout noir... un grand vide. Un tourbillon. Un enlisement.

« Madame ?

— …

— Madame ? Madame ?! Accrochez-vous à mon cou. »

De la chaleur humaine... quelqu'un près de moi. Je réussis enfin à entrouvrir les yeux. Je vois un homme. Il est plutôt fluet, brun, de petites lunettes cerclées de gris entourent ses yeux. C'est mon sauveur.

« Madame ? Allez, un effort, mettez vos bras autour de mon cou. Allez, courage. »

Je veux lui dire que je n'y arriverai pas... que c'est trop d'efforts pour moi... mais ce ne sont que des sons inaudibles qui sortent de ma bouche. Il prend mes bras et les met autour de son cou. Il essaie de me soulever… et je retombe comme une masse dans mon tourbillon noir. Je n'arriverai pas à aider mes enfants sur cette terre. Je pleure. Je pleure encore et encore. Je suis en train de mourir. C'est fini.

En réalité ? Je délire ? Qui sait ? Je viens de faire un coma de plus de deux heures après une chute en vélo. Mon casque, bien attaché m'a sauvé la vie. Mes enfants sont chez leur père dans le Nord.

J'irai à l'hôpital avec une amie. Scanners, échographie, examens médicaux. Entorse cervicale et multiples contusions. Six mois pour m'en remettre.

—> Note à moi-même : Mettre ton casque en vélo. Ne pas hésiter à appeler les pompiers. Mieux vaut les appeler pour rien que de rater quelque chose.

On va se battre

« Victoire ? Victoire chérie ? »

Je viens de rentrer dans la chambre de ma chérie d'amour. Elle est triathlète. C'est une winneuse ou non ? J'ai terminé mon ménage. Les médicaments. Le linge. L'infirmier est passé. Je parle tout doucement à ma tendre aimée. Elle, elle est anéantie, en train de pleurer en silence au fond de son lit. Elle ne prend pas la peine de se tourner vers moi. Je vois combien elle va mal. Elle n'a pas voulu manger. Elle s'est juste levée pour la prise de sang et elle s'est recouchée directement. Accrochée à son téléphone, elle communique avec ses amis. Elle beugle un son de réprobation qui veut dire « laisse-moi tranquille ». Mais je recommence.

« Victoire ? Ma chérie ? »

Elle se retourne pour bien montrer que je la dérange et qu'elle ne veut pas de moi, que je dois lui laisser son espace. Je persiste.

« Victoire. Écoute, il faut que tu t'entraînes. Quand ces traitements seront terminés, tu pourras alors reprendre le triathlon au haut niveau comme tu le souhaitais. Tu en seras même plus forte. Tu verras.
— Laisse-moi ! Je veux mourir ! »

Elle hausse le ton pour me dire de partir. Moi je reste là. Je suis déjà en tenue de sport. Je déteste courir. Mais j'ai mis ma tenue de course à pied. Legging noir, vieilles baskets défoncées, première peau technique pour avoir chaud et ma veste qui attend dans le couloir.

« Écoute-moi bien. Je vais aller courir avec toi et tu sais à quel point je suis nulle en course à pied. Donc c'est toi qui vas me guider. Tu es une championne. Je viens avec toi. On y va. On ne va pas rester là à se lamenter. On va se battre. Tu entends ? On va se battre. Tu vas tenir ! Cinquante pour cent du traitement, c'est le moral. Ça, c'est entre nos mains. Ça, on peut le faire. Ça, c'est nous qui le décidons ! Tu entends ? »

J'élève aussi un peu le ton devant son comportement qui semble rejeter chacune de mes paroles. D'un geste brusque, je défais sa couette et je la retire de son lit.

« Tu as cinq minutes pour te mettre en tenue. Pas une de plus. Je t'attends dans le couloir. »

Je pars et je la laisse. C'est quitte ou double.

Je ne sais pas ce qu'il s'est passé dans sa tête à ce moment-là. Je ne sais pas ce qu'elle a pensé. Peut-être ne le saurai-je jamais d'ailleurs. Je vais dans ma véranda et je me pose sur le banc. Il fait beau. Le ciel est bleu. Les oiseaux chantent. Le soleil brille. Tout est parfait pour passer une journée fantastique et extraordinaire dans ce lieu paradisiaque planté au milieu d'un champ de châtaigniers à l'orée de la forêt, interdite à cause des moisissures. On ira faire le tour du village. Plusieurs fois si cela est possible. J'ai enfilé mes baskets, ma veste et j'attends la boule au ventre.

De petits bruits filtrent du fond du couloir.
Elle apparaît dans l'entrebâillement de la porte.
Magnifique.
Resplendissante avec son bonnet de course à pied rose fuchsia, ses baskets de triathlon aux couleurs vives et fluorescentes, son legging noir et sa veste fluo.
Elle est là.
Blanche comme un cachet d'aspirine.
Mais elle est là.

« Bon, on attend quoi pour y aller ? »

L'ado de base dans toute sa splendeur. Râleur !

« On y va ! »

J'ai de la joie dans le cœur. Je suis tellement heureuse qu'elle ait réussi à faire cet effort et à m'accompagner. Elle est là. On va y arriver. À partir de maintenant, on ne se laissera plus abattre et même si on tombe, on se relèvera. Et même si on rampe, on avancera. On ne restera pas « la vie des rats[6] » à se lamenter sur notre sort.

On descend les marches. Elle est déjà partie devant. Je m'arrange pour être toujours derrière elle ou à côté pour qu'elle ne s'aperçoive pas à quel point son corps est fatigué. Comment se sent-elle ? A-t-elle conscience de son extrême faiblesse ? Sûrement à sa manière. Je ne lui ai jamais demandé. Peur de la contrarier et de mettre l'accent sur ce handicap qui la rend tellement fragile.

Alors, on a trottiné.
Doucement.
Tranquillement.
Lentement.
Puis j'ai prétexté que j'étais trop fatiguée.
On a marché.
On a couru environ 500 m.
On a marché 500 m.
On est revenues en marchant.
Tranquillement.

C'est notre première sortie dans la nature, hors des hôpitaux depuis près de trois semaines. Première sortie pour cette athlète de haut niveau qui s'entraînait plus de quinze heures par semaine. Mon cœur est plein de reconnaissance. Ma fille est là, près de moi. Je peux la voir, la sentir, la consoler, la

---

6 *Expression provençale qui veut dire durer une éternité.*

gronder, la soutenir, lui parler. Elle est là près de moi. On fait quelque chose ensemble. Je me sens maintenant privilégiée de pouvoir partager cela avec elle. Combien de parents n'ont pas cette chance ? Combien de paranges[7] pleurent un enfant parti trop tôt ? Parti avant eux. Parti avant l'heure ? Moi, j'ai la chance de pouvoir la serrer dans mes bras. Même si je la vois affaiblie et fragile. Je la vois. C'est ça le plus important. À partir de ce moment, me dire que je vais jouir au maximum de chaque seconde, de chaque minute que l'univers m'offrira pour profiter de sa présence à mes côtés.

En rentrant, nous n'avons rien dit. On s'est souri. On recommencera. Presque tous les jours, même si ce n'est pas longtemps. Juste pour se sentir encore en vie. Parfois, j'emmènerai les vélos dans le coffre et on fera juste une dizaine de kilomètres. Mais on les fera.

—> Note à moi-même : Les plus longs chemins ont commencé par un premier pas... aussi petit soit-il !

---

[7] Contraction de parent et ange qui définit les parents endeuillés.

Le collège

Pour se sentir vivant, il faut avoir l'impression d'avoir un avenir. L'avenir pour une ado ça passe, entre autres choses, par l'école. En tout cas c'est ma conviction profonde. Je n'ai toujours pas eu de nouvelles du collège et à l'hôpital ils veulent laisser du temps aux malades. Dans cinq mois, c'est le brevet des collèges. Vic veut tout, sauf refaire une troisième. La faire redoubler serait la punir une fois de plus. Elle est très bonne élève et aime étudier.

Je prends mon courage à deux mains. Je vais appeler le principal. On a eu en tout et pour tout deux leçons. Ce n'est pas à moi de lui faire classe. Je ne veux pas de cette place-là. J'ai déjà eu l'accord par l'inspection académique de l'éducation nationale de l'octroi de trois heures de SAPAD par semaine. Trois heures ! Pour remplacer vingt heures de cours. Cela me semble juste insuffisant.

Aucun prof ne veut venir lui faire classe à la maison. Je suis choquée. Certains n'ont pas le temps. D'autres ont peur.

Je compose le numéro de téléphone la peur au ventre. Je me suis isolée sur ma terrasse. Là, au milieu de la nature, rien de mal ne peut arriver. La sonnerie retentit et la concierge me répond.

« Bonjour, je voudrais parler au principal s'il vous plaît.
— C'est de la part de qui ?
— La maman de Victoire.
— Ne quittez pas, je vous prie. »

Dans ma tête, les pensées s'enchaînent à toute vitesse. Que vais-je lui dire ? Est-ce que je lui parle de l'anniversaire ? Non. Ça ne changera rien. Les bips de l'attente sonnent des heures.

« Bonjour Madame. »

Une voix féminine. Ça doit être la secrétaire. J'ai pourtant dit que je voulais parler au principal.

« Bonjour Madame, je voudrais parler au principal s'il vous plaît.
— Il est occupé. Que puis-je faire pour vous ?
— Je vais attendre. C'est important. Je veux m'adresser au principal s'il vous plaît.
— Ne quittez pas je vous prie. »

Une musique d'attente. Insupportable. Je tremble. J'ai peur. C'est comme pour les femmes battues. Ce sont les victimes qui ont peur !

« Bonjour Madame. »

Cette fois, une voix d'homme. Ferme. Autoritaire. Je respire un grand coup et je me lance.

« Bonjour monsieur le principal. Je vous remercie de m'accorder de votre temps.

— Que puis-je faire pour vous ?

— Je voudrais que nous parlions de la scolarité de Victoire, s'il vous plaît.

— Oui. Elle est malade. Peut-être faut-il lui laisser du temps ?

— Le brevet des collèges est dans cinq mois. Elle veut le réussir. Elle est bonne élève et il n'y a pas de raison qu'elle n'y arrive pas. Nous n'avons reçu que deux leçons pour l'instant. Elle va prendre beaucoup de retard. Comment pourrions-nous fonctionner de manière à ce qu'elle puisse réussir cet examen ?

— Madame, je vais réunir l'équipe pédagogique dès que possible.

— Monsieur, je veux que cela soit fait rapidement. Ma fille est maintenant en situation de handicap, elle a un dossier à la MDPH. Je souhaite qu'une équipe de suivi de la scolarisation soit mise en place dans les plus brefs délais. Je veux également que tous ses professeurs soient réunis afin que je puisse leur expliquer la situation et que l'on mette en œuvre tous les moyens nécessaires pour l'aider et s'adapter, du mieux possible, aux circonstances.

— Je m'en occupe et je vous tiens au courant. Nous avons le temps madame et les professeurs sont bien occupés en ce moment. Laissez votre fille tranquille, ce n'est pas le plus important.

— Non, monsieur le principal. Nous n'avons pas le temps. Cela fait déjà trois semaines et il n'y a rien de fait. Je n'attendrai pas une semaine de plus. Je vous demande, comme c'est mon droit, de réunir au plus vite tous les professeurs et d'organiser cette réunion, au plus tard, la semaine prochaine.

— Vous savez Madame, les vacances arrivent. Il n'est pas facile de réunir tous les professeurs. J'en parlerai au professeur principal.

— Non. C'est maintenant. Écoutez-moi monsieur le principal, je vous demande de réunir dans les plus brefs délais l'équipe enseignante sinon je me verrai dans l'obligation d'en référer au recteur de l'académie.

— Je verrai ce que je peux faire et je vous tiens au courant rapidement.

— Je vous remercie monsieur le principal. »

Tant de politesses. Et pourtant ! Ma langue me démange, mais je ne soulève pas la situation pénible de l'anniversaire de Vic. Lui, il ne se démonte pas ! Sans scrupule !

« Madame ?

— Oui ?

— Madame, je profite de cet appel pour vous signifier l'incident qui a eu lieu aux abords du collège la semaine dernière !

— Pardon ? »

Je vois de suite de quoi il va parler mais je feins de ne pas comprendre.

« Oui. Vous avez stationné aux abords de l'établissement la semaine dernière avec votre fille ! »

Ton de reproche insoutenable. Alors là, je ne peux plus me taire. C'est lui qui a commencé après tout. Je me mets en colère et j'en ai terminé de toute cette litanie de politesses.

« Monsieur le principal, depuis quand est-il interdit de stationner sur le trottoir du collège ?
— Madame, vous avez mis le désordre dans l'établissement !
— Comment ça ?
— Effectivement, les élèves étaient en émoi après votre passage et un professeur n'a pas pu faire cours !
— Pardon ? »

Je suis hors de moi ! Comment ce représentant de l'école, de la morale, du droit, de l'éducation peut-il se permettre de me parler de la sorte ? Comment est-ce possible de dire autant de sottises à la seconde et qui plus est d'être sûr de soi ! On dirait que je suis allée devant le collège avec de la drogue et que j'ai obligé les jeunes à prendre des substances illicites, un bazooka sur la tempe ! Un match de ping-pong commence alors vif et désobligeant.

« Monsieur, sauf votre respect, je me permets de vous dire que c'est juste inadmissible que vous ayez refusé à une adolescente de 15 ans d'écouter sur un trottoir ses amis lui chanter joyeux anniversaire et de lui offrir un petit présent.

— Madame, je suis responsable de cet établissement et je n'ai pas l'autorisation signée des familles. En cas d'accident, je suis responsable.

— Monsieur, vous auriez pu mettre un CPE à droite et un à gauche afin que ces jeunes puissent chanter en toute sécurité ! Pensez-vous vraiment que vous auriez eu un procès si les parents avaient su que leurs enfants avaient chanté une pauv' chanson à une enfant atteinte d'un cancer ? À une pauv' ado qui voulait voir ses amis pour la dernière fois avant de perdre ses cheveux ? Monsieur, moi aussi j'ai des responsabilités dans mon travail, mais même à travers un grillage, si j'avais été à votre place, je leur aurais donné l'autorisation.

— Madame, j'ai des responsabilités !

— Monsieur, moi j'ai un cœur avant tout ! Au revoir Monsieur. J'attends votre appel très rapidement pour les cours de Vic. »

J'ai raccroché sans attendre la suite. Je suis hors de moi. Je suis déjà tellement blessée. Comment est-ce possible de nous blesser encore plus ? Comment est-ce possible d'être autant dans l'incompréhension ? Comment une prof a-t-elle pu se plaindre de n'avoir pas fait cours ? Parce qu'il est vrai que ça va manquer à ces jeunes quand ils seront devenus adultes ! Peut-être même qu'ils vont rater leur bac à cause de ça ? Se cacher quand on est malade ? Comme du temps où on plaçait les IME dans les endroits les plus reculés du territoire ? Où est la loi de 2002 et l'intégration des enfants en situation de handicap ? Parce que oui, ma fille, en quelques jours, est devenue une « handicapée ».

J'ai le cœur qui bat la chamade. Je tremble comme une feuille. Se battre pour faire respecter la normalité de l'amour et de la bienveillance. En plus du combat contre les blastes, il faudra aussi se battre pour ça. Je n'en peux plus. Rien n'est simple. Je suis figée de désespoir. Et je m'effondre. Encore une fois.

Tomber sept et se relever huit[8].

—> *Note à moi-même : Rester polie et tenter de garder son calme en toutes circonstances même si après on s'effondre. Dire « zut » avec le sourire, c'est plus classe !*

---

8 *« Tomber sept fois se relever huit », titre du livre de Philippe Labro. « Sept fois à terre, huit fois debout », proverbe japonais.*

Équipe de suivi de la scolarisation

Quelques heures plus tard, le téléphone sonne. C'est la secrétaire du principal. J'ai mon rendez-vous la semaine prochaine. Lundi midi. Super ! Il a été efficace.

Aujourd'hui c'est le jour J.

Je suis debout devant une porte close. La secrétaire m'a demandé d'attendre. L'équipe éducative est déjà réunie au complet, pour débrieffer sur cette « vieille folle » qui veut absolument que sa fille étudie, au lieu de prendre le temps de la soigner. Comme si les deux n'étaient pas compatibles ! J'entends des voix mais je ne comprends pas. Au bout de quelques minutes, la porte s'ouvre enfin.

Le principal est là. Il me serre la main. Tous les professeurs sans exception sont là. Assis autour d'une grande table de réunion. Studieux. Certains esquissent un sourire. D'autres regardent leur stylo ou par la fenêtre. Il y a la référente MDPH et la principale adjointe. Je tremble à l'intérieur de tout mon être. Je me sens profondément seule. Je suis seule, face à cette assemblée. Seule. Allez. Allez. Haut les cœurs ! Tu es là pour elle. Elle est à la maison et continue son combat contre le crabe. Toi, tu es là pour lui montrer qu'elle a un avenir. Je m'assieds à la place restée vide. Je respire. J'essaie de respirer. Je regarde par la fenêtre. Le ciel est bleu. La montagne est belle. La lumière extérieure est éblouissante de beauté, d'espoir et d'énergie. Je me concentre au maximum sur cette énergie positive. Sur cette énergie puissante de la nature. J'essaie de m'en imprégner et de m'en nourrir pour me donner du courage.

« Bonjour Madame, vous avez souhaité que nous nous retrouvions pour parler de la scolarité de votre fille. Nous sommes là. Je vous laisse la parole. »

Merci pour l'accueil ! Et des nouvelles de Vic ? Je me sens toute petite. Je me lance.

« Bonjour messieurs dames. Tout d'abord, je tiens à vous remercier d'avoir accepté de me rencontrer malgré vos emplois du temps serrés à quelques jours des vacances. Je me suis permis cette demande afin que nous puissions ensemble construire la scolarité de Victoire qui va s'éloigner de la scolarité ordinaire. Tout d'abord, je voulais vous expliquer la maladie de Vic, les conséquences et ce qu'il pourrait être possible d'organiser compte tenu des moyens actuels et des problématiques liées à ses difficultés. »
Le silence est total. J'ai une quinzaine de paires d'yeux tournés vers moi. Certains prennent des notes. D'autres pas.

Certains ont les larmes aux yeux d'autres ne semblent pas à leur place et ne font qu'acte de présence.

« Victoire a une leucémie. C'est un cancer du sang. Cela implique qu'elle va avoir des soins pendant deux ans. Cela ne veut pas dire que son cerveau ne fonctionne pas, même s'il y aura des ralentissements psycho-cognitifs. Nous devons ensemble lui donner les moyens de croire en son avenir. Cela passe, il me semble, par l'école. Je vous remercie sincèrement d'être là aujourd'hui pour en parler. Les traitements, les chimiothérapies en particulier vont affaiblir son immunité au maximum. Cela va la rendre extrêmement vulnérable à toute infection. C'est pour cette raison qu'elle ne peut actuellement fréquenter l'école de manière ordinaire. Cependant, elle peut étudier. Elle est très fatigable mais elle veut étudier (j'appuie mes mots). J'aimerais qu'on définisse aujourd'hui les meilleurs moyens pour y arriver. Pour l'instant nous n'avons eu que deux leçons et les apprentissages ne peuvent de ce fait être structurés. »

« Il faut qu'elle se trouve une copine qui lui donne les devoirs ! »

Une voix féminine s'est levée. Un poil agacée. J'imagine qu'elle ne veut pas de ce boulot supplémentaire.

« Non madame. Ce n'est pas le rôle des amis de faire les leçons et de donner des cours. Elle n'a pas la grippe. Il faut qu'on structure sa scolarité. Ça va durer des mois. À l'hôpital, elle aura des cours. maths, français et anglais. Une à trois fois par semaine. Il faut que vous vous mettiez en contact avec les professeurs de l'hôpital. J'ai donné le mail au principal.

— Pourquoi ne l'inscrivez-vous pas au CNED ? »

J'ai l'impression d'avoir mal entendu ! Le CNED ? Le centre national d'enseignement à distance. Comment imaginer qu'une enfant puisse continuer d'avoir une vie sociale en passant par le CNED ? C'est juste hallucinant. Une jeune fille de 15 ans, qui était aimée, la renommée de l'établissement scolaire car elle gagnait toutes les courses à pied ! Comment imaginer un seul instant que sa vie pourrait être améliorée avec le CNED. Je leur parle de continuité. Ils me parlent de césure. Je reprends mon souffle. Je suis au bord des larmes. Je sens que la tâche va être lourde pour faire passer le message. Je ressens un immobilisme et une crainte du plus haut niveau. J'ai peur. Je tremble de tout mon coeur. Je suis si seule en cet instant.

« Non ! Je ne vais pas l'inscrire au CNED. Victoire est inscrite dans CET établissement scolaire. Elle est en situation de handicap et en vertu de la loi de 2002, il est du devoir de l'éducation nationale de l'intégrer dans les apprentissages de l'école ordinaire. Je souhaiterais que les professeurs puissent lui faire parvenir les cours et les évaluations qu'elle fera à domicile, qu'elle passe le brevet blanc à la maison et que l'on envisage de faire la classe en visio-conférence. À notre époque, c'est facile. Il suffit d'un ordinateur, d'une webcam et d'une connexion internet. »

Tout est sorti d'un seul souffle de ma bouche. Comme si un ange parlait à ma place. Plusieurs anges d'ailleurs qui doivent me prendre dans leurs bras et me soutenir pour que je ne m'effondre pas de tout mon long. Je n'en peux plus. J'étouffe. Je me sens comprimée. Oppressée. Humiliée. À l'intérieur de mon âme, l'immeuble continue de se détruire et de s'écrouler. Pourtant, je reste là. Droite. Immobile. Je refoule mes larmes. Je continue sur ma lancée.

« Victoire est vivante. Il est de notre devoir de lui montrer qu'elle fait toujours partie de ce monde et qu'elle a un avenir. Nous devons la soutenir ensemble. Il faudrait aussi que des professeurs puissent passer à la maison et donner une heure de leur temps toutes les semaines ou tous les quinze jours. C'est rémunéré. »

Je n'ai plus de souffle et plus d'énergie. La référente MDPH prend le relais. Elle respire pour moi. Elle a tout compris. Elle est habituée. Je ne comprends pas pourquoi c'est à moi d'expliquer tout ça. Pourquoi ce n'est pas eux qui me bercent de douces illusions et qui me prennent par la main pour m'aider à accompagner cette pauvre enfant qui a autre chose à faire que de se battre pour récupérer des cours et pour avoir le droit d'étudier. Pourquoi, parce qu'on est gravement malade et qu'on a des besoins particuliers, on aurait droit à moins ? Je reste droite. Je reste là.

« Merci madame. Nous allons faire un tour de table pour voir ce qu'en pensent les professeurs et comment cela est possible. Monsieur le principal, l'établissement scolaire dispose-t-il des moyens pour faire des visio-conférences ?

— … »

Je ne lui laisse pas le temps de répondre. Ma voix fuse instantanément.

« Évidemment, il y a eu des visio-conférences de classes faites avec l'étranger, pourquoi ne pourrait-on l'envisager pour les enfants qui n'ont pas d'immunité afin qu'il fassent toujours partie du groupe classe et qu'ils étudient avec leurs pairs ? »

Un grand silence de mort, des regards fuyants, quelques sourires mais trop peu pour moi qui suis complètement désespérée.

Le tour de table commence. Chacun évoque ses raisons pour ne pas mettre en place cette classe interactive. On est au XIXe siècle ! Ah non ! On est au XXe siècle ! J'écoute. Je ne dis mot. Ça me semble interminable. Ils pensent avoir tous la science infuse sur la conduite à tenir. Je me dis qu'ils ne savent rien. Chacun donne sa petite version sur le sujet. Il faudra désigner deux copines qui auront l'autorisation de photocopier leurs cours et qui les transmettront à Vic. Hors de question de mettre en place la visio. Ça dérangerait trop la classe qui est déjà très bavarde et on ne va pas leur rajouter une distraction supplémentaire. Ces remarques me font mal. Je ne dis rien. Je souris même. Et je remercie. Pour les cours, c'est la professeur d'EPS qui se chargera de faire le suivi. Une belle mentalité de sportive, adorable. C'est ça le sport, s'aider, se soutenir, s'accompagner même quand c'est dur, même quand ça demande beaucoup d'efforts.

Et puis, il y aura lui, la parole du professeur d'anglais. Sa voix très classe, pleine du flegme britannique s'élance quand je demande qui veut venir à la maison pour faire cours à Vic. Quand personne n'est d'accord et que toute l'assemblée regarde dehors comme les mauvais élèves. Peur de contaminer ! Et si c'était la peste, le choléra, la tuberculose ? Aurais-je même à ce moment-à le droit d'être dans cette salle ? Le prof d'anglais s'impose avec toute sa bienveillance :

« J'aurais une suggestion. Je ne souhaite pas que ce soit fait en classe car je ne me sens pas à l'aise et je ne vois pas comment je pourrais faire mais je propose de donner des cours d'anglais à Victoire, tous les mercredis à l'heure qui lui conviendra en visio.

— Merci beaucoup monsieur, je vous paierai bien sûr.

— Non, je ne veux pas être payé. Je le fais pour Victoire et je refuse tout moyen de paiement, même de l'éducation nationale. »

J'ai les larmes aux yeux. En quelques secondes, il a apporté un peu de lumière, un peu d'espoir. Un arc-en-ciel de couleurs chatoyantes s'épanouit devant moi. La prof d'histoire accepte finalement de venir à la maison. Mais pas la prof de maths ni la prof de français.

Comment va-t-elle faire pour réussir son brevet ? Je suis désespérée. Que faire ? Écrire au rectorat ? Leur soumettre le problème de suivi qui ne me semble pas suffisant ? Je devrais sûrement le faire. Je n'en ai pas le courage. Je suis exténuée. Ça m'a vidée. Comment vais-je trouver ces deux professeurs essentiels à la réussite de cet examen ? Le principal me dit qu'il demandera aux autres collègues mais je ne crois pas une seconde au résultat… et j'aurai raison. Comment faire ?

Scolarité check !

Je rentre dans ma voiture où là enfin je peux m'effondrer et pleurer toutes les larmes de mon corps ! Je ne sais pas comment faire pour trouver deux professeurs en français et en mathématiques pour enseigner à la maison. Comment quand on est gravement malade peut-on avoir l'énergie de se mettre à étudier seul une pile de feuillets sans humanité ? Il est hors de question que je l'inscrive au CNED.

Je rentre à la maison. Vic est là. Impatiente de savoir ce qu'ont dit les professeurs. Je lui raconte presque tout. Elle pleure. Elle est dégoûtée que la classe en visio ne soit pas permise. Elle ouvre de grands yeux pour le prof d'anglais. Et puis crie :

« Comment je vais faire maman pour avoir mon brevet si je n'ai pas de cours ? Ça ne suffit pas que les copines amènent les photocopies ? Maman ? Comment je vais faire ?

— Ne t'inquiète pas. On va trouver une solution. Promis. On se met à table ?

— J'ai pas faim.

— Un petit peu ?
— Non, je vais me coucher.
— On fait un tit run avant ? »

Un son inaudible sort de sa bouche. Je me mets en tenue. On fait nos quelques mètres en marche/course. C'est déjà ça de pris. Pendant cette sortie, les idées s'enchaînent dans ma tête. Elles défilent. Sur la route, j'ai appelé des amies pour savoir si dans leurs connaissances elles avaient des amies prof de français ou de maths. Personne n'a d'idées. Je fais travailler ma mémoire un max. Je pense à une amie de Vic dont la maman est prof de maths : piste 1. Piste 2, un papa de maternelle, prof de français. Ils sont tous les deux adorables. Je m'en occupe en rentrant. Le footing se passe bien. Vic sourit… un peu. Je débriefe avec elle sur la réunion qu'elle ne manque pas d'étoffer de ses anecdotes d'élèves. On a ri. On est rentrées. Je me suis remise au ménage. Au repas. On a mangé. Un peu. Elle est allée faire une sieste.

Comment contacter ces professeurs ? Pour la prof de maths, facile, j'ai son numéro car la petite est venue à l'anniversaire de Vic quand elle était en primaire, et en plus, elle enseigne dans son établissement. Pour le prof de français, je ne sais pas trop. Je n'ose pas. Je me rappelle qu'il exerce dans l'établissement d'un copain prof d'histoire que j'ai en ami sur Facebook. Je lui envoie un message et je lui explique la situation. Il me répond de suite avec les coordonnées téléphoniques. Je prends mon courage à deux mains. Après la réunion de ce matin, j'ai complètement perdu confiance en moi. J'ai juste la trouille de prendre encore un refus qui me ferait l'effet d'une grosse claque supplémentaire que je n'ai pas la force de supporter.

Je commence par la prof de maths que je connais un peu. Le téléphone sonne. Les secondes me semblent des heures. J'attends. Ça décroche. Je retiens ma respiration. Je ferme les yeux.

« Allo ?

— Bonjour madame. Excusez-moi de vous déranger. Je suis la maman de Victoire qui a un cancer.

— Oui, je suis au courant. Comment va-t-elle ?

— C'est difficile mais on essaie d'avancer. À ce sujet, je me permets de vous appeler car je recherche un prof de maths pour Vic. C'est payé par l'éducation nationale en heures supplémentaires. Vic veut vraiment passer son brevet et le réussir. Elle est très bonne élève. Cependant, elle ne peut aller à l'école car elle est en aplasie et ne peut être au contact des autres par peur des microbes.

— Mais ça ne risque rien pour elle ?

— Non absolument pas. Il faudrait juste que vous vous fassiez vacciner contre la grippe et si vous avez été en contact avec des malades, il faudra porter un masque. Il faut aussi retirer les chaussures avant de rentrer dans la maison et se désinfecter les mains, les livres, les cahiers et les stylos à la solution hydro-alcoolique. C'est tout. Après, il faut aussi aller au rythme de Vic. Parfois elle est très fatiguée. Si vous pouviez venir une fois par semaine ou tous les quinze jours ? C'est comme vous voulez.

— C'est d'accord. Je viendrai. Par contre, je ne peux pas commencer cette semaine, il faut que je m'organise mais je viendrai la semaine prochaine. Je suis disponible le mardi après-midi et le jeudi matin. Parfois le mercredi après 14h.

— Le mercredi, elle a anglais de 14h à 15h. Les lundis, mercredis et vendredis, on est en chimio à l'hôpital.

— Je viendrai alors le mardi après-midi, 13h30 ? Ça vous convient ?

— C'est parfait. Je vous remercie du fond du cœur. Merci. Merci de tout cœur.

— C'est normal. Vic est super. C'est juste normal de l'aider. C'est mon travail. Par contre comment faire pour les modalités ?

— Le chef d'établissement est au courant, il vous fera remplir les documents nécessaires. Un énorme merci à vous. À la semaine prochaine. »

Je ne sais plus quels mots utiliser pour lui exprimer ma profonde gratitude. Ces cours seront une bulle d'oxygène, une bulle d'espoir, une bulle de vie mais surtout la preuve que Vic à un avenir à préparer. Car elle a un avenir ! Je m'accroche de toutes mes forces à cela.

Maintenant, il faut que j'appelle l'autre professeur. Je le connais peu et surtout il ne fait même pas partie de l'établissement de Vic. Je compose un nouveau numéro de téléphone. Ça sonne quelqu'un décroche.

« Oui ?

— Bonjour monsieur. Un ami m'a fait parvenir vos coordonnées afin que je puisse vous contacter. On ne se connaît pas beaucoup mais j'aurais besoin de vous demander un service. »

Je lui explique la situation.

« Pardon ? Vous êtes en train de me dire que son professeur et qu'aucun professeur du collège ne veut faire le SAPAD pour Victoire ? Ce n'est pas possible ! »

Je ne sais que répondre. Je sens une telle colère dans sa voix. Il exprime juste ce que je ne suis pas capable de dire. C'est quoi donner une heure de son temps pour aider une enfant gravement malade à se sentir vivante ?

« Mais c'est inadmissible. Oui. Bien sûr que je vais venir. Par contre, je suis en garde alternée. Donc si ça vous convient, je viendrai, deux heures, une semaine sur deux. Mais je continuerai de la suivre par mail. Et oui elle aura son brevet. C'est promis.

— Merci. Merci de tout cœur. Vous nous sauvez. »

Je cours dans la chambre de Victoire pour lui annoncer les bonnes nouvelles. Je suis heureuse. Vic va avoir cours pour de vrai et ça commence la semaine prochaine. Anglais, maths, français, et histoire à la maison. Plus les professeurs de l'hôpital pendant les soins, en français, en anglais et en maths. Je suis tellement soulagée que cette situation soit enfin réglée.

Je ne comprends pas que ce soit à moi de me battre pour cela. Pourquoi ce n'est pas le collège qui mène ce combat ? J'ai rencontré à l'hôpital des jeunes qui ont eu l'interdiction par leur chef d'établissement de s'inscrire au bac, au BEP parce qu'ils avaient un cancer. Ils reviendraient l'année prochaine quand ils seraient guéris ! Ils ont bien le temps ! » D'autres à qui on a planté cinquante centimètres de cours sur la table de nuit car les professeurs ne voulaient pas prendre en charge la continuité pédagogique estimant que ce n'était pas de leur ressort.

—> Note à moi-même : User et abuser de ses connaissances. Et s'ils disaient oui ?

Ta fille, elle est malade !

Samedi matin, jour de marché. Pour une fois, je me sens le courage d'y aller. Il fait beau. Dégueulassement beau par rapport à la vie qu'on mène. Je me suis dit : « être forte, digne, droite, montrer l'exemple à Vic pour qu'elle se batte de tout son être. »
Je mets une belle robe colorée, une veste chic. Je me maquille avec soin. D'abord le teint, puis les yeux et pour finir un rouge à lèvres éclatant. Je me cache derrière mon déguisement de femme soignée pour pouvoir tenir. Une fois le costume endossé, je me sens plus forte. Prête. Je passe par la chambre de Vic pour lui demander ce qui lui ferait plaisir pour ses repas et si elle a besoin de quelque chose.

Je m'installe au volant de ma voiture. J'arrive en quelques minutes sur la place du marché. Je me gare. Pour une fois depuis des semaines, je ressens un peu de plénitude. Je sais pourquoi j'avance. Pourquoi je suis là. Un ange me l'a dit un jour. « *Tu es là pour t'occuper de Vic et de Vincent. Ils ont besoin de toi* ». C'est ma mission. Je vais prendre soin d'eux du mieux possible.

La première médecine n'est-ce pas l'alimentation ? Fonçons. Je suis curieuse de tout ce qui concerne la nutrithérapie et la micronutrition. Sportive de haut niveau dans mon jeune temps, coach sportive à mes heures perdues, j'ai les compétences pour dénicher les meilleurs produits que je pourrais faire avaler à Vic afin de la retaper. Je respire l'air à pleins poumons. Les gens sont joyeux autour de moi. Les étals sont pleins de couleurs et m'envoient une énergie dont je m'empare pour pouvoir me ressourcer. Je choisis les plus beaux légumes, les meilleurs fruits et je vais chercher de bons morceaux de viande chez mon adorable boucher qui choisit des morceaux. Tendres à souhait même en étant archicuits. J'arrive devant la grande baie de sa vitrine. Pour la première fois, j'ai un peu d'énergie et je me sens de nouveau vivante.

« Eh ? Léa ? »

Je me retourne. C'est une de ses profs : « une copine ». Celle qui n'a pas le temps venir une heure par semaine. Elle a un mari prof à la retraite et deux enfants qui n'habitent plus à la maison. Elle est débordée et n'a pas une minute. Je l'avais rencontré par le biais d'amis communs. Dans notre petite bourgade, tout le monde se connaît et le marché est un grand moment de convivialité et de socialisation.

« Bonjour. Ça va ?
— Oui, et toi ? Et Vic ? »

Qu'est-ce que ça peut bien lui faire franchement ? Si cela lui importait vraiment, elle lui aurait donné cours. Je lui en veux tellement. Ma voix est sèche et dure. Mon sourire s'est évaporé. Mon visage s'est fermé. Je suis en colère.

« Ça suit son cours.
— Tu sais, je suis désolée pour les cours, mais vraiment je n'ai pas le temps. Je suis complètement la tête sous l'eau. »

Elle pose doucement son bras sur mon épaule avec un sourire qui semble bienveillant.

« Tu sais Léa, ta fille, elle est malade. Tu dois la laisser se reposer. Les études c'est pas grave. Elle redoublera. L'important c'est de se soigner. »

La tension monte à l'intérieur de mon corps. Je ne sais pas si je vais pouvoir me contenir si elle poursuit. Elle continue à m'expliquer sa science infuse. Tout à coup, j'explose. Je crie. Je hurle au milieu de la rue. Le marché est plein à craquer. Les gens nous regardent. Plus rien ne compte. On ne touche pas à ma fille. Je me battrai toujours becs et ongles pour la chair de ma chair. Tant que j'aurai de la force. C'est bien pour cela que je suis revenue non ?

« Stop ça suffit. Ma fille est malade. Elle n'est pas morte. Elle n'a pas un pied dans la tombe. Vous pensez que ça se passe comment les longues journées à attendre avec juste les réseaux sociaux, les écrans et les soins ? C'est ça l'avenir ? Ça, c'est mourir ! Elle n'est pas morte ! Elle va vivre. Elle va se battre et je l'accompagnerai pour lui montrer qu'elle est vivante et qu'elle a un avenir. C'est aussi notre devoir de l'aider à penser à autre chose. Pendant qu'elle révise son brevet elle ne pense pas à sa maladie et au moins elle se projette demain. Lui retirer cela, ce serait l'enterrer vivante. Ma fille va vivre et on va se battre et tes conseils à deux balles, tu peux te les garder.

— Oui. Bien sûr. Je comprends.

— Non, tu ne comprends rien. Comment peux-tu comprendre de là où tu es dans ta tour d'argent en gardant ton petit train train quotidien qui ne veut pas être dérangé ? Ma fille est vivante. Elle vivra. Elle aura son brevet, son bac. Tu ne pourras jamais comprendre notre situation tant que tu ne la vivras pas. Si tu la comprenais vraiment tu ne te permettrais pas de sortir autant de bêtises à la seconde. Au revoir. »

Je pars sans attendre de réponse et je les plante là. L'effet bien-être s'est envolé. Comme ça d'un coup. Je suis hors de moi. Tout le monde me regarde. On doit me prendre pour une folle. Je m'en fiche. Je les vois ces enfants tous les jours à l'hôpital. C'est d'un avenir dont ils ont besoin. C'est de joie, de normalité. D'être considérés comme les autres et pas comme des sujets à sortir coûte que coûte de la société. Le cancer, et le cancer des enfants c'est tabou ! Ça fait peur. Stop au silence. Ils ont le droit de vivre avec les autres leur vie d'ado. Que c'est dur. Tant pis pour la viande. Je reviendrai la semaine prochaine. Je rentre à la maison.

Sur le chemin, je ressasse et je n'arrive plus à profiter du merveilleux paysage qui s'offre à moi. Le printemps pointe pourtant le bout de son nez, les bourgeons des arbres laissent éclore de belles feuilles. Les petites fleurs de toutes les couleurs jonchent le sol. Les oiseaux chantent. Mon coeur de maman saigne.

Comment peut-elle se permettre de me faire remarquer que ma fille est malade ? Comme si je ne le savais pas ! Comme si j'étais dans le déni ! Parce que tu crois qu'on peut être dans le déni quand on voit son enfant branchée de partout ? Quand on voit son enfant souffrir ? Quand on la voit perdre ses cheveux ? Quand on voit son corps changer ? Quand on voit la tristesse et le désespoir l'envahir ?

Le déni n'existe pas ou il s'efface rapidement. Très vite, on comprend que notre enfant chéri risque de mourir avant nous dans de terribles souffrances d'une maladie indécente et inacceptable.

—> Note à moi-même : Ne pas se laisser impressionner par des personnes qui ont fait des études et défendre sa famille et ses convictions coûte que coûte !

Je n'y arriverai jamais !

Val est là. Elle me regarde de ses grands yeux. Je ressens à quel point elle est décontenancée par la situation. Mais elle est là, avec un grand sourire.

« Alors ? Comment ça va ? Tu t'en sors ? Et financièrement ça va aller ?

— Je ne sais pas Val. Je pleure. Je ne sais pas comment je vais m'en sortir. Je vais perdre vingt pour cent de mon salaire en étant en arrêt et je ne sais pas pour combien de temps. On a plein de frais, l'essence, la nourriture, tout ce qui est paramédical et tout ce qui n'est pas remboursé, les crèmes pour réhydrater sa peau, les brosses à dents spécifiques pour que ses gencives saignent moins, la perruque, la cafétéria, les petits plaisirs pour Vic, pour lui remonter le moral et j'en passe. J'ai encore mon prêt pour la maison aussi.

— Écoute, moi je ne sais pas parler comme toi. Tu le sais. Je te propose deux choses. Déjà, je vais venir deux fois par semaine pour prendre ton linge, le laver et le ranger. Ça, je sais faire. Et puis, avec Jenny, on pensait faire une asso pour vous aider. Tu en penses quoi ?

— Bah, je sais pas trop.

— Tu n'auras à t'occuper de rien. Y a une tite jeune du club de triathlon qui veut bien aussi en faire partie et qui pensait faire une page Facebook pour vous soutenir.

— Euh… je ne sais pas… faut demander à Vic ? »

Je suis profondément touchée par ces propositions qui sortent d'un cœur en or. On appelle Vic et on lui en parle. Elle n'est pas contre.

« Comme ça on pourra t'aider, au moins pour les achats alimentaires au supermarché et puis tu pourrais prendre quelqu'un pour t'aider au ménage. Tu es complètement épuisée. Tu ne tiendras pas dans ces conditions. S'il y a des choses coûteuses à acheter, on les achètera pour Vic. On fera des actions. On a déjà des idées. Le président du club va venir te voir pour t'en parler cet aprèm je crois. »

Je la prends dans mes bras. Je n'ai pas de mots pour exprimer ma gratitude. Et je pleure. Ma Val. Une amie adorable. Simple, volontaire, courageuse et généreuse. Pendant un an, elle viendra deux fois par semaine pour faire le linge de toute la famille, sans compter la vaisselle, le jardin, la peinture et tout ce qu'elle pourra faire sans jamais rien demander en retour. Ma Val.

—> Note à moi-même : Se confier à ses amis et leur laisser nous faire du bien.

Moi, j'ai pas le cancer !

Nous voici dans ma cuisine avec Val et le président. Il est doc. Il comprend à quel point notre situation peut être difficile à vivre. D'autant qu'il est lui-même atteint d'un cancer de la prostate mais personne ne le sait. Pour lui, c'est tellement injuste. Vic… ce n'est qu'une enfant ! Elle devrait avoir toute la vie devant elle.

« Comment vas-tu ? »

C'est tellement rare qu'on demande de mes nouvelles. Moi je ne suis pas malade. Pourquoi pour moi aussi c'est difficile ? C'est certain que je ne ressens pas ce qu'une adolescente de 15 ans peut ressentir dans son corps, dans sa tête et dans son coeur avec une putain de leucémie et je ne le ressentirai jamais. Mais moi je suis une maman. Une maman avec un cœur de maman.

NON, MOI JE N'AI PAS LE CANCER !

Je ne suis qu'une maman qui vit seule et qui accompagne sa fille tous les jours, toutes les nuits, toutes les secondes, dans son combat incessant contre le cancer et ses multiples déboires.

Je ne suis qu'une maman qui accompagne seule, à chaque rendez-vous, à chaque hospitalisation, la boule au ventre, la gorge serrée, la chair de sa chair.

Moi, j'ai pas le cancer... Mais quand on me demande je dis « on ». On est allées en chimio, on est allées à l'hôpital. Parce que je vis au plus profond de mon être toutes les souffrances endurées par mon enfant. Parce que je suis à chaque seconde déchirée au plus profond de mon être par ce qu'elle vit. Parce que je me sens si seule face à mon impuissance à faire sortir tous ces maux de son corps, de sa tête et de son coeur.

J'essaie d'être une béquille pour que ma fille adolescente puisse poser ses doutes, ses souffrances, sa colère aussi. Un peu... Souvent... Tout le temps. Afin qu'elle souffre un peu moins. J'essaie d'adoucir son quotidien, de lui offrir un cadre aussi... Mais tous ces traitements, pendant une durée aussi longue… Certes, je n'ai pas le cancer… Certes je ne reçois pas de chimiothérapies... de morphine... de transfusions… Mais mon cœur… mon corps et mon âme sont déchirés et saignent sans cesse. Je n'ai pas le cancer mais accompagner son enfant qui lutte contre cette maladie c'est épuisant.

Sans relâche, je suis maman, aide-soignante, infirmière de jour et de nuit, sans repos, secrétaire médicale, aide ménagère, auxiliaire scolaire, cuisinière, psychologue, diététicienne, taxi. Sans relâche j'essaie de faire pour le mieux... de tenir bon. Si j'apparais droite, digne et même parfois un poil souriante et drôle… c'est juste pour ne pas m'effondrer. Le coach sait cela. Il a lui-même vécu des trucs durs avec sa fille et du coup il peut comprendre, enfin je crois, car je n'en parlerai pas avec lui. C'est trop dur de parler de cela. C'est tabou aux yeux des gens qui ne le vivent pas. Comment imaginer qu'un accompagnant puisse souffrir, puisse s'effondrer quand il est seul ? Puisse avoir besoin d'un soutien quotidien, pas juste au début mais tout au long de la maladie et surtout après. Les blessures sont profondes et longues à cicatriser. Même des années plus tard quand tout semble aller bien.

« Léa ?
— Oui ? Désolée, je suis dans mes pensées, je suis très fatiguée. Merci coach de t'intéresser à moi aussi.
— C'est normal. »

Il y a beaucoup d'émotions dans la pièce à ce moment-là. Beaucoup d'amour et de bienveillance aussi.

« Voilà, on a réfléchi à comment t'aider car on sait à quel point les coûts annexes peuvent être élevés. »

Je ne dis mot. Je ne peux pas parler. Je n'y arrive pas. De l'aide. Enfin une porte de secours vers l'abîme qui s'étend devant moi et qui m'évitera sûrement de sombrer. Une passerelle vers un mieux-être.

« On va mettre en place une association, on s'est déjà organisés. Tu n'as rien à faire. Tu ne t'occuperas de rien. On te fera juste des bons d'achat au supermarché pour que tu puisses faire les courses pour vous. Ça sera déjà ça. Si on peut, on fera plus. On paiera la perruque et tout ce qui pourra vous soulager. »

Les larmes coulent doucement le long de mes joues. Quelle émotion !

« On pensait mettre en place des porte-clés, des bracelets, des tee-shirts. On les vendra avec une inscription qui fait penser à Vic. Comme ça on les portera au club et elle verra qu'on ne l'oublie pas, qu'on pense à elle et qu'on attend son retour avec impatience. Tu en penses quoi ? »

Je suis d'accord. Comment dire non à l'amour et à la tendresse ? Après discussion, on tombe d'accord sur le bracelet qui est facile à porter et peu onéreux. Reste à définir la couleur, l'inscription.

« Vic a peur qu'on ne l'aime plus après tout cela… Elle a peur qu'on l'oublie.

— …
— Elle aime le rose.
— On n'a qu'à écrire Victoire ?
— Pourquoi pas « On t'aime fort Victoire » ?

— Très bonne idée.
— Faut lui demander son avis d'abord.
— Oui bien sûr. »

J'appelle Victoire. Ce n'est pas moi qui explique. Nos relations sont parfois tendues. Elle est tellement en colère après cette maladie. Contre qui une ado peut-elle exprimer sa colère sans peur de perdre l'amour si ce n'est contre sa mère ? Amour maternel… amour inconditionnel…C'est tellement difficile. Alors, j'encaisse. Je l'aime. Difficile de discuter projets. Surtout de cette ampleur. Le coach s'y colle. Elle ne pourra pas lui refuser. Elle acquiesce. Même pour le bracelet. Que s'est-il passé dans sa tête d'ado à ce moment-là ? De l'espoir ? Ils décident de commander deux cents bracelets qui seront vendus deux euros. Pas trop cher pour que les jeunes au collège puissent en acheter avec leur argent de poche.

On se laisse porter par ces beaux projets. On n'est plus seules dans notre coin. De nombreux cadeaux arrivent : des crèmes pour le corps, des foulards, du maquillage et même de la part de l'équipe des prof d'EPS du collège, un chèque et une enceinte. Ah ces profs d'EPS qui connaissent l'entraide, le partage et le soutien !

—> Note à moi-même : Apprécier les bonnes volontés qui nous aident au quotidien.

On t'aime fort Victoire

Très rapidement, Alexia, la jeune de 20 ans de l'association me contacte. Elle adore Vic. C'est la fille de mon amie la secrétaire du kiné. Elle est adorable. Petite, souriante. La peau blanche et les joues roses. Je l'ai croisée au cabinet médical quand je suis allée donner des nouvelles et elle m'a prise dans ses bras en larmes. J'ai essayé de la rassurer. Elle est pleine de ce dynamisme et de cette insouciance mêlée de conscience qu'ont tous ces jeunes qui sont notre oxygène, notre bulle d'espoir. On se contacte via messenger. Je m'adapte aux nouveaux moyens de communication.

« Salut !

— Salut !

— Ça va ?

— Oui, merci et toi ?

— Bien.

— Du coup t'es d'accord pour la page Facebook ?

— Oui. Je te remercie du fond du cœur pour tout ce que tu fais pour Victoire et pour nous. Merci.

— C'est normal. Je sais pas quoi faire d'autre et je veux tellement vous aider. Je vous adore. Vous êtes exceptionnelles.
— C'est merveilleux. Merci à toi.
— Du coup je vais ouvrir la page aujourd'hui. Mais il me faudrait une photo.
— Ok je vois avec Vic et je te dis. Je vais la laisser choisir. Je te tiens au courant vite.
— D'ac. Merci
— À bientôt. »

Maintenant, je vais voir Vic dans sa chambre. Je lui demande de choisir. Elle se montre plutôt bien disposée. On choisit sa photo de profil Facebook avant et après la maladie. Avec ses joues gonflées à cause de la cortisone et son joli foulard fleuri qui lui tombe devant le torse, sur son épaule. Elle est super maquillée. Beaucoup d'eye-liner pour cacher la perte des sourcils et des cils mais surtout pour attirer l'attention ailleurs. Pour se donner moins l'impression d'être glabre. Pour rester féminine.

Alexia ouvre la page en soirée. La magie de Facebook et des réseaux sociaux fait qu'en une soirée plus de cinq cents personnes ont liké. Beaucoup de jeunes mais aussi des adultes. Des encouragements de soutien de toutes parts, des « On t'aime fort Vic », « Tu es une battante », « Tu es courageuse », « On est tous avec toi », « Tu es la meilleure »… de l'amour, des témoignages de sympathie de gens qu'on ne connaît même pas. Vic like… Remercie avec des cœurs à la manière des jeunes et s'occupe aussi beaucoup de sa page perso. On entretient cette page avec Alexia et on remercie tous ces gens, qui autour de nous sont comme des petits colibris. Sans eux, comment vivrions-nous cette longue route de soins et de meurtrissures ?

Rapidement les bracelets sont là. Alexia en fait une jolie publication avec photo à l'appui. Les compteurs s'affolent et on arrive en vingt-quatre heures à mille likes. On ne connaît pas ces mille personnes. Beaucoup de gens sont touchés car j'en parle et que nous ne nous terrons pas dans notre coin. On n'a rien à cacher. On est juste des victimes.

« L'association " Tous avec Vic » vient de mettre en vente ce bracelet à deux euros. Nous contacter si vous en voulez. Une grande chaîne d'amitié et de solidarité. Merci à tous. De tout cœur, merci pour tout ce que vous faites pour accompagner cette famille et aider Vic à se battre contre la leucémie. Partagez et passez commande. Merci. »

Pour soutenir Vic, chacun prend sa photo avec le bracelet autour du poignet. Des peaux de toutes les couleurs, des adolescents, des adultes, des jeunes, des plus vieux, des grands-parents, dans notre ville, au bout du monde, à la plage, au ski, dans les courses, les ultra trails, des sportifs de haut niveau nous contactent, veulent vendre des bracelets, veulent courir en défendant la cause. Des sportifs de l'équipe de France de triathlon demandent s'ils peuvent mettre le prénom de Victoire sur leur tri fonction[9], des

---

[9] *Tenue des triathlètes qui permet de nager, pédaler et courir sans se changer.*

associations nous appellent. C'est l'effervescence. Nous qui nous sentions si seules, nous avons l'impression que la terre entière nous veut aujourd'hui du bien, qu'elle veut nous aider et nous accompagner. L'espoir renaît encore plus fort. Toutes ces photos partagées, dans tous les coins du monde, avec de nombreux messages plus positifs et encourageants les uns que les autres sont autant de petits colibris qui nous raccrochent à la Vie. Vic se prête au jeu… moi aussi… On like, on remercie, on partage, on commente. On est vivantes et on fait partie du monde.

Chacun fait sa part de colibri pour nous emmener vers un monde meilleur. Sur tous ces poignets jeunes et vieux, un bracelet rose sur lequel est écrit « On t'aime fort Vic ».

—> Note à moi-même : Se nourrir de toutes les énergies positives qui peuvent nous aider à aller mieux.

Légende amérindienne

Un jour, dit la légende, il y eut un incendie de forêt énorme dans la savane. Tous les animaux terrifiés, atterrés, observaient impuissants le désastre et beaucoup prenaient la fuite. Seul le petit colibri s'activait à n'en plus finir. Il allait chercher quelques gouttes avec son bec pour les jeter sur le feu. Le lion, roi de la savane, l'observait de loin. Le comportement de ce petit oiseau lui était insupportable. Lui, si fort, ne pouvait rien y faire alors il lança de sa voix forte et bourrue : « Colibri ! Tu n'es pas fou ? Ce n'est pas avec ces gouttes d'eau que tu vas éteindre le feu ! » Et le colibri lui répond : « Je le sais Lion Roi de la forêt, mais je fais ma part. Si chacun fait sa part nous sauverons le monde. »

La grande chaîne des petits colibris est en route pour nous soutenir sans faille.

—> Note à moi-même : Toute aide est toujours la bienvenue. Parfois ça sera juste un message, juste être là, juste dire bonjour avec un sourire.

Faut pas écrire le mot cancer

« Salut coach

— Salut Léa. Comment vas-tu ?

— Ça va.

— Alexia me demande pour les affiches de la pub pour la vente des bracelets. Elle pensait mettre « Merci d'aider cette enfant âgée de seulement quinze ans et qui est atteinte d'une leucémie ». On pourrait mettre une photo. Tu en penses quoi ?

— Oui, si vous voulez. Par contre faut pas écrire leucémie. Faut marquer cancer. Tout le monde ne sait pas ce que c'est une leucémie.

— Noooon… Tu n'y penses pas ? Faut pas mettre le mot cancer. Ça fait peur. Faut mettre leucémie. Tout le monde sait ce que c'est une leucémie.

— Non. Tout le monde ne le sait pas. Pas plus tard qu'hier ma voisine m'a demandé ce que c'était une leucémie et ce qu'elle avait Victoire. Elle n'avait pas compris que c'était un cancer ! Il faut marquer le mot cancer. Elle a un cancer. Faut arrêter de se mentir et de se voiler la face. C'est un cancer coach. Un putain de cancer !

— Non c'est trop violent pour les gens.
— Comment ça violent pour les gens ? C'est violent pour Victoire, pour nous !
— Oui, tu as peut-être raison. Mais, je t'assure, je parle en tant que médecin. Il vaut mieux écrire leucémie. »

Finalement, je n'y connais pas grand-chose moi. Moi je n'ai pas le cancer. Moi je ne connais pas cette maladie. Alors j'acquiesce. On écrira leucémie. On n'écrira pas le mot cancer. Pourtant, même moi, dès la première semaine je me suis obligée à écrire le mot cancer, à le dire, à le prononcer, à le penser pour ne pas me mentir et pour avancer. Vic à un cancer. Ce cancer porte le nom de leucémie de lymphoblastique type T. Même l'hôpital ne s'appelle pas service de soins des cancers pédiatriques mais IHOP, institut d'hématologie et d'oncologie pédiatrique. Autant dire que je n'y comprends rien. Pourquoi ne pas dire institut des cancers de l'enfant ? Les médecins de l'hôpital me répondront pareil. Ça fait trop peur le mot cancer. Ça fait peur mais ce n'est pas en se cachant dans le mensonge et les non-dits qu'on fera avancer le schmilblick ! Je pense sincèrement que dire les choses est plus efficace pour avancer. Ça évite le déni. Je remercie mon médecin traitant d'avoir lâché le morceau directement lors de la première annonce.

Peut-être est-ce une litote ou un aphorisme permettant que les mots passent mieux. C'est un peu comme si on vous faisait avaler un œuf dur entier. On s'étouffe. Coupé en morceaux, il plus digeste.

Ou bien c'est une manière de se voiler la face afin de moins souffrir. Prendre le temps de s'approprier l'événement, comme quand on mange un repas trop lourd et qu'il faut du temps pour le digérer. On a mal au ventre. On le vomit. On ne dort pas. Il faut du temps pour retrouver un peu d'énergie et de mieux-être.

Pour ma part, dès la première semaine, je me suis obligée à dire « ma fille a un cancer », dans ma tête puis de vive voix aux gens qui m'appelaient. C'était tellement dur à prononcer puis petit à petit c'est devenu plus naturel et maintenant je me dis, grâce à un ami, ma fille n'est pas le cancer, elle vit juste l'expérience d'une maladie qui s'appelle le cancer. Ma fille c'est une belle jeune femme, fraîche et dynamique. Elle n'est pas le cancer !

Ces intentions cérébrales permettent d'activer notre mode mental adaptatif et de nourrir notre cerveau préfrontal. Cela permet de guider notre inconscient et facilite notre évolution personnelle[10].

—> Note à moi-même : Appeler un chat un chat !

---

10 Voir le Petit agenda perpétuel du mieux-être et la préface du coach spécialisé en neurosciences appliquées, Alexandre Antonienko.

1000 bracelets et plus pour Vic

En vingt-quatre heures, tous les bracelets sont vendus. Au collège, le bureau des professeurs d'EPS s'est chargé de la vente. Vic est leur meilleure athlète. Des queues interminables d'élèves à chaque récréation. Des commandes de plusieurs dizaines de bracelets. Chacun, dès qu'il a son bracelet, fait sa photo, en classe, dans la cour de récréation, les mains accrochées les unes aux autres. Des photos inondent la page Facebook de Vic… des dizaines… des centaines de photos. Très vite, il a fallu recommander cinq cents bracelets… puis mille… puis mille encore. Tous ces gens, pour la plupart des inconnus, donnent deux euros ou plus pour nous soutenir, nous aider. Nous sommes profondément émues. Chacun y allant de sa petite action pour montrer son soutien. En ville, les gens, arborent fièrement ce petit bracelet. Le fils du boulanger, ami de Vic, fait une vente de brioches, le raid'o'féminin, le sélectif des championnats de France de triathlon, des ultratrailers. Ma petite sœur, ne pouvant se déplacer tout de suite du fait du nouvel emploi qu'elle vient enfin d'obtenir après de très longs mois de chômage, a fait connaître dans toute sa région

Victoire et sa maladie. Les gens se renseignent, donnent deux euros. Elle fait les entrées de supermarchés, les stades de foot, de rugby. À elle seule emporte plus de deux mille euros. C'est sa manière d'être là, près de nous, avant de pouvoir enfin prendre quelques jours de congé. Elle est très malade. Elle a de grosses angoisses en voiture. Pourtant avec l'épreuve de Vic, elle s'est remise à conduire, à se projeter. Elle se dit qu'elle n'a plus le droit de se plaindre. Il faut maintenant avancer.

Le rotary club m'invite. Il veut aussi nous aider. Je leur explique la maladie, les conséquences. Les problèmes engendrés. Ils ont tous un certain âge et pourtant ouvrent grand leurs oreilles car ils ne savent pas. On ne connaît pas assez cette maladie. Quand on la déclare, on la tait. On ne montre pas à quel point on souffre. On montre des battants, des vainqueurs, de la volonté, de la ténacité, de la joie aussi parfois. Oui il y a tout ça. Oui tout ça est nécessaire. Malheureusement c'est l'arbre qui cache la forêt, le désespoir, la souffrance et les ennuis financiers sont bien souvent le triste quotidien. Toutes les maladies invisibles sont touchées par ce même phénomène.

Mon allergologue, la semaine dernière m'a dit devant mon air contrit : « Je ne vois pas pourquoi vous faites cette tête ? Ça se soigne ! » Je n'ai pas su quoi lui répondre. À part un petit oui.

Ça suffit. Je ne suis pas d'accord. C'est dur. C'est très dur. De grands moments de solitude. De longs moments de tristesses. Des douleurs atroces. Quand on réussit à être quand même guéri, les douleurs restent imprégnées dans le corps, dans le cœur et dans l'âme… pour toute la vie.

De plus, on ne guérit que huit enfants sur dix.

Prenez un groupe d'enfants, une classe… Allez, on compte, au hasard et tant pis si ça tombe sur toi !

1… 2… 3… 4… 5… 6… 7… 8…

9 et 10 tu meurs !

Donc, non ce n'est pas bénin ! Non, ce n'est pas cool car ça peut se guérir ! Ça reste violent, mortel, et profondément douloureux. De nombreuses associations œuvrent pour faire avancer la recherche contre le cancer pédiatrique car seulement trois pour cent de l'argent de la recherche est utilisé pour soigner les enfants. Ce qui fait que les enfants sont parfois soignés avec des traitements d'adultes qui les broient ou il n'y a carrément pas de traitement car ce n'est pas rentable de trouver des drogues adaptées à si peu de malades qui ne rapportent pas d'argent. Ça ne remplira pas assez les caisses des labos ? Je me fatigue en tergiversations de toutes sortes. Je suis explosée de fatigue. Exténuée.

Toute cette énergie positive, cette vague rose pour Vic me permet de respirer, nous permet de respirer et de nous dire qu'on va y arriver. Il le faut. On a tous ces gens qui sont là. On ne peut pas les décevoir quand même !

Certains proposent des soins de bien-être pour nous aider à nous sentir mieux, d'autres des maquillages pour Vic, pour l'aider à accepter sa nouvelle image, des places de concert pour s'évader de ces moments d'hôpitaux, une mini croisière d'une journée… D'autres veulent nous prêter leur appartement au ski, à la mer. On n'accepte pas tout. Savoir que ça existe nous permet de nous évader et nous fait du bien. Tellement de bien. On se sent si seules dans ce nouvel univers qu'on essaie de dompter du mieux qu'on peut. Maintenant, on arrive à aller à l'hôpital, maquillées et bien habillées. Tout faire pour rester femmes.

—> *Note à moi-même : En toutes circonstances prendre soin de soi, soigner sa présentation, ses vêtements, son maquillage, sa coiffure. C'est déjà un premier pas vers le « mieux aller ».*

Sandro

Au début, la première semaine, nous avions des chauffeurs différents à chaque trajet pour l'IHOP. Un jour, ce fut Sandro. On n'a pas spécialement parlé mais sa voiture était tellement confortable. Pour la première fois je n'avais pas eu mal au dos durant le trajet. Quatre heures, plusieurs fois par semaine ça tue en fonction des voitures. Je décide d'appeler le responsable de la société de taxi.

« Bonjour monsieur, je suis Léa, la maman de Victoire.

— Bonjour madame, que puis-je faire pour vous ? Victoire va bien ?

— Oui, je vous remercie. Puis-je me permettre de vous faire une demande ?

— Oui, bien sûr.

— Voilà, plusieurs fois nous avons été conduites par votre chauffeur qui s'appelle Sandro. Sa voiture est tellement confortable. C'est la seule dans laquelle je n'ai pas mal au dos. En plus, Sandro et Victoire s'entendent tellement bien. Il la fait rire. Il est gentil, serviable, compétent. Ça nous fait tellement de bien à toutes les deux. »

Je l'entends réfléchir en silence. C'est bête à dire mais oui je l'entends.

Ça fait maintenant près d'un mois et demi que Vic est malade, qu'elle est soignée et qu'on fait les trajets pour l'hôpital trois, quatre, cinq ou six fois par semaine, en fonction des transfusions, des infections, des chimiothérapies. Sandro s'est attaché à Vic. Vic aussi. Elle l'apprécie tellement. Il est jeune. Il nous fait rire. Je ne sais pas si lui aussi pleure parfois en rentrant chez lui. Je ne lui ai jamais demandé. Du haut de sa jeunesse et de ses trente ans, il m'a plusieurs fois rejointe pour me remonter le moral quand Vic était en chimio, avec un café, un sourire, simplement sa présence. Son patron veut que les chauffeurs changent régulièrement afin qu'ils ne s'attachent pas. Il ne faut pas s'attacher à une enfant avec cette maladie.

« Oui, en fonction des plannings, je vous dirai si cela est possible. Je vous tiens au courant. »

Une réponse mi-figue, mi-raisin. Il s'en est suivi une grande discussion dans le bureau. Le patron entouré de plusieurs employés, dont Sandro :

« Voilà, la maman de Victoire demande à ce que ça soit toi Sandro qui la conduise en exclusivité car ta voiture est plus confortable et puis Victoire et sa maman t'apprécient beaucoup.

— Yeah… I'm the best. »

Puis le chambrage entre chauffeurs de taxi commence. Ils éclatent de rire.
Le patron reprend :

« Je n'ai pas envie de rire. Victoire a un cancer. Elle peut mourir ! Je ne souhaite pas que vous soyez trop affectés.

— Oh… Mais c'est n'importe quoi. Moi je l'aime bien Victoire, elle est attachante. Sa maman est adorable. Je suis d'accord pour garder la priorité sur cette course et je ne vois pas comment il pourrait en être autrement. Comment refuser cela à cette enfant ? Qui serions-nous ? Qui donc ?

— Je le sais bien. Je préférais qu'on en parle avant. Je ne voulais pas te l'imposer sans ton accord et l'avis de l'équipe.

— Je conduirai Vic quoi qu'il arrive. J'ai une fille et je n'accepterais jamais qu'on l'abandonne sous prétexte qu'elle est juste malade. J'aime beaucoup cette enfant. J'aime cette famille. Je la conduirai tant qu'il le faudra et je prendrai mes congés en fonction de ses soins dès que cela sera possible. »

Tous applaudissent et le patron met une tape sur l'épaule de Sandro. Victoire, c'est devenu sa petite sœur de cœur. Sandro, c'est notre petit ou grand frère de cœur. Un soutien quotidien. En dehors de son temps de travail, il envoie des messages à Vic. Ils sont amis sur Facebook.

Ah cette famille de cœur ! Les amis sont la famille qu'on se choisit. Lui, il nous a choisies. Nous on l'avait un peu choisi aussi. Enfin d'abord sa voiture pour être honnête. Il ne m'en voudra pas. Il aime la plaisanterie.

—> *Note à moi-même : Oser s'entourer de personnes qui nous font du bien et se laisser bercer de douceur, de bonheur et de joie.*

Maman t'es où ?

Mars 2014.

Cela va bientôt faire deux mois que hôpital, chimios, transfusions sanguines, antibio, cortisone, antinauséeux, antitremblements, prises de sang à la maison, ménage, courses en protégé, cours à domicile, désinfection, médicaments, larmes, parfois sourires, footings… font partie de notre quotidien. J'essaie de protéger Vincent, de lui montrer que ce n'est pas grave et surtout qu'il continue ses activités, le sport, le lycée, les copains sans rien changer. Il est notre force de par son calme et sa sérénité. Il est très occupé avec ses entraînements de haut niveau de triathlon et ses études. Il ne nous voit pas partir le matin et on se retrouve le soir. Sa journée est presque normale. Les entraînements finissant bien souvent après 21h, les compétitions le week-end et la préparation des examens occupent bien son temps.

J'ai des amis adorables, la page Facebook fonctionne super bien. Les sollicitations sont nombreuses et nous permettent de nous changer les idées.

Pourtant, je me sens seule. Je ne suis pas capable d'expliquer clairement mes besoins à mon entourage. D'ailleurs est-ce que je les connais ces besoins ? Tout le monde veut bien faire mais ne sait pas forcément comment combler mes besoins, parfois espérés, parfois non exprimés. C'est dur de demander. Dur de parler.

Ma famille habite loin. Mes deux sœurs, chacune à un autre bout de la France et ma mère encore ailleurs. Une visite éclair de ma mère et de ma sœur la semaine de l'annonce à l'hôpital.

J'ai pris quelqu'un pour m'aider à faire le ménage deux fois par semaine mais mes moyens financiers m'empêchent d'en faire plus, même si l'association nous file un coup de main.

Je prends mon ordinateur.
J'envoie un mail à ma mère.
Puisqu'elle n'est pas là quand j'en ai besoin.
À quoi sert-elle ?
Je veux lui dire que je n'ai plus de mère.
Et je lui dis.
J'emploie des mots durs.
Vraiment dur.
J'aurais pu juste lui dire que je l'aimais et que j'avais besoin d'elle.

Cependant mon désespoir fait ressortir des mots violents qui transcendent mon émoi et la peur de perdre ma fille.

Je suis en larmes. À vrai dire, j'en ai rien à faire d'être forte. J'en peux plus d'être forte ! Je veux juste ne plus être seule pour gérer tout cela. Je veux juste une béquille moi aussi. Une béquille pour m'aider à accompagner ma fille. Je suis tout sourire et dynamisme quand elle est là. Mais quand je me retrouve seule, j'ai vraiment du mal à trouver un sentiment de joie et à me sentir forte. Alors, je m'effondre. Seule, dans mon coin, avec personne pour sécher mes larmes.

La réponse ne se fait pas tarder.

J'ai reçu un mail. Un mail d'amour. Elle arrive après-demain.

Malgré ses douleurs d'arthrose, elle a fait le ménage, les courses, accompagné Vic à l'hôpital. Elle s'est fait insulter par un chauffeur de taxi de l'HAD. Après des heures d'attentes il s'est permis de lui dire, quand elle lui a fait remarquer que la pauvre Vic n'en pouvait plus, qu'elle n'avait rien à dire puisqu'elle se faisait transporter gratis sur le dos de la sécu. J'ai fait un courrier à l'hôpital. Ils ont changé de société. Ce n'était pas la première fois qu'ils étaient désagréables.

Puis, elle a dû rentrer. Au bout de deux semaines. Elle avait des rendez-vous. Elle est venue avec mon beau-père qui m'a filé un coup de main dans les aménagements particuliers qu'il fallait faire à la maison et dans la mise au propre du jardin.

J'ai pu me détendre. Un peu. Retrouver de l'énergie pour la suite du combat.

—> Note à moi-même : Ne jamais laisser seul tes enfants quand ils ont un problème à surmonter et tout faire pour être auprès d'eux.

Corps d’athlète

La présence de ma mère a fait du bien à ma fille. J’en profite pour essayer de renouer un peu le contact. Je ne sais pas trop comment faire. Parler est tellement difficile.

Depuis qu’elle est bébé je la masse régulièrement. Elle adore. Massage du dos ou pour les courbatures après le sport. J’ai une formation en Qi gong et en automassage. Je fais même mes huiles de soin. Je vais toutes les fins de printemps là-haut dans la montagne. Je cueille des fleurs de millepertuis. Ce sont de magnifiques fleurs jaunes qui ressemblent à des petits soleils. Elles ont des vertus déstressantes et apaisantes. Je les fais macérer quarante jours au soleil dans de l’huile d’olive bio. Puis j’ajoute du lavandin et des huiles essentielles. Ça fait une belle huile bien rouge très efficace. Vic et Vincent en ont chacun un flacon qu’ils utilisent régulièrement pour leurs petits bobos du quotidien.

On a déjà soupé. Vic est dans sa chambre. Avec la cortisone, elle a vraiment du mal à dormir.

« Vic ?

— Quoi ?

— Ça te dit un petit massage ? Avec l'huile de millepertuis ? Il paraît que si tu masses bien sur la colonne vertébrale ça détend et ça aide à dormir. Ça te dit ?

— Si tu veux. »

Yesssss. Je suis trop contente. Elle a dit oui. Renouer le contact, lui donner de l'apaisement et lui montrer que je suis là et que je l'aime très fort, qu'elle n'est pas seule. Je vais vite chercher le matériel, une grande serviette de bain pour mettre sur les draps, le flacon d'huile auquel j'ajoute un peu d'ylang-ylang et d'orange douce pour lui permettre de se détendre… de nous détendre.

Elle se met en culotte et s'allonge sur le ventre. La couverture est remontée jusqu'au bas de son dos. Je n'y touche pas. Je ne veux pas violer son intimité sans sa permission.

Son corps de championne est toujours ferme. Cependant, la cortisone l'a fait gonfler. Je prends un peu d'huile dans le creux de ma paume et je frotte mes mains l'une contre l'autre pour les réchauffer. Nous ne disons mot. Ce sont nos cœurs et nos énergies qui vont entrer en communication. Je ferme les yeux et je pose doucement mes mains sur son corps d'adolescente meurtrie par la maladie. Je commence par le bas du dos et je masse doucement le long de la colonne vertébrale. J'essaie de lui transmettre un maximum d'énergie positive et toute la force dont je dispose. Les trapèzes sont tendus. J'insiste. Elle me demande de lui masser les jambes. Elle descend la couverture d'un geste léger. Et là, sur cette peau blanche et laiteuse, je découvre des vergetures violacées. Elles zèbrent ses fesses, ses cuisses, le bas de ses hanches. Les larmes coulent doucement le long de mes joues. Mon cœur de maman se transperce d'une épine de plus. Que faire ? Lui dire ? Le garder pour moi ? Je prends le parti de ne rien dire. Il sera bien temps qu'elle s'en aperçoive elle-même. C'est vrai que ces vergetures ce n'est rien. Elles sont le symbole visible des ces traitements invasifs qui soignent d'un côté et détruisent de l'autre. Si on nous l'avait dit avant, peut-être aurions-nous hydraté la peau comme le font les mamans qui attendent un bébé. On ne nous a rien dit. Sûrement que pour les doc c'est secondaire. Pour une femme ? C'est encore une atteinte à sa féminité et à son corps. Comme si les cheveux ça ne suffisait pas. Comme si gonfler ça ne suffisait pas. Comme si se dégénérer ne suffisait pas non plus. Certes, ce n'est pas une priorité face à l'urgence vitale mais ça laisse des traces indélébiles.

« Merci Maman.

— Avec plaisir ma chérie. C'est normal. C'est quand tu veux le massage. Profite je te fais pas payer !

— Manquerait plus que ça ! C'est normal t'es ma mère ! »

Nous avons ri. Elle a remis son tee-shirt. Je l'ai prise dans mes bras. On est restées comme ça… quelques instants.

« Ça va aller. T'inquiète pas. Je suis là. Je t'aime ma chérie.

— Je t'aime maman. Je suis désolée.

— Ne sois pas désolée. Tu es merveilleuse. Je t'aime. Allez essaie de dormir maintenant.

— Tu veux bien éteindre la lumière s'il te plaît ?

— Oui, bien sûr. Bonne nuit ma chérie. »

Régulièrement, j'utiliserai ces massages pour garder le contact. Ça sera toujours un moyen de communication privilégié entre nous. Petit à petit, nos moments de complicité se construiront et nous apprendrons à nous reconnaître et à nous redécouvrir. Petit à petit. Doucement. Se réapprivoiser avec tout ce que cette maladie aura changé en nous. Un vrai cap dans l'appropriation de la maladie.

—> Note à moi-même : Utiliser le massage pour garder le contact dès que c'est possible.

Un duathlon pas comme les autres

Dimanche 16 mars 2014.

C'est le jour du duathlon sélectif pour les championnats de France. Vic aurait dû être sur le départ. Elle n'y sera pas. On comptait sur elle pour briller et pour avoir une belle place aux championnats de France. Vic espérait très fort et se donnait à fond. Elle m'a suppliée d'y aller quand même. J'ai finalement accepté. Elle pourra encourager et regarder la course sur le parcours avec une seule amie, à un endroit où elles seront sans contact avec le public venu nombreux. Elles ne seront pas au coeur du stade, au milieu de la foule. Son frère sera sur la ligne de départ. Il fera cinquième junior sélectionné pour les championnats de France. Les amis du triathlon vendent les bracelets « On t'aime fort Vic ». Un merveilleux élan de solidarité s'est organisé. C'est magnifique. J'essaie d'osciller entre mon fils et ma fille. Vic a l'air heureuse. Elle s'amuse bien avec son amie. Jenny vend les bracelets avec tout son cœur. L'accueil est extrêmement bienveillant. Sauf un collègue de boulot qui l'a rabrouée avec véhémence.

« Je ne paie pas pour ces inepties. C'est du grand n'importe quoi. Tout est remboursé par la sécurité sociale. C'est inadmissible ! C'est du racket ! »

La pauvre Jenny m'a raconté ça bien plus tard. Elle était tellement blessée. Infirmière oncologue, elle connaît bien les difficultés du quotidien des malades, la méconnaissance, le manque de mots pour exprimer les maux.

Pendant la nuit qui a suivi, Vic aura 39,5 de fièvre. On paie cet après-midi de joie. On retourne à l'hôpital. Plus tard, je verrai son insta. Elles ont joué avec des plots de la circulation, sales et pleins de microbes, bien contaminants. Elles en ont fait des chapeaux. Elles ont réalisé des selfies. Je ne lui ai rien dit. Juste expliqué que c'est dangereux pour elle. J'ai appris plus tard qu'elle avait aussi caressé son chat ou qu'elle allait la nuit dans le frigo manger des aliments interdits. Une fois elle était tellement triste qu' on est allées au magasin de vêtements. Elle n'avait pas le droit de toucher. On est resté quinze minutes. Elle s'est choisi un cadeau. On l'a lavé à la maison. On est aussi allées choisir quelques repas surgelés appétissants, vite fait. Que dire ? On fait comme on peut, avec les moyens qu'on a.

—> Note à moi-même : Prendre des précautions si on veut transgresser les règles.

Brevet blanc

Les cours s'organisent tant bien que mal. L'heure du brevet blanc a sonné. J'appelle alors la principale adjointe.

« Bonjour madame,

— Bonjour madame,

— Je voudrais discuter avec vous pour voir de quelle manière nous pourrions organiser l'épreuve du brevet blanc pour ma fille.

— Votre fille pourra revenir au collège ?

— Non, elle ne le peut pas.

— Dans ce cas elle ne pourra pas le passer.

— Elle pourrait passer l'épreuve à la maison et être corrigée par les professeurs. Il faut aussi qu'elle s'entraîne.

— Au nom de l'équité madame, il n'est pas question qu'elle passe cette épreuve chez elle !

— Comment ça au nom de l'équité ? Vous savez ce qu'elle vit ?

— Oui madame !

— Non, vous n'en savez rien du tout. Au nom de l'équité il est indispensable que vous lui fournissiez les sujets qu'elle fera dans sa chambre dans les conditions d'examen. Je m'en porte garante.

— Oui j'entends, mais elle serait avantagée et ce n'est pas juste vis-à-vis de ses camarades de classe. »

Je crois rêver, ou plutôt je suis en plein cauchemar ! On me parle d'équité. L'équité serait qu'ils aient tous des chimios, des corticoïdes, des transfusions, la tête rasée, une énorme fatigue, des vomissements, des tremblements etc. Comment peut-on interdire à une ado de passer un examen blanc ? Je ne comprends pas mais je ne lâche rien. C'est ce qu'on dit dans les compétitions : lâche rien… accroche-toi… Alors je ne lâche rien et je m'accroche.

« Madame, ce qui ne serait pas juste c'est qu'elle n'ait pas l'autorisation de passer cette épreuve. Je m'engage personnellement sur l'honneur à ce que cela soit fait dans les règles de l'art, sans aucune aide, cela va de soi.

— Oui, mais si je vous envoie les sujets et qu'il y a des fuites ?

— Des fuites ? Mais des fuites de quoi ?

— Oui, si elle envoie les sujets à ses camarades !

— Envoyez-nous les sujets après le début de l'épreuve ?

— Oui mais s'il y a des retardataires !

— Envoyez-les après, peu importe. Envoyez-les nous s'il vous plaît et qu'elle puisse être corrigée. Ce n'est pas grave si vous ne lui mettez pas sa note dans son bulletin. On veut juste un retour enseignant. S'il vous plaît.

— J'accepte exceptionnellement, mais ses notes ne compteront pas dans son bulletin, elle devra envoyer dans les temps le devoir par mail et je vous enverrai les sujets quinze minutes après le démarrage.

— Oui, pas de problème. Je vous remercie madame. »

Pourquoi être si récalcitrante pour un simple brevet des collèges ! Vic le fera. Dans les conditions strictes, sans aucune aide, extrêmement fatiguée, avec les gencives qui ont saigné sur sa copie, avec des grosses taches rouges dans sa bouche, avec un teint blanc comme la mort, avec une anémie telle qu'on est repartie en urgence, dès la fin de l'épreuve, pour la transfuser avec trois ou quatre poches d'hémoglobine.

Elle aura la moyenne partout sauf pour une épreuve. On apprendra plus tard que l'adjointe mettra les notes dans les relevés officiels qui sont partis au rectorat sans nous prévenir et contrairement à ce qu'elle avait annoncé. Cela l'a profondément pénalisée pour sa moyenne et l'a fait pleurer. Une fois encore.

—> Note à moi-même : La vie c'est comme une compétition... Tu ne lâches rien tant que tu n'as pas franchi la ligne d'arrivée.

Vanda

9 mai 2014.

Ça fait maintenant presque quatre mois que Vic est soignée. Son protocole de soins est un des plus longs et des plus difficiles selon l'équipe médicale. Quand on est arrivées à l'hôpital, la maladie avait envahi son sang mais aussi le liquide céphalo rachidien. Les blastes continuaient à se développer malgré les fortes doses de corticoïdes, qui, à ces dosages, sont équivalentes à des chimios. On a quand même de la chance car les dernières chimios ont commencé à faire baisser le nombre de blastes. Si ça n'avait pas été le cas, il aurait fallu faire une greffe de moelle osseuse, trouver un donneur, etc…

Elle entre dans le bras de traitement qui s'appelle Vanda. C'est joli finalement Vanda. Ce qui nous attend, ce qui l'attend l'est beaucoup moins. Ce sont de très fortes chimios, encore plus difficiles, plus condensées et les plus lourdes à assimiler. L'objectif étant de tout tuer. Malheureusement même les bonnes cellules. De ce fait, le corps est en aplasie totale et ne peut se défendre contre aucun microbe. C'est pour cela qu'il faut entrer en chambre stérile avec un protocole encore plus drastique. Si, si… c'est possible. Y rester jusqu'à ce que l'immunité soit remontée. Ensuite, on aura droit à une semaine de liberté dans le monde des microbes. Un milliard de projets sont formulés par toutes les deux. Faire les boutiques, aller manger au fast-food, voir les copains, manger une raclette, faire une grande fête dans le champ avec tout le monde, aller au collège, enfin, s'il n'est pas fermé pour l'été. Respirer l'air à notre guise pendant une semaine. C'est la dolce vita qui se profile à l'horizon.

Pourquoi, avant d'être malade n'est-on pas suffisamment conscient de cette douceur qu'est une vie sans la maladie ? Sans la maladie de nos enfants ?

Pour le moment, on est attendues au troisième aujourd'hui.

Le troisième.

Le troisième, c'est l'étage où on doit montrer patte blanche au sens propre comme au sens figuré.
C'est l'étage des greffes de moelle osseuse.
L'étage où les mesures d'hygiène sont encore plus strictes. Seulement deux personnes par malade sont autorisées. Deux !

C'est l'étage, où juste une dizaine d'enfants sont soignés, où les chambres ont des vitres, pas de murs.

C'est l'étage où on ne s'approche de son enfant qu'avec un masque, des gants, une blouse, des surchaussures, une charlotte sur la tête.
C'est l'étage où l'enfant vit attaché vingt-quatre heures sur vingt-quatre à des machines. Il se lave branché. Il dort branché. Il mange branché. Pendant de longues semaines, il ne sort pas de cette chambre de dix mètres carrés. Il ne voit le monde qu'à travers ces vitres fumées. Et le monde viendra à lui, quand il en a la force, par le biais de la télévision et des réseaux sociaux.

On a la trouille au ventre. J'essaie d'être rassurante. Elle m'envoie promener. Ce n'est pas grave. Je veux continuer à être cette force sur laquelle elle peut s'appuyer coûte que coûte.

Notre sac est prêt. On a organisé les cours. Elle a pris de quoi s'occuper. Moi aussi. Son père viendra dix jours.

—> Note à moi-même : Trouver de la force et de l'énergie là où elles sont... même si c'est en petite quantité.

L'installation

On arrive toutes les deux devant la porte de l'ascenseur. Il faut monter au troisième et on nous donnera les instructions et un numéro de chambre. On nous a déjà un peu expliqué les règles d'hygiène ultra strictes.

La porte de l'ascenseur s'ouvre.
J'appuie sur le numéro trois.
Les portes se referment.
Il monte.
Il s'arrête.
Les panneaux s'écartent mécaniquement.
On avance.
On se croirait dans un film de science-fiction.
Non.
On n'est pas dans un décor artificiel.
Il n'y a pas d'équipe de tournage cachée derrière les parois mais un couloir blanc et deux autres portes.
On arrive dans un nouveau sas avec de nombreuses recommandations d'hygiène.
On pose nos sacs.

On se lave les mains soigneusement comme indiqué sur les affichettes et on termine avec la solution hydroalcoolique.
J'ai le ventre noué.
La poitrine serrée.
C'est hyper angoissant de se retrouver ici.
On se demande ce qui va se passer ensuite.
On sent que c'est encore une autre étape à franchir.
J'ai peur.
On sonne.
Une infirmière vient nous ouvrir et nous accueille avec le sourire.
On la suit.
Elle nous indique la chambre de Vic.

Un petit chariot est placé devant avec du produit désinfectant et des lingettes. Tout le linge qui entre devra être bouilli ou lavé à forte température. L'ordinateur et tous les objets qui entreront dans cet espace devront être nettoyés avec le produit désinfectant. Vic entre avec les infirmières qui commencent à la prendre en charge. Moi, je reste seule dans le couloir et je nettoie un à un tous les objets. La brosse à dents, les gels douche et le shampoing, le dentifrice, les pots de crème. Tout est neuf et emballé. Puis les cours qui ont tous été mis dans des pochettes plastifiées neuves. Les livres d'école. Quelques jeux de société. Les quelques paquets de chips, le maïs en boîte, le lait concentré sucré en tube, la compote en gourde. J'ai essayé d'acheter quelques aliments qui pourraient lui faire plaisir si elle a un peu faim et si elle ne supporte plus la nourriture de l'hôpital.

Au bout d'un long moment, j'ai terminé le nettoyage approfondi de nos affaires et je peux enfin entrer dans la chambre. Pour cela, j'ai mon costume spécial : blouse, gants, surchaussures, charlotte et un masque. Pendant presque deux mois, je ne pourrai approcher ma fille que de cette manière. On est dans le Sud. Il fait chaud sous cet accoutrement. Mais le sourire aux lèvres, j'entre dans la chambre en prenant mon courage à deux mains. Je range les objets que j'ai désinfectés. Vic est déjà branchée. Son regard en dit long. Le mien aussi sûrement. Je crois qu'elle ne supporte pas non plus de me voir déguisée de la sorte. Je ne peux l'embrasser ou la caresser qu'avec le masque et les gants en plastique moche.

La doctoresse et l'infirmière entrent dans la chambre affublées du même accoutrement. Elles ont un énorme sourire et nous regardent avec les yeux pétillants alors que nous, on est complètement anéanties et terrorisées.

« Bonjour Vic. »

On répond simplement. On les regarde avec notre air hébété ! Pourquoi ont-elles l'air si joyeux. La doctoresse est d'origine étrangère. Elle a un petit accent. Elle a des longs cheveux bruns. Elle est très jolie. Derrière ses lunettes, ses yeux pétillent de joie. Elle m'énerve à être si joyeuse. Elle ne se rend pas compte que nous et surtout Vic, nous allons vivre un des pires moments de notre vie. L'infirmière en chef est là aussi avec le même sourire que je ne supporte pas non plus à cet instant précis.

« Comment vas-tu ?
— Ça va.
— On a une super nouvelle à t'annoncer ! »

Euh ? Une super nouvelle ? C'est possible dans ces conditions-là ?! On a toutes les deux un regard interloqué ! On ne répond pas. Mis à part nous dire que le vanda n'aura pas lieu et qu'on va sortir illico de cette chambre, je ne vois pas quelle nouvelle pourrait être sympa ? Ou si ! Ils se sont trompés ! Vic n'est pas malade ! Ses cheveux vont vite repousser et on rentre chez nous !

« Tu es en rémission Vic !
— Qu'est-ce que ça veut dire ? Elle ne fait pas le Vanda et on s'en va ?
— Non, madame, ça veut dire que Vic réagit aux traitements et qu'à la dernière ponction lombaire il n'y avait plus de blastes.
— Alors on peut partir ?
— Non. Il faut quand même faire le Vanda afin de renforcer l'efficacité des traitements et pour s'assurer que ça ne reviendra pas.
— Il faut quand même faire les deux ans de traitement ? Mais pour quoi faire ? »

Je ne comprends rien. Rémission ! Ça veut dire quoi en fait ? Après toutes les explications de la doctoresse, je comprends que ça signifie que Vic réagit bien aux traitements. Qu'il n'y a plus de blastes visibles avec les technologies actuelles. Pourtant, les traitements cytotoxiques continuent. Avec la même intensité. Le Vanda aussi. Je ne comprends rien. Je reste anéantie. Je n'arrive pas à ressentir leur joie. Je ne vois qu'une chose : on est dans cette chambre aux murs blancs et ma fille va devoir y rester longtemps avec des traitements très lourds. Elle ne pourra pas sortir de cet espace pendant près de deux mois. Juste trois personnes viendront la voir. Au maximum. En vérité il n'y aura que son père, dix jours, son frère de temps en temps et moi tous les jours et presque toutes les nuits. Non. Je ne me réjouis pas.

« Ça veut dire que Vic est guérie ? Elle peut sortir ?
— Non. Vic n'est pas guérie. On parle de guérison au bout de cinq ou six ans.
— Cinq ou six ans ! »

Je m'étrangle en répétant cela. Cinq ou six ans ! Deux ans de soins, c'est long ! Cinq ou six ans avec cette épée de Damoclès au-dessus de sa tête. Cinq ou six ans ! Cinq ou six ans dans la vie d'une adolescente de quinze ans c'est un tiers de sa vie ! J'ai envie de pleurer. Les larmes montent. Je viens d'enfermer ma fille dans cette cellule stérile. Je devrais me réjouir mais je n'y arrive pas. Vic non plus. Elle me regarde avec ses grands yeux magnifiques. La doctoresse et l'infirmière semblent déçues qu'on n'ait pas sauté de joie. Pour elles, c'est sûrement une belle victoire. Ça veut dire qu'elles ont probablement sauvé un enfant. Pour moi, c'est tellement différent. En tout cas, à ce moment précis. Elles s'en vont. Une fois la porte refermée Vic explose.

« C'est n'importe quoi !

— Mais non ma chérie. C'est trop bien. Ça veut dire que tu vas guérir et que les traitements font effet. Du coup pas de greffe. C'est trop cool. »

Je fais ma voix joyeuse. Mes yeux pétillants. Je ne crois pas un mot de ce que je dis. Je prends mes quartiers sur le fauteuil. Et on vaque chacune à nos occupations de réseaux sociaux, de lecture et d'écriture. Chacune dans notre bulle.

—> Note à moi-même : Mettre en valeur le côté positif des situations même, si sur le moment, on n'y croit pas. Il sera bien vite arrivé le temps où notre cerveau et nous-mêmes en serons convaincus.

Des chips

Ça fait maintenant dix jours que Vic est dans cette chambre. Son père est venu me relayer quelques jours. Il ne peut pas rester plus longtemps. J'en ai profité pour me ressourcer un peu auprès de mes amis et prendre plus de temps auprès de mon fils qui est en pleine préparation du bac. Il fallait aussi régler les papiers administratifs. Et sortir, essayer de profiter un peu de ces quelques moments de répit loin des bruits incessants de l'hôpital. Loin de la maladie. Loin de la mort des enfants, qui malheureusement, plusieurs fois par semaine, touche des familles.
J'essaie de me reposer le matin. J'en profite pour dormir dans mon lit. Vic mange peu. Elle maigrit même. Ils envisagent de la mettre sous nourriture artificielle. La nourriture est abjecte, les traitements la font vomir et lui donnent des nausées. Ils ont aussi changé son goût et déformé les saveurs. Vic aime les chips mais je n'en n'achète pas souvent car ce n'est pas bon pour la santé.

Tant pis.

Je file au supermarché et je passe un long moment dans le rayon des chips à regarder les étiquettes. L'objectif : trouver

des saveurs les plus variées possible sans aucune épice, aliment interdit car possiblement pathogène. J'épluche toutes les étiquettes une à une. Je prends toutes les variétés possibles. Un à deux paquets de chaque. Ça me fait deux énormes sacs de courses remplis de chips ! Dans d'autres circonstances, j'aurais pu éprouver de la honte. Là, j'ai une immense joie au coeur. Trop heureuse de faire plaisir à ma fille quand je vais rentrer dans sa chambre avec mes cadeaux.
Je me fais belle. Maquillage soigné. Jolie robe colorée. Je veux lui apporter du baume au cœur et de la joie. Lui raconter les potins de la vie dehors. J'arrive à l'hôpital. Je désinfecte chaque paquet un à un. Je tape à la porte après avoir mis le costume de rigueur. J'entre.

« Coucou. Comment vas-tu aujourd'hui ?
— Ça va.
— Tu as bonne mine. Regarde ce que je t'ai apporté ma chérie. »

Je lui montre mon trésor avec un grand sourire. Elle lève les yeux au ciel.

« Mais n'importe quoi ! Je vais pas manger ça. C'est plein de gras.
— Oui, mais ce n'est pas pour longtemps. Et c'est mieux que de ne rien manger. Comme la nourriture n'est pas terrible. Il ne faut pas que tu maigrisses. Pour que tu aies la force de combattre et que tu sortes vite d'ici. Je t'ai pris

plein de variétés différentes. Tu me diras celles que tu préfères.

— Ok. On verra. Merci maman.

— Allez on en ouvre un ? On partage ?

— Ok.

— Lequel tu veux en premier ? »

Elle en choisit un. Me donne une petite part. On bavarde un peu. On rit aussi. J'essaie de trouver des potins à deux balles à lui raconter. Elle a pris ses cours d'anglais par visio. Elle fait ses fiches en histoire et en maths. Le brevet, c'est bientôt. Elle va passer ses examens avec d'autres jeunes à l'hôpital. Il a fallu réorganiser les modalités avec le rectorat et les médecins. Ce soir-là, je ne dormirai pas avec elle car j'ai des rendez-vous le lendemain matin. Quand j'arrive à la maison vers 21h, je reçois des messages de Vic.

21h05 :
Maman. Je n'ai pas pu me retenir.
J'ai mangé deux paquets de chips.
Merci maman. T'es trop cool.

21h06 :
Avec plaisir ma chérie.
Manges-en autant que tu veux.
On fera mieux plus tard.
Ne t'inquiète pas.

22h07 : Merci maman. Je t'aime.

21h08 :

Je t'aime ma chérie.

Pendant les deux mois du Vanda ça sera sa nourriture principale. Elle ne grossira pas au vu des conditions. Mais moi oui, car souvent je mangerai avec elle pour la déculpabiliser et pour la convivialité d'un repas partagé.

Les journées passent. Vic est toujours en aplasie. Le temps s'étire. Elle révise un max. Regarde des séries. Passe du temps sur les réseaux sociaux. Elle a bien organisé son nouvel emploi du temps.

Moi, je me partage entre mon fils et ma fille. Tantôt je dors à l'hôpital. Tantôt je rentre car je suis épuisée et je n'arrive pas à dormir avec le bruit des machines qui assainissent l'air et avec toute cette angoisse. Je me sens profondément seule pour accompagner ma fille même si mes amis sont présents. Ma famille me manque terriblement. Alors j'écris. Ou je lis. Je vais à la cafét. Ou je m'effondre dans un fauteuil dans le grand couloir. Parfois un médecin, une infirmière me remarquent et viennent s'asseoir à côté de moi. Je leur confie mon désarroi face à ma solitude, face à cette maladie. Ils m'expliquent que les gens ont peur. Que ce n'est facile pour personne. Ils sont tellement bienveillants. Je dors entre deux et quatre heures maximum. Je me suis mise à jouer à des jeux en ligne. Une fois je suis allée dans la salle des parents. Mais juste une fois.

—> Note à moi-même : Parfois il fait bon oublier toutes les règles d'une alimentation healthy. Il sera toujours suffisamment tôt pour s'y remettre.

La salle des parents

Il est deux heures du matin. Je suis comme très souvent réveillée. Je me suis couchée vers minuit. Pendant la nuit, on a le droit d'enlever une partie de notre accoutrement. C'est déjà ça. Le purificateur d'air fait énormément de bruit. Les infirmières entrent très souvent. Les machines bipent un max. Vic est reliée à de nombreux appareils. L'intimité est légère.

Je n'en peux plus de rester dans mon lit. Je m'assieds. Je regarde ma fille qui a réussi à s'adapter à la situation et qui dort branchée à tous ces appareils. Son crâne chauve repose sur son oreiller. Elle tricote avec ses doigts son doudou. Elle suce son pouce. Ça la rassure. J'ai vraiment de la chance. Ma fille est en vie. En plus, je suis auprès d'elle. Elle est en rémission. Elle va guérir. Mais que c'est difficile.

Je prends mon ordinateur. Je mets ma robe de chambre et j'attrape mes habits. Il est maintenant presque trois heures.

C'est mortellement calme, malgré les bruits de toutes ces machines. Les stores sont baissés dans toutes les chambres. Je fais le tour du couloir. Je regarde les prénoms sur les portes. Des bébés, des enfants, des pré-ados, des ados. Pourquoi ? Qu'est-ce qui fait que tous ces enfants sont malades ? J'ai du mal à me dire que ce n'est que la loi du hasard qui fait cela. Je suis en colère. Triste. Déboussolée.

Je m'habille dans les W.C. Je me doucherai dans la chambre de Vic quand elle sera réveillée. Je grignote deux biscuits que j'ai dans mon sac. Je vais me faire un café dans la salle des parents. Je lis un peu. Je fais quelques recherches sur internet sur le nombre de cas de cancer en fonction des régions chez les enfants qui habitent près d'une centrale nucléaire. Je lis des thèses. J'ouvre une page word et j'écris un peu. Se souvenir de ces sensations pour pouvoir les partager. Non par voyeurisme mais pour informer le grand public, pour que l'aide apportée soit la plus adaptée possible aux besoins réels. Être un peu porte-parole de tous ceux qui ne peuvent pas parler, qui ne savent pas exprimer leur douleur profonde. Autant pour les malades que pour les accompagnants, ceux qu'on appelle les aidants.

Le soleil est en train de se lever. J'ai trop envie de parler avec un adulte. De rire. De me changer les idées. Je n'en peux plus de ne parler à personne. Je me sens seule Ça fait quatre heures que je suis là. Une maman entre dans la salle des parents.

« Bonjour.
— Bonjour.
— On ne vous a pas encore vue ici ? Vous êtes la maman de qui ?

— Victoire, chambre 302.
— Enchantée. Moi c'est Salma. Je suis la maman de Yanis chambre 307. Et vous ? Elle a quoi votre fille ?
— Moi c'est Léa. Ma fille a une leucémie.
— Comme le jeune qui est parti la semaine dernière. La greffe n'a pas marché. C'est triste. »

Coup de poignard dans mon cœur. Pourquoi me dit-elle cela? Elle me prévient que ma fille peut mourir. Comme si je ne le savais pas ! Ici, tous les enfants sont en sursis. Sa copine entre à ce moment-là.

« Bonjour.
— Salut. Tu te souviens ? C'est bien une leucémie qu'il avait le jeune qui est parti la semaine dernière ?
— Oui pourquoi ?
— La petite de madame a la même maladie.
— Ah ! Zut ! »

Je crois que je vais les étrangler l'une après l'autre ! Mais non, je reste là. Je souris. J'avais hâte de parler à quelqu'un. C'est fait ! Finalement, je regrette. Je préfère rester avec ma solitude.

« Vous croyez en Dieu ? Vous savez, c'est Dieu qui va sauver nos enfants.
— Euh… bah je sais pas trop. Mais là, je fais confiance aux médecins. Ce sont les médecins qui vont sauver ma fille.

— Non, c'est Dieu. C'est Dieu qui décide. Il faut être confiant. Et s'il décide de les reprendre c'est son choix. Il faut accepter cela. C'est le destin. »

Je ne sais pas quoi répondre. C'est la médecine qui va soigner et guérir mon enfant. Elles se soutiennent l'une et l'autre et m'invitent à croire en Dieu. Elles me proposent un prospectus pour une rencontre dans la semaine.

STOP !

Je n'en peux plus et pourtant, je reste là, souriante. Je sors quelques sons polis de ma bouche. Je respecte leurs convictions. Je regarde l'heure. Il est huit heures. Heure de l'ouverture de la cafétéria. Je range mon ordinateur. Je prends congé.

« Vous ne restez pas là ? On est bien entre nous. On se soutient vous savez.
— Oui, je sais bien. Mais j'ai rendez-vous avec une amie du deuxième. »

Je n'aime pas mentir, mais là je ne sais plus comment me dépatouiller de ces discours qui ne me correspondent pas. Je suis la première à la cafét. Dany, la cantinière est là aussi. Ouf ! Elle me sourit.

« Sauve-moi. Je n'en peux plus.
— Qu'est-ce qui s'est passé ? »

Je lui raconte.

Elle rajoute une brioche sur mon plateau et un fruit. Elle me sourit. Elle est toujours gaie. C'est un rayon de soleil dans cet hôpital. Une étoile merveilleuse. Je retrouve un peu de force. Comme Vic se réveille tard, je vais me promener dehors. Dans la rue, la vie est trépidante. C'est le matin. Tout le monde va travailler. Les petits vont à l'école. Les étudiants en médecine se pressent de rentrer à la faculté. Les magasins ouvrent leurs portes, les terrasses de café grouillent de gens qui lisent leur journal, discutent avec des amis ou des collègues. Un couple se regarde dans les yeux en se tenant la main. Ils s'embrassent. Le soleil brille dehors. Il fait doux. On sent le printemps qui déploie sa douceur. Les oiseaux chantent. Dehors la vie semble ordinaire. Normale. Loin de tout ce que l'on vit, là, dans la rue adjacente, au troisième étage.

—> *Note à moi-même : S'entourer de gens joyeux.*

Des projets pour tuer le temps

Je remonte ensuite au troisième étage. Ce petit moment à la cafétéria me fait le plus grand bien. Il m'aère un peu la tête. Je n'ai plus l'impression de faire partie de la vie ordinaire. Ma vie, maintenant, est dans ce monde. Dans ce nouvel univers. Au troisième étage.

Je toque à la porte avant de rentrer. Vic vient de terminer son cours d'anglais. Elle s'est maquillée pour cette occasion et a noué joliment son foulard beige clair à petites fleurs pastel. Elle est souriante. Ça fait chaud au cœur. Heureusement que ce professeur de la vie ordinaire est là pour lui apporter une part de « normalité normale ». Je lui ai ramené quelques friandises autorisées que j'ai achetées à la supérette qui jouxte l'hôpital.

« Maman, tu crois que je vais guérir ?

— Bien sûr ma chérie. Tu as vu, elles ont dit que tu étais en rémission.

— Oui, mais je suis là quand même !

— Je sais, mais c'est pour être sûr que tu ne seras plus jamais malade. Ne t'inquiète pas.

— Maman, tu crois que j'aurai mon brevet ? Je peux même pas aller en classe et les autres ont cours tous les jours !

— Mais oui ma chérie ! Ne t'inquiète pas. C'est plus long d'apprendre en classe entière que par cours particuliers Et toi, tu as de la chance. Tu n'as que des cours particuliers. Donc, bien sûr, tu vas avoir ton brevet. Tu vas progresser plus vite. Ça j'en suis sûre. Je te fais confiance ma chérie. Je suis sûre que tu auras même une mention.

— Mouais !

— Ma chérie, qu'est-ce que tu voudrais faire quand tu pourras sortir d'ici ?

— Je pourrais faire une grande fête dans le jardin ? Et puis le 21 juin, y a le concert des One Directions au Parc des Princes. On devait y aller ensemble. On ira ? Et puis je voudrais trop aller à New York. Et puis je pourrais prendre le scooter ? Et passer le BSR[11] ? Et puis je veux manger de la raclette et des tomates. Et puis on ira au fast-food ? Et faire les boutiques ? S'il te plaît maman. Petite maman que j'aime tant. Maman d'amour. »

Elle me prend les mains et les met dans les siennes. Comment résister à cette bouille de jeune adolescente ? Elle est tellement belle ma fille. Son maquillage appuyé de mascara, d'eye-liner, de faux sourcils noirs, dessinés au crayon, fait ressortir la lumière et la beauté de ses grands yeux bleus. On dirait une poupée. Ma Betty Boop. Mon

---

[11] BSR : brevet de sécurité routière qui permet de conduire un scooter.

cœur, mon ange. Celle pour qui je suis revenue de mon coma, il y a sept ans déjà. Je ne savais pas à quel point elle aurait alors besoin de moi. Non, je ne le savais pas. Sinon, je n'aurais pas hésité une seconde et je ne serais jamais partie. Comment imaginer un tel destin ? On ne souhaite pas cela pour son enfant. Des mois, des années de détresse, de souffrance morale et psychologique. Des mois et des années à se reconstruire sans cesse avec des cicatrices qu'on n'oubliera jamais et qui resteront éternellement gravées comme dans le marbre. Et malgré tout, continuer de vivre, de sourire, de rire et d'avoir des projets.

Les One Direction, ça me fend le cœur. Je ne voulais pas qu'elle y aille. Je la trouvais trop jeune pour faire ce voyage avec des copines à Paris. C'était en novembre. Il y a sept mois. J'ai refusé. Elle m'a suppliée. Elle a insisté. Elle est revenue le lendemain, avec sa bouche en coeur et ses yeux pétillants, comme quand elle était petite et qu'elle voulait un bonbon.

« Maman, j'ai une proposition à te faire. Je t'invite pour ta fête des Mères au concert des One Direction. Ça sera notre week-end mère-fille. S'il te plaît ma petite maman d'amour. Dis oui. S'il te plaît. Je te paie le train et le billet. J'ai des économies. Allez maman. Dis oui. S'il te plaît. »

Elle se jette alors dans mes bras. Et me fait un énorme câlin débordant de bisous. Comment résister à cela ? Avec son petit budget, elle décide de se ruiner pour passer un week-end avec moi et partager ce moment fort ensemble.

« C'est d'accord ma chérie. Par contre je nous paie le train, l'hôtel et le restau. Ça te va ? On va passer un super week-end toutes les deux. Ça va être génial. Je t'adore ma fille.

— Oh ! Merci maman, t'es la meilleure maman du monde. Je t'aime.

— Je t'aime ma chérie. Très très fort. »

Le concert des One Direction est fin juin. Sera-t-elle sortie d'aplasie ? Est-ce que les médecins seront d'accord ? Après six mois d'enfermement, comment envisager de se mêler à une foule pleine de microbes, de pathologies et de virus divers et variés. Comment son petit être fragile pourra résister et faire face ? Il va falloir demander aux médecins. Mais, je subodore déjà leur réponse.

« Alors, ma chérie, c'est ok pour le fast-food, même si je n'aime pas trop ce genre de nourriture. Ok pour les boutiques et on fera même un super restau gastronomique si tu veux.

— Oh ! Merci maman.

— Ok pour le scoot et le BSR.

— T'es trop top. Merci.

— Ok pour les tomates. J'en ai planté trente-cinq pieds de variétés différentes dans le jardin. Tu ne vas pas en manquer. Pour la raclette, on dit ok, même si avec quarante degrés à l'ombre on va suer un peu mais ce n'est pas grave. Tu pourras même inviter des amis si tu veux.

Pour la fête, tu comptes inviter combien de personnes ? Pas tout le collège j'espère ?

— Je sais pas moi. Tous ceux avec qui je parle. Attends, je fais une liste. »

Et là, elle se met à égrener sur le papier la liste de ceux qu'elle voudrait inviter. On arrive à trente-huit personnes !

« Trente-huit ! Euh ça fait pas un peu beaucoup ? Je n'ai pas une si grande maison !

— S'il te plaît ma tite maman d'amour… Dis oui. On ramènera chacun quelque chose, ça ne te coûtera pas d'argent. Allez… Dis oui… On ira dans le grand champ de châtaigniers, en bas.

— Ok mais il faudra demander aux voisins s'ils sont d'accord pour que vous fassiez du bruit avec la musique à fond et demander l'autorisation au propriétaire du champ. On fera une méga belle soirée pour fêter ta sortie d'aplasie. On la fait quand ?

— Après les examens mais avant la fin du collège, parce qu'après tout le monde sera parti.

— D'ac. Le 28 juin ça semble good et tu seras certainement sortie d'aplasie. Ça te va ?

— C'est trop bien. Merci Maman. Et pour le concert des One Direction ? Je pourrais y aller dis ? C'est le 21 juin. Je serai sortie d'aplasie et même si je ne suis pas sortie, je mettrai un masque. Tu veux bien ?

— Là, ce n'est pas moi qui vais décider. Mais les médecins ma chérie. »

Je sais d'avance quelle sera leur réponse ! Sera-t-elle sortie d'aplasie d'ici là ? Ça n'est pas sûr du tout. En plus, elle met toujours très longtemps à retrouver son immunité. Je me lève. Je vais voir les médecins tout de suite. Comme ça c'est fait. Je connais leur réponse mais je préfère que ce soit eux qui le disent à Vic. Par chance, je trouve sa doctoresse dans le couloir.

— Bonjour Docteur. Excusez-moi de vous déranger. Vous pensez qu'il y en a encore pour longtemps pour la sortie d'aplasie ? Parce que là, ça commence à faire bien long. Vic n'en peut plus. Sa copine est sortie au bout de cinq semaines. Nous ça fait déjà six semaines. Vic a un concert au stade de France le 21 juin. Elle demande si elle pourra y aller ?

— Le 21 juin ? On n'est pas certain qu'elle sera sortie d'aplasie, pour Vic c'est toujours très long mais même si elle est sortie, elle sera encore très fragile. Je ne suis pas favorable à cela. Sauf si elle est isolée, dans une loge et sans avec l'extérieur.

— Vous savez que ce n'est pas possible. Vous pourriez lui dire s'il vous plaît. Je n'ai pas la force de lui refuser. Si c'est vous qui lui dites elle le prendra moins mal.

— D'accord. J'y vais maintenant. »

Les médecins de ce service sont vraiment adorables, toujours souriants, à l'écoute, disponibles. Pourtant, ils ont tant à gérer. La vie de nos enfants est entre leurs mains.

« Victoire ?

— Oui ?

— Ta maman vient de me croiser dans le couloir. Elle me dit que tu as des projets pour ta sortie d'aplasie.
— Et pour les One Directions ?
— Tu sais Vic, ton corps est fragile. Dans ce genre de concert tu ne sais pas qui tu vas croiser. Il y a des milliers de gens et en plus on ne sait pas si tu seras sortie d'aplasie. Il est préférable que tu reportes ton concert. »

Vic a des larmes qui perlent et qui descendent doucement sur ses joues.

« Mais ce n'est pas possible. On a déjà les places. Je les ai payées très cher en plus.
— Essaie de les revendre. Tu iras quand tout sera terminé. C'est plus sage tu sais.
— …
— Merci Docteur.
— Bonne journée. »

Que pense un médecin dans un service d'oncologie pédiatrique quand il doit pour la énième fois refuser quelque chose à un enfant malade atteint d'un cancer. En soi, le concert ce n'est pas grand-chose et surtout on pourra y aller plus tard. Mais dans ces conditions tout prend des proportions indescriptibles et devient une catastrophe nucléaire avec des airs de fin du monde. Non ! Vic n'ira pas au concert ! Non ! Elle n'ira pas à l'école pour terminer sa troisième. Non ! Son adolescence ne sera pas « normale » et elle est à jamais noircie par cette exécrable maladie. Non ! Je ne réussirai pas à faire retrouver le sourire à Vic ce soir.

Même en lui promettant d'aller à New York quand tout sera terminé. Même en lui proposant d'inviter plus d'amis à sa soirée si elle le veut. Le concert occulte alors toutes les belles choses qui lui seront présentées à sa sortie de l'hôpital.

Je m'active vite pour tenter de vendre ces places afin de renflouer ses économies. Je lance un appel sur la page Facebook « On t'aime fort Vic » et dans l'heure, le président des Kiwanis de notre ville, une association qui nous suit et qui nous aide, m'envoie un message pour dire qu'il rachète les deux places. Vic sera remboursée. C'est déjà ça.

En fait, toutes ces demandes, ne sont que des moments simples de la vie, des choses que l'on peut faire tous les jours, même si ça demande du temps, de l'argent. Quand on a la santé, la vie, les amis, la famille, on ne se rend pas compte à quel point ces choses du quotidien sont des cadeaux de la vie qu'il faut savoir apprécier à chaque seconde.

La vie est un cadeau, un mystère aussi. On ne nous apprend pas assez à être heureux d'un sourire, de la présence de l'être aimé, de la chance d'avoir la vue, l'ouïe, la saveur des aliments, la mobilité corporelle, un cerveau qui fonctionne, d'être capable de réfléchir, de jouir, d'aimer ou de désaimer et d'aimer à nouveau. La chance de vivre et d'être enveloppé de ce corps charnel qui peut nous faire souffrir parfois mais qui surtout nous permet d'avoir des sensations extraordinaires, inoubliables et magiques. La chance d'avoir une âme, des idées, de réfléchir, de penser, de changer d'avis… d'être juste vivant.

On devrait apprendre cette chance d'être un être humain, avant d'apprendre les tables de multiplication ou les conjugaisons. Des cours de développement personnel, des cours de bienveillance, du yoga, de la méditation des cours de mieux-être. C'est ce qui est utile dans la vie, bien plus que les fonctions affines, Thalès, Pythagore ou le passé composé. Être conscient qu'on est unique et différent et que ça fait notre richesse et notre valeur : être spécial, irremplaçable et précieux… et de faire de chaque pierre trouvée sur le chemin un pont vers le bonheur et pas un mur dans lequel on se cogne !

Apprendre le secret du bonheur. Le contentement : être content de ce qu'on est, être content de ce qu'on a, être content de ce que les autres sont, être content de ce que les autres ont.

—> Note à moi-même : Pour chaque situation de la vie, être en pleine conscience sur ce qu'elle pourra apporter de positif pour aller plus loin dans l'expression de ses facultés à être heureux.

La force de la jeunesse

Le téléphone sonne. Un numéro inconnu mais pas masqué. Je suis à la maison. Vic est toujours à l'hôpital. Ses analyses ne lui permettent pas encore de sortir. Plusieurs fois par semaine, je rentre le soir vers 22h30. Comme ça, je passe l'après-midi et la soirée avec Vic. Le matin, elle dort jusqu'à onze heures ou midi. Les infirmières respectent avec bienveillance son rythme. Après le repas, elle révise son brevet. Le soir, elle regarde des séries.

Le matin, je me lève pour mon fils et souvent on déjeune ensemble. Il a maintenant terminé les cours. Il révise pour le bac. Je me partage comme je peux pour distribuer mon amour et ma tendresse. Ils sont ma force. Ma Vie. Je suis épuisée par ce rythme effréné.

En six semaines, j'ai déjà 12 600 km au compteur. Vu le prix de l'essence, c'est un énorme budget. Sans compter les compléments de repas achetés à la supérette, ceux de la cafétéria, les cappuccinos qui remontent le moral (et font prendre du poids), les revues achetées à l'accueil de l'hôpital, les chips. Heureusement que l'association est là pour alléger le quotidien.

Ma sœur a pu prendre quelques jours de congé et elle est venue me seconder avant le Vanda. J'ai pu dormir un peu le matin et même lire un livre au lieu de faire le ménage car elle m'a délestée de cela aussi. Je n'avais plus que les médicaments et les repas à préparer. Une présence bienveillante en permanence à la maison. J'ai enfin nettoyé à fond ma chambre et je peux maintenant y dormir. C'est mieux que le canapé. Je me repose mais le stress est toujours là. Je décroche le téléphone.

« Allo ?
— Bonjour Madame. Vous êtes bien la maman de Vic ?
— Oui. Qui est à l'appareil ?
— Excusez-moi de vous déranger. Je suis Bertrand, le responsable jeunesse de la MJC[12]. Je m'occupe des jeunes adolescents. Ils sont très affectés par la maladie de Vic et nous souhaiterions faire quelque chose pour l'accompagner. De quoi a-t-elle besoin ? On ne comprend pas tout au sujet de sa maladie. On se sent tellement démuni. Je sais que vous avez fort à faire. Si je vous importune dites-le-moi.
— Mais non, vous ne me dérangez pas du tout. C'est vraiment gentil de votre part. Je vous remercie du fond du cœur. Je peux venir en parler si vous le souhaitez.
— Ça ne vous dérangerait pas ? Ça serait un grand plaisir de vous accueillir.

---

12 *Maison des Jeunes et de la Culture.*

— Oui, bien sûr. Merci à vous de penser à Vic. Vous savez ce dont elle a le plus besoin dans cette chambre stérile ? C'est de savoir qu'elle fait toujours partie du monde des vivants. Que ses amis ne l'oublient pas et qu'ils l'aiment toujours. C'est tellement important d'avoir l'impression d'être comme tout le monde, une ado comme les autres et pas juste une malade.

— On a des idées et on voulait vous les soumettre et vous nous direz si c'est bien pour elle. Quand êtes-vous disponible ? »

Je le remercie chaleureusement. Un rendez-vous est convenu pour le mercredi suivant à 11h. Je raconte vite à Vic combien ses amis pensent fort à elle.

—> *Note à moi-même : Toujours avoir confiance en la jeunesse, elle possède des pépites de ressources inimaginables.*

La MJC

On est déjà mercredi matin. Je m'habille jeune. Jean, baskets. Je me maquille et je me coiffe avec soin. La MJC se trouve à dix minutes de la maison. Je suis un peu stressée et je ne sais pas trop ce que je vais pouvoir leur dire. Ni ce qu'ils attendent de moi. Serais-je à la hauteur ? Je ne trouve pas tout de suite l'emplacement des locaux. Après quelques demi-tours, le voilà. C'est un espace aménagé d'un immense préfabriqué blanc avec une petite terrasse. De nombreux travaux d'enfants de tous âges ornent la devanture de la porte d'entrée.

Ça me rappelle un peu mes années de centre aéré. Je me suis toujours sentie proche des jeunes. À l'âge de onze ans, j'ai encadré des groupes. D'abord des missionnaires, puis la chorale, puis un groupe de jeunes de la paroisse, les centres aérés puis mes danseuses. C'est donc tout naturellement que je me trouve à ma place ici. Quelques-uns m'attendent dehors. Ils appellent Bertrand qui sort pour m'accueillir et me remercier d'être là. Il me fait entrer.

Sur la gauche, un espace rempli de travaux artistiques en cours. Sur la droite une trentaine de jeunes assis sur les fauteuils, les chaises et même sur le sol ou sur des coussins. Je reconnais des amis de Vic. La plupart me sont inconnus. Ils me sourient tous. À mon arrivée, chacun se tait. Je suis très émue. Je pense qu'eux le sont aussi. Il y a aussi bien des garçons que des filles. Des jeunes de plusieurs villages sont rassemblés dans cette pièce. Tous ne la connaissent pas personnellement. Ils sont juste touchés par son histoire.

« Bonjour Léa, vous permettez qu'on vous appelle Léa ?
— Oui, bien sûr.
— Voilà. Je m'occupe de ces jeunes depuis plusieurs années. Cela fait un moment que je les sens préoccupés par la maladie de Vic et ses conditions d'hospitalisation. Ils ont amené de nombreux amis que nous accueillons gracieusement car on sent qu'ils ont besoin d'un endroit pour s'exprimer. Ils voudraient, si vous le souhaitez et si ce n'est pas trop indiscret que vous leur expliquiez un peu ce que vit votre fille. Ils aimeraient aussi faire quelque chose mais ils ne savent pas quoi ? Peut-être pourriez-vous nous aider ?
— Oui, bien sûr. Avec plaisir. »

Un silence d'or envahit la pièce. Je ressens beaucoup de générosité et de bienveillance. Beaucoup d'amour aussi. Je leur souris. On peut encore sourire et c'est surtout salvateur de le faire. Je m'exprime doucement pour essayer de trouver les bons mots. Je vais parler avec le cœur comme je le fais toujours, c'est le meilleur moyen de ne pas me tromper.

« Bonjour à tous. Tout d'abord, je voulais vous remercier et vous dire que je suis profondément touchée par votre démarche. C'est vraiment génial pour Vic d'avoir des amis aussi géniaux. Elle est chouette la jeunesse. Je vais vous expliquer un peu mieux sa maladie. Vic a une leucémie, c'est un cancer du sang. C'est grave mais les médecins font tout ce qu'ils peuvent pour la soigner et la guérir. Il faut leur faire confiance. Elle ne peut pas venir vous voir car les traitements qu'elle prend tuent son immunité. Elle est donc très sensible aux microbes. On lui administre de nombreuses drogues, des chimiothérapies, de la cortisone à très haute dose et surtout de nombreuses transfusions sanguines. Pensez à donner votre sang quand vous aurez dix-huit ans. Dites-le aux adultes qui vous entourent. C'est vraiment important et ça peut sauver des vies. Ça sauve celle de Vic en tout cas. Toutes les drogues tuent les blastes, les cellules cancéreuses, mais tuent aussi les cellules qui lui permettent d'avoir une immunité contre les microbes du quotidien. Actuellement, la moindre bactérie peut la tuer ou la rendre gravement malade. C'est pour cela qu'elle ne peut être parmi vous, qu'elle ne peut pas aller au lycée, etc. Vic est très touchée par vos messages et vos attentions. Ça lui fait du bien. Elle a besoin de sentir qu'elle fait toujours partie de votre tribu. C'est vraiment important vous savez. Vous êtes des petits colibris… (je leur raconte alors la légende). »

Personne ne parle. Personne ne sait quoi dire. Tous me regardent. Je vois devant moi un parterre de jeunes attentifs, responsables, bienveillants, plein d'amour et de compassion.

Certains ont les larmes au bord des yeux. J'essaie de sourire un max pour compenser mais je suis aussi remplie d'émotions.

Bertrand prend la parole. Il semble très touché. Sa voix, avec sa sonorité grave et joyeuse, nous remplit de dynamisme.

« Alors voilà, on voudrait faire quelque chose pour Vic. Pour qu'elle sache qu'on pense à elle. On pensait faire un petit film. Une vidéo qu'elle pourrait visionner de sa chambre stérile. Qu'en pensez-vous ? Seriez-vous d'accord ?

— Oui, bien sûr. C'est une super idée. Ça va lui faire vraiment plaisir vous savez. »

Je reste encore un peu. Certains viennent me parler de leur relation avec Vic, combien ils l'aiment, qu'ils ne l'abandonneront jamais, que c'est une battante, qu'elle est merveilleuse. Je finis par prendre congé. Ils applaudissent chaleureusement. Les larmes montent. J'en essuie une que je n'ai pu retenir. Ceux que je connais viennent m'embrasser et me prendre dans leurs bras. Ils me transmettent des messages pleins d'espoir pour Vic. Je repars le cœur gonflé d'amour. Vic va être contente quand je vais lui raconter cela à l'hôpital cet après-midi.

—> *Note à moi-même : Quand tu ne sais pas quoi dire, parle avec ton cœur. Tu trouveras ainsi les mots justes.*

Pour toi Vic

La semaine d'après, Bertrand m'appelle. Il est tout excité. Le film est prêt. Ils y ont passé tout le week-end. Il me demande l'autorisation de l'envoyer et de le passer sur la page Facebook « On t'aime fort Vic ». J'accepte aussitôt. Je suis à l'hôpital. On regarde le film avec Vic. Je ne peux m'empêcher de pleurer de joie et d'émotion. Vic se retient mais a aussi des larmes qui perlent au bord de ses yeux. Elle sourit. Elle reconnait ses amis, les nomme, rigole gentiment de leur attitude, est surprise de voir aussi les gars se prêter au jeu. On le passe et on le repasse plusieurs fois pour mieux s'imprégner des détails. Une infirmière entre. On lui montre. Elle prend le temps de le regarder avec attendrissement.

Le film a été réalisé par un professionnel, bénévolement. Un avis a été lancé au collège et c'est plus d'une cinquantaine de jeunes qui ont participé à l'événement. C'est juste génial et ça montre tout l'espoir que cette jeunesse peut nous apporter pour rendre le monde meilleur qu'il n'est.

Le film commence avec Bertrand… les mains sur le cœur. On sent dans cet homme beaucoup d'amour et de bienveillance. Il semble bouleversé. Sa voix est grave. Le ton est amical. Cet homme de forte corpulence, la barbe naissante, le style baba cool, est un coeur sur pattes. C'est parti.

« Y'en a qui la connaissent… d'autres un petit peu moins mais l'essentiel c'est que vous soyez là pour vous réunir tous ensemble, partager un moment et lui offrir quelque chose »

Puis s'égrènent les premières notes de piano de la chanson de Jean Jacques Goldman… « Pas toi ».

Des pieds d'ado qui marchent de manière déséquilibrée sur un muret, un gars et une fille assis sur des marches qui sourient, des lèvres qui sourient, des yeux, des visages graves mais souriants, des sourires puis les deux ados se lèvent et marchent droit devant au milieu d'un parc verdoyant. Les voix off d'ado déclament sur la musique, les regards, les visages apparaissent à tour de rôle puis sur le chemin, des groupes de quatre, cinq, dix jeunes qui les rejoignent et marchent ensemble. Ils sont émus, sourient, rient font parfois les andouilles. Ils sont adorables. On les écoute de toutes nos oreilles et avec notre cœur.

« Graver l'écorce…
l'éternité…
clouer des portes…

s'emprisonner…
vivre des songes…
à trop veiller…
prier des ombres et tant marcher…
on peut se dire qu'il faut du temps…
on a beau écrire si noir sur blanc…
quoi que l'on fasse où que l'on soit…
rien ne t'efface…
on pense à toi…
passe les jours vides de sillon…
passe nos chances…
tournent les vents…
tes larmes brisent l'indifférence…
dans la maison mais sans amour…
reste l'absence obstinément…
y a pas de haine…
y a pas de roi…
ni dieu…
ni chaîne…
qu'on ne combat…
mais que faut-il ?…
quelle puissance ?…
ce n'est pas juste…
c'est mal écrit…
comme une injure…
plus qu'un mépris…
quoi que l'on fasse…
où que l'on soit…
rien ne t'efface…
on pense à toi…

quoi qu'on apprenne…
on ne sait pas…
malgré nos peines…
et bats-toi…
et bats-toi…
et bats-toi…
(en choeur) pourquoi toi ?…
pourquoi toi ?…
Bats-toi…
bats-toi…
et bats-toi !
et bats-toi.
on pense à toi…
on pense à toi…
on pense à toi…
pourquoi toi…
pourquoi toi ?
Bats-toi.

Dans la marche, certains sont interviewés personnellement. On a dû leur demander ce qu'ils aimeraient faire avec Vic quand elle sera sortie :

« Que je l'aime très très fort et qu'on mangera des tomates ensemble.
— Que je l'aime fort et qu'elle me manque.
— Qu'on l'aime. Elle nous manque.
— On… pense… fort… à.. toi.
— Bon… courage… On… te… soutient.
— Bonne… chance… Vic… On… t'aime »

Tous ensemble avec des points de vue différents, au bord d'un pont, dans un champ, coincés dans des jeux d'enfants, à califourchon les uns sur les autres, les doigts qui forment des coeurs, les bras en l'air et des olas.

« On est tous avec toi… Victoire,
— VICTOIRE,
— VICTOIRE,
— VICTOIRE. »

Son prénom est clamé à plusieurs reprises. C'est merveilleux. La spontanéité et la force de la jeunesse sont des perles de vie qu'il ne faut surtout pas négliger. Les jeunes sont souvent justes dans leurs propos car c'est le cœur qui parle. Ils dégagent tellement de joie. Ils diffusent tant d'énergie.

—> Note à moi-même : Écoute et entends la parole des jeunes et des enfants.

Le brevet des collèges

Fin juin 2014.

Cela fait plus de cinq mois que sa vie est rythmée par les chimiothérapies, les transfusions sanguines, les ponctions lombaires. La vie en dehors du monde ordinaire où devrait vivre une adolescente de quinze ans.

Bientôt deux mois que Vic est dans le protocole de soins Vanda. Elle n'arrive pas à sortir d'aplasie mais elle a quand même eu l'autorisation de rentrer à la maison tout en respectant le protocole très strict du régime protégé.

Elle ne peut toujours pas aller au contact de ses amis. Elle n'en peut plus. Moi, non plus.

« Je m'en fiche. Je fais ma fête même si je ne suis pas sortie d'aplasie. »

J'entends ça dix fois par jour. Je ne sais que répondre. Bientôt six mois qu'elle est enfermée. Là, on se prépare car elle va aller passer son brevet des collèges à l'hôpital. On a pu avoir une chambre, gracieusement, à la maison des parents pour ne pas faire la route entre les deux jours d'épreuves. Ça sera moins fatigant. J'en profiterai pour aller chez le coiffeur pendant qu'elle passera le français. Enfin.

Elle a droit au tiers-temps. Une très longue épreuve pour un malade. Cinq heures au lieu de quatre. Son amie de l'hôpital fera ses examens avec les perfusions accrochées à son bras. Elle remontera dans sa chambre en plein milieu car les nausées étaient trop fortes. Ils sont cinq à passer le brevet des collèges dans cet endroit.
Vic a peur de rater. Elle n'est pas allée en cours ordinaire depuis six mois et même si elle était bonne élève, elle doute fortement de sa capacité à réussir. Moi pas. Elle a tellement bossé. Elle a passé tout son temps dans sa chambre stérile à faire des fiches dans toutes les matières. Elle mérite tellement de réussir. Elle écrit bien.

Avant de commencer, elle va vite faire une prise de sang en hôpital de jour. Le personnel soignant lui souhaite bonne chance et la félicite pour sa tenue et son maquillage. On pourrait croire que c'est ici finalement la vie ordinaire.

Elle entre dans la salle de classe de l'hôpital, transformée pour l'occasion en salle d'examen. Je lui fais un petit signe de la main. Je vais en ville chez le coiffeur. Il faut absolument passer le temps du mieux possible. Prendre soin de soi dans ces moments est fondamentalement primordial pour tenir et avoir la sensation d'être vivante.

Cette escapade me fait du bien. Je reviens vers midi. Je ne veux surtout pas être absente quand Vic aura terminé. J'attends dans le hall.

« Madame, madame… »

Je me retourne. L'infirmière en chef qui vient vers moi à vive allure. Un énorme sourire illumine son visage. On dirait qu'elle a gagné au loto. Elle s'approche de moi et me prend dans ses bras.

« Vic est sortie d'aplasie.

— …

— On vient d'avoir ses résultats. Je ne savais pas trop quoi faire. J'attendais de vous voir. Je n'ai pas osé le dire de suite à Vic comme elle passe le brevet.

— Vite, allez lui dire. On s'en fiche ça lui fera tellement plaisir et ça lui donnera l'énergie pour continuer. En plus dans deux jours elle organise sa fête. Je suis trop contente. Enfin. Enfin on va pouvoir sortir un peu et faire ce qu'on veut. Merci. Merci de tout cœur.

— J'y vais tout de suite. »

Voilà. C'est pour cela que ces gens travaillent dans ces services où ils côtoient la mort d'enfants tous les jours, la souffrance et la détresse. C'est pour ces moments de joie qu'ils donnent aux malades et à leur famille quand enfin la libération arrive et en plus ils y sont un peu pour quelque chose. C'est juste merveilleux.

Victoire apparaît rapidement dans l'entrebâillement de la porte. Elle semble si joyeuse. Ça fait tellement plaisir. Moi aussi, je suis heureuse.

Enfin. Enfin, pendant une semaine on va pouvoir avoir une vie presque normale. Vic va revoir ses amis et vivre dans la vraie vie, avec ses potes. On va pouvoir aller dans les magasins, au restaurant. Vivre. Yeahhhhhh !

Elle se jette dans mes bras. Elle en a terminé son épreuve une heure avant !

« Maman, je suis désolée mais j'étais trop contente. Je n'ai pas pu continuer. J'ai vite conclu et je suis sortie. On va manger un burger ?

— Rhooo tu exagères. Tu aurais pu terminer quand même !

— Maman, je voulais sortir déjeuner avec toi. C'est trop bien, je vais même pouvoir organiser ma fête.

— On y va. »

On prévient Dany à la cafétéria. Elle est aussi contente que nous. On devrait faire un article dans le journal avec en gros titre :

« VIC EST SORTIE D'APLASIE, ON EST TOUS HEUREUX POUR ELLE ET SA MAMAN ».

La joie inonde nos cœurs, nos âmes et nos vies. Enfin !

—>Note à moi-même : Quelles que soient les circonstances attache-toi à trouver le côté positif et profite de ce bonheur comme si c'était le dernier.

Fast-food

On marche main dans la main. C'est la première fois depuis des mois qu'on éprouve tant de joie. Qu'on éprouve de la joie tout court. J'ai l'impression de pouvoir enfin respirer. De sortir de mon inertie. Ça fait vraiment du bien de la voir enfin heureuse, d'être toutes les deux si proches. Je l'aime tant. Vic me fait l'énumération de ce qu'elle va manger. Je lui propose d'aller faire les boutiques ce soir et de manger dans un grand restaurant.

« Non. Ce n'est pas possible. On ira demain. Je dois réviser mes fiches d'histoire ce soir.

— On s'en fiche. Tu as suffisamment révisé. Ce soir, on sort toutes les deux ! »

Après un moment d'hésitation elle acquiesce. Il fait doux. Le soleil est éclatant. Le ciel est d'un grand bleu. J'ai l'impression que tout le monde est joyeux dehors. On se pose en terrasse. Il ne reste qu'une table de libre. La nôtre. Elle nous attend. Toutes les autres tables sont remplies de jeunes qui se gavent de frites, de hamburgers et de glaces à la chantilly.

« Beurk. C'est trop sale maman. »

Après avoir vécu dans un milieu stérile pendant des mois, se retrouver de but en blanc dans la vie pleine de bactéries est un peu particulier. Je sors mon flacon de solution hydroalcoolique qui ne me quitte plus. Elle se frotte les mains et nettoie son coin de table. Elle fait son choix et je vais commander à l'intérieur. Je la vois par la fenêtre faire des tonnes de selfies. Tout le collège doit être déjà au courant. Je reviens avec le plateau rempli de « crasses », de sauces, un burger, un wrap au poulet, des frites et des potatoes. Les yeux de Vic sont pétillants. Son sourire est radieux. Je pose le plateau. Je me mets en face d'elle pour mieux la voir rayonner.

« On fait un selfie toutes les deux maman ?
— D'ac ! »

Je me prête au jeu. Je fais partie de sa storie. C'est cool. Un honneur !

« Maman, c'est trop bizarre. D'un seul coup on se retrouve là. Hier, il fallait faire attention à tout et là, c'est terminé. Demain, on fait une raclette ?
— Oui ma chérie.
— Cool ! »

La vie est redevenue belle. Que ça fait du bien. Mais il faut faire vite. Les mathématiques sont à 14h. Il ne faut pas arriver en retard. Ce fast-food est le plus savoureux du monde ! Il a un goût de bonheur. Un goût de sortie d'aplasie. Un goût de Vie. Un goût d'amour. Le goût du bonheur.

—> Note à moi-même : Un des secrets du bonheur ? Être près des gens qu'on aime.

On fait quoi après les maths ?

Pendant son épreuve de l'après-midi, je suis restée dans la chambre. Quelques coups de fils à des amis, à la famille, faire la sieste et lire un peu. Savourer ce bonheur nouveau. Je vais l'attendre à la sortie de l'épreuve. Je m'installe avec mon livre sur la terrasse en bois face à la porte pour être sûre de ne pas la louper. Elle sort une heure avant, pressée de faire les boutiques et peut-être de me retrouver. Une soirée joyeuse mère/fille nous attend enfin.

« T'es sûre que c'est pas grave si je ne révise pas mes fiches pour l'histoire de demain ?
— Mais non. Ne t'inquiète pas. Tu as suffisamment étudié comme ça. Allez ! On bouge. »

On entre dans le premier magasin de la rue principale. Une boutique de jeunes avec des vêtements pas trop chers. Elle saute sur tout. Elle veut tout. Elle accorde des tenues différentes. Elle est tellement euphorique… et moi aussi. Je l'aide à choisir. On a les bras remplis de vêtements. On arrive aux cabines où les vendeuses nous regardent bizarrement. Elles ne veulent pas que je rentre. Une seule personne. Celle qui essaie. C'est la règle. Je leur explique discrètement. Finalement, elles me laissent accompagner ma fille. Vic essaie tout. Assemble. Accommode. Se régale. Je lui ai donné carte blanche. Ce soir, c'est une princesse. C'est ma princesse.

« Alors tu choisis quoi ?
— Je peux prendre celle-là ? Et puis celle-là aussi. Et j'aime bien ces deux-là mais je ne sais pas quoi choisir. Je les prendrai une autre fois. »

Il y a des tee-shirts, des sweats, une jupe, deux pantalons, un caleçon. Le prix reste raisonnable.

« Prends tout. Je te l'offre. Tu l'as bien mérité.
— Oh merci maman. Tu es la meilleure maman du monde. Je t'aime maman. »

Elle me saute au cou. Je l'embrasse très fort. Enfin, elle me donne l'autorisation de l'aimer pour de vrai. Six mois que je suis avec elle quasiment 24h/24. Aujourd'hui, pour la première fois, je peux la prendre dans mes bras et lui donner mon amour sans contrainte. On est tellement heureuses. Les vendeuses nous regardent. Il est l'heure de fermer le magasin et nous on arrive avec notre gros tas d'habits. Avec patience, elles passent les étiquettes au scanner. Vic sourit. Ça fait tellement du bien. On sort avec deux sacs remplis.

Maintenant, il faut trouver un restaurant. Je veux marquer le coup avec une grande enseigne gastronomique. Je lui permets de boire l'apéritif. On choisit un cocktail à base de champagne. Ça le vaut bien. Elle prend des moules farcies et moi des huitres chaudes, une pâtisserie au chocolat, avec de la glace et de la chantilly en dessert. C'est Noël. Un serveur très classe nous sert avec grâce et professionnalisme. On exulte de joie et de bonheur. Le premier plat arrive. Dès que Vic commence à y toucher, ça l'écoeure. Elle s'excuse. Elle n'arrive pas à manger. Elle est devenue triste. Là, d'un coup… d'un seul coup.

« Ce n'est pas grave. Fais-moi goûter. Tu prendras le dessert. La glace ça passe mieux. Prends du pain avec de la tapenade, tu aimes bien. »

On passe un beau moment mais je la sens énormément fatiguée. Sa journée d'examens, la sortie dans le monde ordinaire, les boutiques et maintenant le restau l'ont exténuée et demain il y a encore l'histoire. On ne traîne pas. On retourne à la chambre pour dormir et être en forme demain. Elle n'a quasiment rien touché. Elle avait tellement d'envies. Rien n'est passé.

—> *Note à moi-même : Faire des folies.*

La fête

Vic est sortie d'aplasie depuis deux jours. Une semaine entière sans aller à l'hôpital. C'est ce qu'ils appellent l'intervalle thérapie. Une semaine de chimios pendant cinq jours suivie d'une semaine cool à vivre la vraie vie. C'est le temps de la cure de méthotrexate qui va durer deux mois. Tout l'été. Yeahhh : la liberté pendant deux mois. Retrouver la Vie, les copains et pour l'instant, vingt-quatre heures pour préparer une fête avec plus de cinquante ados ! Vic a eu l'autorisation des propriétaires du champ et des voisins, qui ne savent pas quoi faire pour lui faire plaisir.

On va faire les courses, je prépare des salades, des pizzas, des gâteaux. Les gobelets, les assiettes, les tentes, les sacs de couchage, les guirlandes multicolores qu'on accroche dans les arbres, les rallonges qui descendent le long de nos escaliers, longent la route et vont au milieu du pré, la sono. Une rave party spéciale sortie d'aplasie. Le pur bonheur… ou le bonheur à l'état pur !

Vers 19h, les amis commencent à arriver pour préparer, serrer la survivante Warrior dans leurs bras et rire… RIRE… des milliers de rires, des cris de joie fusent de partout. Je suis profondément heureuse.

De ma terrasse, je surplombe le grand champ de châtaigniers où a lieu la fête et je me délecte de ce spectacle extraordinairement joyeux. Une amie est venue m'accompagner et se réjouit tout autant que moi. Les jeunes passent, repassent, vont aux toilettes, se changent dans sa chambre, dans la salle de bain. J'ai interdit l'alcool, mais je sais qu'ils en ont caché dans des sacs. C'est de bonne guerre. Je ferme les yeux. Je ne dis rien. À l'hôpital, quand j'ai demandé, ils ont dit que raisonnablement c'était possible. Moi j'espérais qu'ils disent que ce n'était pas cohérent et incompatible. Comment voulez-vous raisonner une ado de quinze ans qui vient de passer six mois enfermée ? Je descends les rejoindre uniquement pour amener le dessert. Ils ont l'air seuls au monde. De loin, je les observe. Je suis là. Je veille. Elle passe de l'un à l'autre afin de profiter de chacun au maximum. Mais comment rattraper six mois de cette vie-là en quelques heures ?

À quatre heures du matin, je débranche la prise électrique car ils refusent de baisser la musique. Comme on est dans une cuvette, ça résonne. J'ai peur que la police ne vienne gâcher la fête.

Le lendemain matin, au lever du soleil, ils sont tous endormis dans les tentes ou blottis dans leur sac de couchage. Il ne fait pas froid. Le soleil caresse leurs visages angéliques. Je vais acheter des petits pains au chocolat, des céréales, du jus de fruits et je descends proposer le petit déjeuner.

« Merci madame pour cette fête. C'est la plus belle fête qu'on ait jamais vécue. Vic est merveilleuse. On est tellement contents de la retrouver enfin. »

Ils sont tous unanimes… sauf son petit ami. Elle l'avait rencontré peu de temps avant sa maladie. Il l'a accompagnée tout au long des soins. Pour cette soirée spéciale, il pensait qu'il aurait sa Vic pour lui tout seul. Mais elle avait tellement besoin d'être avec tout le monde et de se sentir exister parmi les siens qu'elle n'a pas passé beaucoup de temps seule avec lui. Il lui en a voulu. Il l'a quittée. Les amours d'adolescentes fragiles la blesseront et la laisseront dans l'incompréhension. C'est ça aussi sortir d'aplasie. On croit que tout va être génial, que tout va être comme avant. Mais tout le monde a évolué dans son milieu et on se retrouve au bout de six mois changés. Sortir d'aplasie c'est se confronter à ces changements de la vie qui seraient certainement passés facilement sans ces épreuves mais qui maintenant vont être extrêmement violents.

D'un côté, une ado qui a souffert dans son cœur, dans son âme et dans son corps et qui a compris qu'elle était mortelle à l'heure où tous les ados se sentent les plus puissants du monde. Une ado qui a mûri et qui est devenue adulte avant

l'heure. Une ado qui a dû se prendre en charge pour survivre à ce crabe.
De l'autre, des adolescents, qui ont vécu leur vraie vie d'adolescents et qui pensent que maintenant tout est fini et que tout va redevenir comme avant. Des ados qui n'ont pas compris à quel point plus rien ne sera jamais comme avant.
Vic a tellement souffert !
Quelle oreille sera capable de la comprendre, de l'écouter, de la soutenir, de l'assister sans la juger ?

« Merci maman pour cette belle fête. Merci pour les tits déj, ils étaient tous ravis. Ils m'ont dit que c'était leur plus belle fête .
— Je t'aime fort. Tu es merveilleuse. »

Je la serre fort dans mes bras. Maintenant, il faut tout ranger. Lundi on retourne à l'IHOP. Première phase de l'intervalle thérapie. Première cure de Méthotréxate. Et hasta la vista ! Neuf jours complets sans médicament, sans hôpital. Sans l'ombre malveillante du cancer. Mais ça, c'est ce que je m'imagine.

—> Note à moi-même : Profite au maximum de l'instant présent car tu ne sais pas ce qui va arriver demain... Dans les moments difficiles, tu pourras repenser à ces moments de douceur. Ceux-là, personne ne pourra te les reprendre.

Premier intervalle thérapie

7 juillet 2014.

Le rendez-vous est à 9h dans le service. Du coup, on ne se lève pas trop tôt. J'ai dit au taxi d'arriver à 7h30. Ça suffira. On sera un peu en retard mais tant pis. Vic pourra dormir un peu plus. Moi aussi. De toute façon, on attend toujours. On va y rester cinq jours. On n'est pas à quelques minutes.

Sandro est là à l'heure. Il porte nos sacs. Il est toujours aussi beau, tellement jeune et tellement souriant, blond, en jean baskets. Il a toujours le mot pour rire. L'anecdote qui va nous faire sourire Vic.

« Alors cette fête ? J'ai vu les photos sur insta, ça a donné !
— Oui, c'était trop bien. Mais mon copain m'a jetée !
— T'inquiète, t'en trouvera un autre de copain ! Un de perdu, dix de retrouvés !
— J'en ai pas besoin de dix ! T'es trop naze ! »

On éclate tous de rire !

Ce qui est sympa avec Sandro, c'est qu'il peut tout dire à Vic. Tout ce qui sort de sa bouche est accepté avec le sourire. Il est franchement adorable. Les trajets sans lui sont juste ternes et mornes et on n'aime pas quand il a un empêchement. C'est un soleil, une étoile dans notre univers. Grâce à lui on rayonne. Il faire rire Vic de ses histoires tout le long du trajet. Moi j'écoute… heureuse de cette animation tombée du ciel.

« Bon alors, aujourd'hui je vous laisse et je repars. Je viens vous rechercher vendredi ? C'est ça ?
— Oui c'est ça.
— À quelle heure ?
— Le plus tôt possible. On ne veut pas rester ici.
— Cette semaine c'est les résultats du brevet ? Alors Vic, tu le sens comment ?
— Pfff… Je sais pas. En tout cas je repiquerai pas. Je veux pas être en troisième alors que tous mes potes seront en seconde. Je veux aller au lycée !
— Tu vas y aller, c'est sûr. »

On la rassure à tour de rôle. Elle est rayonnante. La sortie d'aplasie et le retour dans la vraie vie lui vont à ravir. On peut enfin regarder vers demain plus sereinement. Un peu. On arrive à l'hôpital. Il nous accompagne jusqu'au deuxième. Puis, il prend congé. Avec le sourire. Comme s'il nous laissait à l'entrée de la fête foraine. Ça fait du bien. Toujours un dernier mot pour rire.

« Fais pas trop la fête Vic !
— Pffff ! »

Je le regarde avec un énorme sourire. Jamais je ne pourrai le remercier comme il se doit pour ce qu'il fait. Juste être normal ! Jeune et normal. Et voir Vic comme une ado pas comme une ado malade ou pire comme une cancéreuse. Une personne ne se résume pas à sa maladie ni à son handicap !

Les infirmières prennent en charge Victoire. Une chambre double lui est attribuée.

Intervalle thérapie veut dire plus de résistance aux microbes donc plus de partage. L'équipe médicale l'a mise avec une jeune de son âge qui a un lymphome. Elle aussi attend ses résultats du brevet. Elle était en soins pendant les examens. Branchée de partout, elle avait dû remonter un moment dans sa chambre tant les nausées et la fatigue étaient fortes. Jeudi on aura les résultats !

On prend nos quartiers. Je sympathise un peu avec la maman de Chloé. Elle est prof. Elle galère pour accompagner sa fille. Entre les absences, les emplois du temps, les rattrapages. Elle est épuisée et incomprise dans l'établissement. Quand elle a dit à son chef qu'elle avait besoin de temps, qu'elle voulait prendre ses « douze jours enfant malade » de manière éparse pour accompagner sa fille selon ses besoins et perdre le moins de salaire possible. Il s'est mis à hurler. Il l'a pointée du doigt et était tellement en colère que sa main tremblait. Elle en pleurait tellement fort qu'elle en a saigné du nez violemment. Ils sont allés chercher l'infirmière scolaire. Finalement il s'est adoucit. Un peu, juste quelques jours. Ses parents qui habitent près d'ici l'accompagnent à temps complet. Ils passent à tour de rôle leur journée avec Chloé. Je l'envie.

Vic a décidé que Chloé ne serait pas son amie. Ses amies sont dans son collège. Moi, j'aurais aimé qu'elle se lie d'amitié avec quelqu'un d'ici. Je me dis que ça lui aurait fait du bien d'autant qu'il n'y a pas de groupes de paroles pour les jeunes et que l'accompagnement psy est inexistant puisque Vic l'a refusé. Je ne dis rien. Mais j'espère au fond de moi que quelqu'un de plus spécialisé pourra quand même l'accompagner dans son quotidien.
Il y a très peu d'actions dans le quotidien de ces ados malades. Elle a bénéficié d'un soin de réflexologie plantaire, d'un soin du visage. La ligue contre le cancer est venue deux fois à la maison avec une esthéticienne fabuleuse et un psy en or. Un psy comme je n'en ai croisé nulle part ailleurs. Il me booste et m'apporte du positivisme, de la joie, de la bienveillance, beaucoup de réalisme, de disponibilité et des sourires. Il y a aussi des journées, des week-ends, des billets pour des spectacles portés bien souvent par les associations et par les deux éducatrices de l'hôpital. Mais ce n'est pas facile d'intéresser Vic. Elle rejette en bloc tout ce qui pourrait avoir du lien avec cette maladie.

Les examens s'enchaînent, les recommandations, les chimios arrivent, avec des couleurs toujours plus originales

les unes que les autres. Des couleurs fluo. C'est joli finalement. Si ce n'était aussi invasif, on pourrait trouver ça rigolo. Les jeunes en blaguent parfois dans le couloir.

« Tu as fait pipi quelle couleur ?
— Moi ? Violet ! Et toi ?
— Moi jaune fluo !
— La nuit c'est phosphorescent ! Je n'ai pas besoin de lampe torche !
— Pas de problème si ton tel est déchargé pour bien viser la lunette quand y a plus de courant ! »

Ils joignent le geste à la parole et partent d'un grand fou rire. Je ris avec eux. J'attends dans le couloir quand Vic dort pour ne pas la réveiller. Assise tantôt sur un fauteuil pour enfant à ras du sol, tantôt sur un siège pour adultes. Ça dépend des disponibilités. Je partage des moments avec des petits et des grands malades. Parfois même avec des parents. Petit à petit, je sors de ma bulle. J'échange enfin avec les autres. La sortie d'aplasie nous a offert l'ouverture de la porte des possibles.

L'un a un cancer du cerveau. Il a été trépané. L'autre une leucémie aussi. Un autre un sarcome à la jambe, on va l'amputer. Ça ne le sauvera pas. Un autre un cancer qui s'est logée au niveau du conduit nasal. On va l'ouvrir pour retirer la tumeur puis il y aura des rayons. Un petit a une leucémie myéloïde. Il passe son temps à nous faire des tours de magie. Il rigole tout le temps. Son âme d'ange nous illumine aujourd'hui chaque nuit quand on regarde les étoiles. Un autre âgé d'environ trois ans monte sur la potence et son père le fait rouler à toute vitesse dans le couloir. À cet étage, un nouveau monde se construit où chacun prend sa place dans une société nouvelle. Je découvre une vie. Une autre vie. La Vie ici. Il y a de la joie. Il y a des jeunes, des ados, des enfants qui vivent à fond, qui blaguent, qui jouent. Ça fait six mois que l'on fréquente cet hôpital, et mon regard change. Je deviens plus sociable. Je crois que maintenant, j'accepte de faire partie de ce monde. Ce monde, qui finalement, devient ma famille, mon univers, celui où je me reconnais, celui où on me comprend, celui où je me sens bien, comprise, sans avoir besoin de parler ou d'expliquer. Celui où maintenant je suis capable de sourire et même de rire.

—> Note à moi-même: Quand tu n'en peux plus, dis-toi que le temps fera son affaire. Ce n'est que passager. Un jour ça fera moins mal.

Fred et Lola

Je suis réveillée tôt. Je dors dans le lit des parents près de Vic. On est trois dans la chambre. Vic, Chloé et moi. Je commence à faire des nuits un peu plus longues et moins traumatisantes. Mais seulement 6 ou 7h. Je me lève et je vais vite prendre une douche, dans cet espace médicalisé, avant que les autres parents n'arrivent. À 8h, je suis à la cafétéria avec un livre. La cantinière m'aime bien. Moi aussi. C'est mon rayon de soleil. Elle me bichonne. C'est ma petite mère. Ma maman d'adoption. Ma maman de cœur. Je l'adore. Je ressors toujours avec le sourire de la cafet. Elle sait trop comment s'y prendre et elle a un cœur d'or. D'origine italienne, elle est très belle, brune, un peu ronde, habillée très jeune et à la mode. Elle avoisine les cinquante, cinquante-cinq ans, je ne sais pas. Je ne lui ai jamais demandé. Peu importe. Son cœur a vingt ans.

Ensuite, je prends mon bouquin et je m'installe, dans le couloir, près de la chambre de Vic. Je ne veux pas qu'on la réveille. Je veille. Pendant qu'elle dort, elle ne pense pas à sa maladie. D'autres parents tiennent absolument à ce que leurs enfants gardent le même rythme de vie qu'avant la maladie. Moi je m'en fiche. Il sera bien temps de le retrouver quand ça sera le moment. Qui a tort ? Qui a raison ? Nul ne le sait. Chacun fait comme il peut, avec les moyens qu'il a.

Ce matin, des nouveaux arrivent. En panique. La petite n'a pas trois ans. Elle occupe la même chambre que nous quand on est arrivées, le 16 janvier, il y a 6 mois. Sur la porte, il est écrit Clothilde. La petite est très belle. Je l'entraperçois quand la porte s'ouvre. Elle a de jolis cheveux de bébés, légèrement bouclés. De grands yeux marron. Une peau blanche et laiteuse. Sa maman est assise à côté d'elle et ne bouge pas. Elle est très chic, brune, avec des lunettes noires. Elle a les yeux rougis. Elle est vissée sur son fauteuil. Ne parle à personne. Ne dit pas bonjour. Son mari, un grand chauve tatoué sort toutes les cinq minutes. Il va voir les infirmières. Descend boire des cafés. Me dit bonjour. Il a l'air gentil. Plusieurs fois il me demande si je veux boire quelque chose. Je refuse encore et encore. Il réitère dès qu'il sort de la chambre. Je refuse à chaque fois. Je ne le connais pas et je ne vais pas boire un café avec un homme marié. Même dans un hôpital. Poliment, je refuse. Il va fumer une cigarette avec son gobelet de café noir. Parfois sa femme l'accompagne. J'apprends qu'elle s'appelle Lola. J'adore ce prénom, ça me fait penser à la chanson de Renaud qui est mon chanteur favori. Lui c'est Fred.

La petite pleure beaucoup. On l'entend à travers les murs. C'est absolument déchirant de l'entendre. Parfois, elle hurle tellement fort ! Pour les ponctions lombaires et les soins douloureux, nos grands savent se contenir. En tout cas, ils essaient. Mais des petits de cet âge ne comprennent pas ce qui se passe et la douleur est si intense.

De ma place, je vis la vie qui se déroule dans le couloir. Un peu comme dans une pièce de théâtre improbable. J'entends parfois les sons de voix, les conversations. Lola est en larmes, Fred le grand gaillard aussi. Tous les médecins viennent de rentrer dans la chambre. J'entends malgré moi. Ils ont laissé la porte entre-ouverte par inadvertance.

« Votre fille a un neuroblastome. Elle a d'énormes tumeurs accrochées autour de son estomac. Il va falloir la mettre sous chimio pour les réduire puis il faudra l'opérer.

— Mais donnez-lui du doliprane. Ça va passer. Je vous dis que ça va passer. Nous on ne reste pas là. On est en vacances. On repart ce soir. Donnez-lui du doliprane je vous dis. Le doliprane, ça suffit ! Vous m'avez bien compris ?! C'est ma fille. Je sais ce qui est bon pour elle ! Je vous dis de lui donner du doliprane ! »

La porte se referme. Les conversations se font plus étouffées. Tant mieux. Je ne suis pas obligée d'entendre. C'est dur. Voir ces gens arriver et faire leurs premiers pas dans cet enfer. Enfer, dont on ne sort qu'après des mois ou jamais.

Une autre jeune arrive. Elle a de longs cheveux blonds, bouclés. Elle est en fauteuil roulant. Elle doit avoir l'âge de Vic. Elle fait la tête à sa mère qui désespérée vient me parler.

On échange un peu. Je lui dis qu'elle ne s'inquiète pas. Ma fille a son âge. Ce sont des ados. Ils n'ont que nous pour se mettre en colère. Elle m'explique que sa fille a une leucémie myéloïde. Il ne lui reste que cinq cents plaquettes. Ils doivent la transfuser en urgence. Il ne lui restait que quelques heures à vivre. Ils l'ont emmenée en hélicoptère car ils sont très loin. Trois heures de route en voiture. Je me dis que finalement, j'ai de la chance. C'est ça aussi. Voir que les autres sont plus malheureux que nous et se dire qu'on a de la chance. Oui. Ma fille a un cancer. Mais finalement, j'ai de la chance. Elle a un des cancers qui se soignent le mieux. C'est con ! C'est égoïste ! Mais chacun fait comme il peut pour survivre à tout ça et rester positif. Sa fille doit être greffée dans les plus brefs délais. Direct au troisième pour plusieurs mois.

Une autre est là avec son bébé de quelques mois. Elle est allée aux urgences pédiatriques avec son enfant couvert d'une multitude d'hématomes. Ils ont appelé la police. Ils lui ont retiré le nourrisson. Ils l'ont interrogée. Ça a duré le temps de s'apercevoir que ce n'était pas de la maltraitance infantile mais un cancer du sang. La maman est doublement traumatisée.

On les voit arriver les nouveaux. C'est facile. Ils ont des cheveux. Ils ne parlent à personne. Les autres, ils ont une perruque, un foulard, un bandeau ou parfois rien. La plupart du temps ils rient. Ils profitent de chaque seconde de bonheur qu'il leur est accordé de vivre. Ils profitent de chaque minute. Ils profitent un max du moment présent. Ici.

Maintenant. Prendre tout ce qu'il y a prendre. Profiter d'être vivant. Vivante.

—> Note à moi-même : Tant que tu respires c'est que tu n'es pas morte ! Alors vis, espère et profite de tout ce qui t'est donné comme expériences de Vie.

Résultats

On est déjà jeudi. Vic doit boire beaucoup pour éliminer les drogues. Ses urines sont surveillées. Ses prises de sang aussi. Si sa numération et ses résultats sont bons, on peut partir demain et ça nous fait une pause de neuf jours ! NEUF JOURS ! NEUF JOURS COMPLETS !

On croise les doigts. Je saoule Vic à lui dire de bien boire. Mais elle a aussi envie de sortir vite. Alors elle boit. Les clowns viennent dans sa chambre pour la distraire. Elle refuse de rire à leurs blagues : « c'est pour les bébés ».

L'esthéticienne est venue l'aider à maquiller ses sourcils. On est descendues parfois à la salle de jeu. On a fait un billard. Des amis sont venus la voir. Des copines à moi aussi. Ça fait du bien. On passe quelques beaux après-midis. On rit, on joue, on s'amuse. Le soir, je vais acheter à manger à Vic. On se fait chinois, pizzas, burger. C'est elle qui décide. Tous les soirs, j'essaie de lui faire plaisir d'une manière différente. Elle redécouvre doucement les sensations gustatives de cette nourriture qui lui était interdite.

Aujourd'hui, on attend avec impatience les résultats du brevet des collèges. Vic s'est levée tôt. 9h ! On se jette immédiatement sur le site du rectorat, en espérant qu'il ne buggue pas. Je suis toute tremblante à côté de Vic. Sa collègue de chambre fait la même démarche. Des infirmières passent et regardent à la porte avec un air interrogateur. Elles semblent aussi pressées que nous. Vic est fébrile aussi. Elle vient de trouver la page. Elle entre ses identifiants un à un.

Reçue ! Avec mention !
Du premier coup !
Sans rattrapage !
Sans le dossier scolaire.
Anonyme.
Comme tout le monde.

Qui a dit qu'il fallait qu'elle se repose ?
Que ce n'était pas grave si elle ne l'avait pas.
Que ce n'était pas grave si elle redoublait ?

Chloé aussi a réussi.
Avec mention !
Et bim !

Je vois un énorme sourire se dessiner sur le visage de ma fille adorée. On fait un check !

« Yeahhhhh. Bravo ! T'es la meilleure. Bravo ma Vic. Je suis trop fière de toi ! Bravo à toi aussi Chloé. »

Elles sont trop contentes toutes les deux. Les infirmières viennent féliciter les filles. C'est la fête. Deux fêtes en quelques jours. La vie est belle en fait !

« Du coup je vais au lycée à la rentrée maman ?
— Oui ma chérie.
— Chui trop contente.
— C'est grâce à toi. Grâce à ton travail. Tu es trop forte.
— Pourtant, chui même pas allée en cours.
— Tu vois, je te l'avais dit que tu y arriverais. »

On se prend dans les bras. Je vais embrasser aussi Chloé. Sa maman arrivera cet après-midi. Elle ne pouvait être là ce matin. Elle m'a un peu confié sa fille. Les infirmières viennent me voir quand je passe dans le couloir. Elles ont décidé d'organiser une petite fête ce soir. C'est une surprise. Je les remercie. Je veux apporter quelque chose. Non, elles s'occupent de tout. Quand j'entre dans la chambre, Vic qui me connaît par cœur voit que je lui cache quelque chose. Elle arrive à me sortir les vers du nez et je lui dis ce qui se trame pour ce soir. Les jeunes du service qui ont passé le brevet l'ont eu avec mention. Tous ! Trois sont dans le service en intervalle thérapie.

« Nan mais t'as cru que j'allais fêter mon brevet ici ? Certainement pas ! Je vais le fêter avec mes amis. Ici, je n'ai pas d'amis ! Ce ne sont pas mes amis ici !
— Oui. Mais c'est quand même vraiment gentil de leur part. On ira. On boira un verre avec elles. Tu pourras bien sûr faire la fête avec tes amis.

— D'accord. »

Vers 18h, les infirmières viennent nous chercher. On n'avait pas le droit de sortir de la chambre pendant les préparatifs.

Au milieu du couloir, une grande table avec une nappe blanche. Des ballons de toutes les couleurs ont été gonflés. Des confettis sont sur la table. Un buffet de canapés préparés par le cuistot. Des vrais petits fours ! Au saumon, à la tapenade, au pesto, des mini feuilletés, des jus de fruits. Toutes les infirmières sont là, les aide-soignantes, les médecins du service. Ils font une haie d'honneur quand les trois jeunes filles avancent. Elles ont chacune un siège qui leur est réservé. Tout le monde les applaudit. On boit. On mange. On rit. Même Vic. Fred sort à ce moment avec Lola. Ils nous regardent interloqués. Comme, sûrement j'aurais pu le faire il y a six mois. Je ne comprenais pas alors qu'on pouvait rire dans ce lieu qui ne me semblait qu'un lieu de malheur. Pourtant, ici aussi la vie continue. La joie fait partie de la Vie.

Les filles fatiguent vite. Le personnel doit retourner auprès des malades. Les repas vont être distribués. On retourne dans la chambre.

« Alors tu veux manger quoi ce soir ?
— Chinois ?
— Ok. Je t'envoie un message quand je suis en bas avec le repas.
— Ok. On mange en bas ?

— Oui. Ça changera.
— D'ac. À tout de suite mamoun. »

Je l'embrasse et je la prends dans mes bras. J'appelle son frère. Demain, on fera la fête en famille. Lui, il va bientôt avoir ses résultats du bac. Malgré toutes les épreuves de cette année, il a su rester studieux et a préparé avec beaucoup de rigueur son bac S.
Quelques jours plus tard, c'est lui qui sera reçu avec une admission dans la fac qu'il voulait. STAPS, sciences et technique des activités physiques et sportives. Je suis une maman comblée. J'ai la chance d'avoir mes deux enfants. Vivants. Heureux. Ils ont chacun réussi leurs examens. Je suis juste trop fière. Les messages de félicitations pleuvent, tant par SMS que sur la page Facebook. C'est la gloire. Ouais. C'est ça. C'est la Gloire. Ce sont ces petites choses du quotidien qui donnent toute la saveur à la Vie et qui nous permettent de nous délecter de chaque seconde qui passe. Je m'endors apaisée et heureuse.

Le lendemain, les résultats sont bons. À 15h le taxi est là. On veut rentrer rapidement chez nous. Neuf jours ! Neuf jours de grandes vacances. La vie est belle. On a tellement de chance. On est en France. Tout le monde est ici logé à la même enseigne. Il n'y a que des enfants qui sont tous soignés sans regarder les moyens financiers de leurs parents. Tous !

Il y a quelques semaines, j'avais croisé à hôpital de jour, un jeune syrien, atteint aussi d'une leucémie. Ses parents

avaient dû vendre leur maison et demander le statut de réfugié politique. Ils n'avaient plus rien. Hébergés dans des logements d'urgence, ils bénéficiaient de l'aide du secours populaire pour survivre au quotidien.
Moi, en vendant ma maison, j'aurais juste pu lui offrir trois ou quatre mois de soins pour tenter de la sauver. Et après ? Et dans les autres pays ? Comment font-ils ?

Je sors de l'hôpital, avec Vic accompagnée de Sandro, qui comme à son habitude porte nos sacs avec toute sa générosité et son humour.

« Bah tu vois ? J'avais raison ! Tu l'as eu ton brevet ! Tu me dois un restau.
— T'as craqué ! Je t'ai jamais promis ça. »

Le retour se fait dans la joie et la bonne humeur. C'est chouette. Demain, j'irai au marché acheter le meilleur pour retaper Vic. Ce soir raclette avec des amis pour fêter les examens. J'irai commander des pâtisseries. Les meilleures de la ville. Et champagne ! La vie est belle.

—> Note à moi-même : Être heureuse de payer des taxes... et tant mieux si c'est pour rien, ça veut dire que je n'en ai pas besoin et que tout va bien ! De toute façon on n'a pas le choix !

Un voyage ?

Val est là. Elle m'aide à préparer la fête de ce soir. Vic fera le before ici, puis ira en boîte avec ses amis et son frère. On débouche le champagne. Tout le monde est heureux. Vic a mal au ventre. Elle a mangé trop de fromage. On rigole.

« Je vais devenir grosse !
— Ça ne craint pas ! Tu as de la marge. »

Au vu des kilos qu'elle a perdu, elle qui était déjà fluette, ça ne lui fera pas de mal et ça lui redonnera un peu de forces. En temps ordinaire, je ne l'aurais pas autorisée à aller en boîte. Mais là, comment lui dire non ! Impossible ! Et si elle meurt demain ! Non, je ne veux pas lui refuser cela. J'irai la chercher à deux heures ! Val attend avec moi. On boit une tisane sur la terrasse. Il fait doux, c'est le début de l'été. On est bien. Enfin.

« On a vu avec la trésorière de l'association. On a un peu d'argent de côté. Du coup, on pensait, comme Vic peut enfin sortir un peu, lui faire plaisir. Vous pourriez partir quelques jours ? Ça vous ferait du bien.

— Oui, je sais bien. Mais je dois faire attention. On ne sait jamais. On ne peut pas se le permettre financièrement. C'est déjà tellement cool d'être à la maison. Libres.

— On ne t'a pas dit de payer ! On paie tout avec l'association. On a eu des dons et on a vendu beaucoup de bracelets. Tu en penses quoi ? Qu'est-ce qu'elle aimerait faire Vic ? On pourrait lui faire une surprise ?

— Elle rêve de nager avec les dauphins.

— Tu n'as qu'à l'emmener à Antibes. Y a un parc avec des dauphins mais je ne me rappelle plus le nom.

— C'est pas Marine quelque chose ?

— Oui Marin'land !

— Elle pourra nager avec les dauphins ?

— Bah, je sais pas. On regarde sur internet ?

— Ok.

— C'est bien Marin'land. On peut caresser les dauphins. Ça serait trop cool. Elle va adorer. On n'a que la semaine prochaine. Après on ne sait pas trop. On ne peut pas prévoir à l'avance.

— Écoute, demain je vais à l'agence de voyages. Je m'occupe de tout. Ok ? Je te tiendrai au courant dans la journée. Tu peux partir combien de temps ?

— Vincent doit aller s'inscrire à la fac lundi ou mardi. Je ne sais plus. Le lundi d'après, on doit être à l'hôpital pour le deuxième intervalle thérapie.

— Ok ! De mercredi à samedi ou dimanche ? Ça te va ?

— C'est top ! Merci. Vous êtes adorables. Sans vous ça serait tellement dur ! Tu leur diras merci à tous !

— C'est normal. Le plus important c'est que Vic soit là. Qu'elle aille bien. Nous, on reste là pour vous aider au maximum. »

Elle est très émue. Moi aussi. Que ferais-je sans elle ? Elle est là tout le temps. Elle fait toutes les tâches ingrates de ménage, de lessive. En plus, elle diffuse nos besoins et fait tout ce qu'elle peut pour y subvenir. Ma Val !

Le lendemain, en début d'aprèm elle m'appelle. Tout est organisé. Un voucher pour un appart'hôtel avec le petit déjeuner inclus et les entrées pour Marin'land. Je suis aux anges. On partira avec ma voiture et on n'aura que les repas du midi et du soir à gérer. Enfin, nous retrouver tous les trois et partir vers d'autres horizons. Elle viendra ce soir avec la jeunette de l'association qui lui offrira en main propre le voucher. Mercredi on part ! On part loin de tout ça ! Pourvu que Vic ne fasse pas de fièvre ni d'infection et qu'on ne soit pas obligées de retourner à l'hôpital ! On croise les doigts. Mercredi on part ! Tous les trois !

—> Note à moi-même : Laisser les autres nous faire du bien et ne pas attendre demain pour s'offrir quelques parenthèses de bonheur.

Le garagiste

Mercredi 16 juillet 2014, 8h du matin.
Six mois exactement depuis le départ du quai de gare.

La voiture est chargée. Vincent va prendre le volant. Il est en conduite accompagnée. Ça fera des kilomètres pour son carnet de suivi. Avec toutes nos absences de la maison, il a dû se débrouiller seul. Heureusement qu'il y avait le scooter. Et la famille de Tom ! Cette conduite accompagnée est nécessaire pour son autonomie et sa rentrée en fac en septembre. Vincent est toujours aussi calme. Il a brillé dans les compétitions de triathlon. Les amis ont pu le conduire à travers la France. Les gens se sont tellement mobilisés, chacun à leur manière, pour nous aider tous les trois.

C'est le départ pour la mer ! On va mettre du carburant à la station en ville. L'association y a ouvert un compte pour que je puisse avoir mes frais d'essence remboursés pendant les trois cents kilomètres de trajets quotidiens du Vanda. Le réservoir est plein à ras bord ! On peut partir. Tout va bien.

« Maman ?
— Oui Vincent ?
— Maman ? Il y a un bruit bizarre sous la pédale d'embrayage !
— Quoi y'a un bruit bizarre ?
— Ça bouge un peu et ça fait clac, clac.
— Donne-moi le volant. »

On est à cinq kilomètres de notre domicile. Ma poitrine se serre. Vincent s'arrête sur le côté. Je prends le volant. Le bruit s'intensifie. Oh non ! On ne va pas pouvoir partir. Non ! Non ! Non ! NON ! NON ! J'étouffe à l'intérieur de mon corps et de ma tête. Je ne dis rien. Je souris.

« Ça ne doit pas être grave. On va aller voir le garagiste pour être sûr.
— On ne va pas pouvoir partir maman ?
— Mais si, pas de problème ! Ne soyez pas inquiets. Au pire quelqu'un nous prêtera une voiture ! Ou on en louera une. On part. Ça c'est certain ! »

Plus personne ne parle. Plus de joie dans la voiture. Ma voiture est vieille. Plus on approche de chez le garagiste, plus la voiture est bruyante. Je ne sais même pas si on va arriver au garage. Je roule le plus doucement possible. Au cas où. Je ne le sens pas du tout. Je n'ai pas envie d'avoir ces frais supplémentaires. Je n'ai pas les moyens de changer de voiture maintenant. Ces cinq kilomètres me semblent une éternité. L'ambiance est lourde.

On arrive enfin. J'arrive à descendre la voiture dans l'allée devant la grande porte en métal argenté. Un battant est ouvert et le garagiste m'accueille avec son grand sourire, sa bonhommie habituelle. Brun, avec une grosse moustache qui lui donne tout son charme. Une cigarette à la bouche. Sa femme travaille dans les mêmes bureaux que moi. Ils nous soutiennent beaucoup. Vendent des bracelets au garage.

« Alors ? Qu'est-ce qui vous amène ? »

Il voit les bagages dans la voiture. En général, quand je vais le voir, ce n'est pas pour boire le café mais parce qu'il y a un truc qui dysfonctionne.

« Vous partez en vacances. C'est drôlement bien. Comment va Vic ?
— Bonjour. Sauvez-nous, s'il vous plaît ! L'association nous a payé quelques jours de vacances pour que Vic puisse aller caresser les dauphins à Antibes. Elle est en intervalle thérapie et a quelques jours de répit pour la première fois depuis le 16 janvier. On voulait en profiter un peu. Se reposer et se retrouver ensemble. Tranquillement.
— Super.
— Oui. Si on peut partir ! »

Ma voix se fait alors toute petite. Je suis au bord des larmes. Il le voit. Vic et Vincent sont dans la voiture. Ils m'observent de loin. Je me retourne pour qu'ils ne voient pas mon visage.

« Allez. Ne vous inquiétez pas. Je vais regarder. »

Il va examiner la voiture. Il fait sortir les enfants. Il l'a fait démarrer. Il roule quelques mètres.

« Vous avez roulé combien de temps comme ça ?
— Oh, juste quelques kilomètres, cinq, pas plus. Depuis le centre-ville. Ce n'est pas grave hein ? On peut partir quand même ?
— La voiture ne doit plus bouger ! C'est l'embrayage. Il faut le changer !
— Quoi ? On ne peut pas partir ?
— Je n'ai pas dit que vous ne pouviez pas partir ! J'ai juste dit que la voiture ne devait pas bouger tant qu'elle n'était pas réparée.
— Et vous pouvez faire ça en combien de temps ? Vic retourne à l'hôpital lundi. On n'a pas beaucoup de temps.
— Deux jours pour avoir la pièce, plus la réparation. Vendredi ou samedi. Mais attendez là ! »

Il part au bureau et nous plante là. On est tous les trois déconcertés. En apnée.

« Ne vous inquiétez pas les enfants. On louera une voiture.
— Oui mais ça coûte cher maman ! Tu n'auras pas assez d'argent !
— Tinkiete, je vais gérer. On partira. »

En fait, je ne sais pas du tout comment on va faire. Où louer une voiture dans cet endroit paumé où l'on vit ? Où trouver l'argent pour tout ça, les réparations, la voiture… et zut ! Ce n'est pas juste. On n'a pas assez de galères ? J'en ai marre. J'ai envie de tout abandonner. De tout lâcher. C'est la goutte d'eau qui fait déborder le vase. On n'a pas assez souffert ? On n'a pas le droit à quelques jours de répit ?

Il revient le sourire aux lèvres avec son petit air énigmatique. On le regarde interloqués !

« J'ai une solution. Vous laissez votre voiture ici et je vous prête mon 4x4. J'ai vu avec ma femme, elle est d'accord. Elle s'arrangera pour quelques jours.

— Non ce n'est pas possible ! Si on a un accident !

— Pas de problème. On est assuré.

— Oui mais elle va faire comment votre épouse ? Ça nous coûtera combien ?

— Rien.

— Comment ça rien ?

— Rien ! C'est cadeau !

— Si on a un accident ?

— Ça n'est que de la tôle ! Allez… On ne discute pas !

— …

— J'ai vu avec ma femme. C'est cadeau. Le prêt de la voiture et les réparations. Vous venez lundi matin et on fera l'échange. Allez, vite, dépêchez-vous de partir. Antibes vous attend. Je vous aide à mettre les bagages dans le coffre.

— Merci.

— Avec plaisir. »

Je ne sais pas quoi dire. Rien ne sera assez fort pour lui exprimer ma reconnaissance. La vie met sur notre chemin des anges. Des anges qui nous soutiennent en cas de coup de dur. Qui nous portent. Qui mettent les bonnes personnes, au bon moment sur notre chemin.

En cinq minutes, les bagages ont changé de coffre. Je lui serre la main chaleureusement en le remerciant encore.

« Allez, filez. »

Nous voilà dans cette magnifique voiture. En hauteur. Je ne me sens pas très sûre de moi pour commencer et j'ai trop peur de l'abîmer. Mais comme il me l'a si bien dit. « Ce n'est que de la tôle » ! On a vraiment la chance de connaître de belles personnes.

—> Note à moi-même : Être généreux, tu en sors toujours plus riche.

Antibes

On a été retardé d'une heure. Ça va ! Les anges nous ont une fois encore apporté leur soutien. On a vraiment de la chance finalement. On sera à Antibes pour le repas de midi. Ça va être juste trop bien. Du coup, c'est moi seule qui conduis. C'est rigolo, avec cette grosse voiture tout le monde me laisse passer. Quand t'es en 4x4 t'es prio ! La bonne ambiance est revenue. On trouve notre appart'hôtel rapidement. Merci google. Les enfants ont leur chambre tous les deux et moi j'ai ma chambre seule. Je range dans le frigidaire les provisions, que j'avais préparées la veille. J'ouvre mes valises sur le lit. Je m'allonge pour me reposer un peu, le temps qu'ils me rejoignent dans ma chambre. Je suis bien. Merveilleusement bien. On va bien en profiter. Au loin, je vois la mer. Ça m'apaise. Elle est bleu vermeil, avec des reflets turquoise. Elle se mêle délicatement au bleu tendre du ciel. C'est extraordinaire.

Rapidement, mes loulous reviennent. Ils sont prêts. Maillot de bain, sac de plage et tenue estivale. Je prends le goûter dans le sac, une bouteille d'eau, le téléphone, les lunettes dc soleil. Go go go ! On a le macaron handicapé sur la voiture, cela nous permet de nous garer plus facilement près du centre-ville. Vic sera moins fatiguée et pourra mieux en profiter. C'est le jour du marché et les halles ne sont pas encore fermées. Ça sent bon les épices, la cuisine du Sud. C'est plein de couleurs, d'odeurs, de saveurs. On est bien. C'est l'été. On est en vacances ! On va en profiter un max.

Le téléphone sonne. Je m'étais dit que je ne répondrais pas mais je regarde quand même. C'est l'hôpital ! Non ! Que se passe -t-il encore ? On vient juste d'arriver ! J'en ai marre. Les tensions montent brutalement jusqu'au cerveau !

« Allô ?
— Oui ?
— Vous êtes bien la maman de Vic ?
— Oui.
— Excusez-moi de vous déranger. Vic va bien ? »

Je suis froide. J'ai peur. Je tremble à l'intérieur.

« Voilà. La semaine dernière, il y a eu un cas de rougeole dans le service pendant que Victoire était hospitalisée. Il faudrait lui administrer un traitement spécial pour la protéger.

— Non ! Comment on va faire ? On ne peut pas ! On est en vacances. On est à Antibes. C'est juste pas possible. On vient juste d'arriver ! On ne va pas repartir maintenant ! Non, ce n'est pas possible »

Je sens les larmes qui montent. Vic regarde avec ses grands yeux et me fait signe de la tête qu'elle n'ira pas. Vincent ne dit rien. Calme et serein, fidèle à lui-même.

« Ne vous inquiétez pas. Trouvez une pharmacie. Puis, vous m'appelez et je faxe l'ordonnance dès que j'ai le numéro. Il faut qu'elle prenne le traitement tout de suite.
— Je ne connais rien ici.
— Je vous attends. Rassurez-vous. Je vous attends, j'irai manger après votre coup de fil. »

Je raccroche. On est décomposés. Jamais tranquilles. Quelle sale maladie !

Quelle mission pour cette infirmière de passer ce coup de fil. Elle savait qu'on était parti quelques jours en vacances. Ça ne doit pas être facile tous les jours de se protéger de cette souffrance, de ces cœurs de maman qui saignent avec des plaies béantes ouvertes et vulnérables. De ces vies d'ado qu'on essaie de sauver mais au prix de tant d'efforts inhumains ! Parfois, j'en ai vu qui pleuraient en cachette dans les couloirs ou dans la rue. Mais jamais, jamais avec nous. Pour nous, toujours de la joie et des sourires.

Au lieu de faire le marché, on se met en quête d'une pharmacie ouverte. On finit par en trouver une. J'explique la situation. Ils ont du mal à comprendre. Je rappelle l'hôpital. Le fax met du temps à arriver. Au bout de quarante-cinq minutes, c'est enfin réglé. Vic a pris ce nouveau médicament. On peut profiter. Enfin, j'espère. J'ai l'impression d'être sans cesse en apnée et de ne pas savoir où trouver de l'air pour respirer librement. Pour enfin vivre sereinement avec mes deux enfants.

On trouve de quoi grignoter. On s'assoit sur un banc face à la mer pour pique-niquer. Je sens que Vic est fatiguée. Elle veut quand même se promener un peu sur le port. Il y a des locations de bateau sans permis. On prend rendez-vous pour le lendemain. Une journée en mer. Reste à acheter de quoi manger. On décide de faire les boutiques et d'acheter quelques spécialités qu'on dégustera sur le bateau. Ensuite, on va à la plage. On fait bronzette et selfies. Puis, marcher dans la mer. Et même se baigner. Avoir une sensation de liberté. Une fin de journée normale à la mer, des vacances bien méritées. Comme c'est bien d'avoir retiré ce cathéter ! Le dernier jour du premier intervalle thérapie j'ai appelé une amie de l'hôpital pour prendre des nouvelles de son fils. Elle m'annonce qu'il se baigne dans la piscine.

« Comment ça ? Je croyais que ce n'était pas possible avec le cathéter ?

— En fait on l'a enlevé !

— Quoi ?

— Oui. Rodolphe n'en pouvait plus de ne pas se baigner. La contrepartie, il sera piqué à chaque intervalle thérapie.

— Je vais demander pour Vic. »

On a demandé le jour même à l'infirmière.

« Non, ce n'est pas possible. On n'enlève pas un cathé qui marche. Je vais quand même demander au médecin mais on ne l'a jamais fait.
— Bah Rodolphe alors ?
— Oui mais c'est différent, il est parti tout seul.
— …
— Je demande au docteur. Je reviens. »

Quelques minutes après, le docteur vient dans la chambre avec l'infirmière.

« Alors Vic ? Ça va ?
— Non ! Moi je veux enlever mon cathéter. C'est l'été. Tous mes potes ont une piscine. J'en ai une aussi à la maison. Je vais pas pouvoir me baigner. Il fait chaud. C'est nul.
— Oui mais le cathé fonctionne bien. On ne va pas l'enlever et prendre le risque de ne plus réussir à le mettre. En plus, ça veut dire qu'à chaque intervalle thérapie, tu auras un cathlon. Les chimiothérapies et les transfusions sont plus douloureuses de cette manière.
— C'est quoi un cathlon ?
— Les cathlons ce sont des aiguilles en plastique souple dont le centre est occupé par un trocart, une tige cylindrique creuse qui restera en place durant les traitements, transfusions etc. On ne peut pas le garder comme le cathéter. En plus, c'est douloureux. Tes veines sont déjà fragiles avec les traitements et tu es jeune. C'est déjà bien que le cathé fonctionne sans problème.
— Je m'en fiche. Je veux qu'on me l'enlève.

— …

— Sinon, vous savez, Vic par inadvertance va s'accrocher dans le couloir… et oh ! Dommage ! Il va se décrocher tout seul ! »

La doctoresse me regarde. Je comprends qu'elle voudrait tellement accepter. Le protocole ne lui permet pas de le faire. Vic nous regarde, désespérée. Je n'oserais pas l'enlever seule. Je ne suis pas médecin comme la maman de Rodolphe. Elles sortent. On ne dit mot. Quelques minutes plus tard une infirmière revient.

« Venez. Je prends sur moi. On descend à l'hôpital de jour. Je vais retirer le cathéter moi-même. »

On descend sans mot dire. J'ai l'impression qu'on va faire un hold-up. J'ai la sensation de faire quelque chose de mal. Je culpabilise. Si ça se passait mal ? On la remercie toutes les deux. Je culpabilise trop. On arrive dans la salle de soins. Elle tire sur le tuyau. Désinfecte. Met un petit pansement sur l'ouverture. Recommande quand même de faire attention pendant quelques jours. En quelques minutes, c'est bouclé.

Je ne la remercierai jamais assez d'avoir permis à Vic de se baigner librement avec ses amis et aujourd'hui de pouvoir de ce fait plonger dans la mer Méditerranée comme tout le monde. Elle enlève même son foulard pour aller se baigner… en enfilant rapidement son bonnet de bain de triathlète. Je suis heureuse de la voir jouer comme ça avec son frère. Ils s'éclaboussent, sautent dans les petites vagues.

Ils rient. Moi je fais des photos pour immortaliser ces moments magiques. Elle porte son joli maillot de bain vert d'eau. Un joli bandeau qui lui découvre bien les épaules. Son frère prend soin d'elle. Ils sont trop beaux. Je l'ai tartinée de crème solaire écran total. Le soir, on se trouve un petit restau sympa sur la place du vieux port. Il fait doux. On prend l'apéro, plat, dessert. C'est Noël au paradis. Encore. Et c'est trop cool. Demain bateau et après-demain les dauphins. On est vraiment chanceux.

—> Note à moi-même : Aller au bout de ses convictions. S'ouvrir aux autres et être à l'écoute. Ils vous apportent parfois les solutions.

Faire du bateau

Je n'ai jamais conduit un bateau à moteur. J'ai un peu la trouille. Je ne le montre pas. C'est notre première fois à tous les trois. On est trop heureux. Chacun leur tour ils veulent conduire. Finalement, ils trouvent plus chouette de se laisser conduire et font bronzette à l'avant du bateau. On se dirige vers Cannes. On trouve une petite crique sympa. L'eau est bleu turquoise. Elle est chaude. On jette l'ancre. On se pose pour pique-niquer.

« On peut se baigner maman ?
— Oui bien sûr. »

Vic commence à sortir son bonnet de bain.

« Il n'y a que nous ma chérie. Tu n'as pas besoin de ça. Allez saute ! Amuse-toi.
— T'as raison. »

Elle jette son bonnet de bain. Ma fille toute chauve se jette à l'eau. J'essaie d'imaginer ce qu'elle doit ressentir mais je ne le sais pas en fait. Son frère saute aussi. Ils s'amusent à se couler. Ils font la course. Elle est une excellente nageuse avec le triathlon. Elle peut enfin retrouver de belles sensations. J'en suis sûre. Je savoure le spectacle de mes deux poissons dans l'eau.

Elle m'avouera plus tard qu'elle garde son foulard non pas pour elle, elle s'en fiche ! Mais pour les autres, pour le regard des autres ! Pour ne pas les choquer ! C'est quand même incroyable. C'est elle qui ne veut pas choquer les autres ! Tant d'empathie et de bienveillance. Penser aux autres avant elle ! On se balade toute la journée, on mange, on se baigne, je me fais piquer par une méduse et je retourne vite sur le bateau avec un cri à la mesure de la surprise. Ça les fait bien rire. Je me fais éclabousser. On rentre enfin. On est épuisés de cette merveilleuse journée. On a pu aller jusqu'à Cannes. On ne s'est pas perdu. On a rendu le bateau en bon état. L'hôpital ne nous a pas appelés. Il n'y a pas eu de fièvre. Rien. La vie est belle. Ce soir, c'est restau. On l'a bien mérité. Demain, on ira à Marin'land. Vic s'amusera de tous les spectacles. Après-demain, il faudra déjà repartir. Dimanche, Vic verra ses amis. Lundi, l'hôpital nous attend.

Ces moments sont des bouffées d'oxygène qui nous permettent de nous ressourcer et de prendre des forces pour affronter la suite.

Demain, on ira caresser les dauphins et ça sera un moment de bonheur de toucher cette peau lisse et un peu caoutchouteuse, de voir le sourire de Vic et de Vincent. On remerciera le responsable d'avoir sorti une combinaison toute neuve afin qu'il n'y ait pas de risque de contamination. On profitera de ces quelques jours de sérénité pour récupérer l'énergie nécessaire pour continuer notre chemin. Il y en aura encore des épreuves à vivre. Bien plus que notre esprit ne peut se l'imaginer.

—> Note à moi-même : Au moins une fois par semaine, mieux tous les jours, essayer quelque chose de nouveau.

Paolo et son papa

Lundi matin, on est au rendez-vous au deuxième étage. Cette fois, j'ai pris ma voiture. Je veux me donner la possibilité de pouvoir sortir un peu. En plus, ça évite d'attendre que le taxi ne vienne nous chercher. On part dès la minute où on a l'autorisation des médecins. Pas question de rester un instant de trop. Le minimum syndical comme on dit !

Vic est de nouveau avec Chloé. Elles commencent à sympathiser un peu. Je retrouve un peu mes marques, mon lit dans la chambre, mon fauteuil, le relais H et ses revues, le cappuccino au chocolat qui m'engraisse mais qui fait du bien au moral, les chips, la douche des parents, les bips, les têtes qui deviennent connues, la cafet, le salon de maquillage improvisé dans les WC… un nouvel univers se crée. Il devient sécurisant. On y rit. On y pleure aussi. On rencontre des personnes sympas, d'autres moins. On commence à se sentir chez soi. Une infirmière entre dans la chambre pour faire les premiers examens et pour prendre des nouvelles.

« Alors Victoire ? Comment vas-tu ? Comment se sont passées tes petites vacances ? Tu as bronzé un peu dis-moi. Tu es très belle. Faudra que tu me montres comment tu te maquilles parce que moi je ne sais pas faire aussi bien que toi. »

Tout le monde est adorable. Pour Vic ça reste dur. Son objectif, le seul, sortir d'ici au plus vite, voir ses potes, être tranquille et continuer sa life.

« Tiens, y a un nouveau jeune de ton âge qui vient de rentrer. Il s'appelle Paolo et il est triathlète comme toi. Faudra que tu ailles le voir. Vous pourrez vous entraîner ensemble. »

Vic regarde l'infirmière. Elle n'a pas encore compris ! Ici ce ne sont pas ses amis ! Moi j'essaie de m'intéresser. Je trouve ça bien qu'elle puisse devenir amie avec quelqu'un qui vit la même chose qu'elle. Je demande le numéro de chambre. C'est dans le même couloir. La deuxième chambre à gauche. Vic est déjà allée en soins dans cette chambre.

Je me souviens dans quel état j'étais. Je n'ai quasiment parlé à personne pendant six mois. Je me dis que c'est bien aussi d'aller un peu vers les autres maintenant que je vais mieux. Pour rassurer. Pour aider. C'est important dans ces situations qu'on puisse se soutenir et s'entraider.

À 16h, je décide d'aller faire un tour pour me changer les idées et Vic m'a commandé un paquet de chips. Quand je sors de la chambre, je regarde à droite et je vois des gens qui attendent devant la chambre de Paolo. Un bel homme. Un athlète. Il a l'air attristé, il y a une belle femme blonde à ses côtés. Elle lui ressemble très fort, ça doit être sa sœur. Je ne comprends pas pourquoi ils sont dans le couloir. Le jeune doit être en soins et on a dû demander à la famille de sortir. Je m'approche timidement.

« Bonjour.

— Bonjour.

— Je suis la maman de Vic, la triathlète. On a dû vous en parler.

— Oui oui. L'infirmière nous a dit. Comment va-t-elle ?

— Ça va merci. Vic a une leucémie.

— Paolo aussi. Il a une leucémie. On le sait depuis samedi. J'avais aussi un triathlon dimanche. Je devais faire l'Alpes d'Huez, puis Vichy et terminer la saison avec le Natur'man. Du coup, j'ai annulé. On est ici depuis samedi. C'est dur.

— Il est en soin ?

— Non. Il y a sa maman dans la chambre. On est divorcé. Elle ne veut pas que je rentre quand elle est là. Mais je ne veux pas être ailleurs. C'est chez moi qu'il vit depuis des années. Il ne va que rarement chez elle. J'attends ici pour être près de lui quand même. Je suis avec ma sœur.

— Enchantée. Oui c'est dur. Malheureusement, ça ne rapproche pas forcément les gens. Moi, c'est un peu pareil. Son papa ne s'en occupe pas vraiment. Il n'est venu que deux fois depuis sept mois. Alors je gère. Là, on fait l'intervalle thérapie. On est ici toute la semaine. On est dans la chambre là-bas. N'hésitez pas si vous avez besoin. C'est avec plaisir que je vous apporterai mon aide si c'est possible. On se sent trop souvent seuls ici !

— Merci. Merci beaucoup.

— Avec plaisir.

— Je peux aller dire bonjour à Paolo ?

— Oui bien sûr. Je ne sais pas comment va réagir sa maman. Allez-y, ça peut lui faire du bien de savoir qu'il y a des jeunes de son âge. »

Je suis dans la phase plaisir. On revient de vacances. J'ai encore l'énergie de la mer, des dauphins, de la sortie d'aplasie, de la réussite du brevet de Victoire et du baccalauréat de Vincent. J'ai l'impression d'être ici en cure thermale finalement. Face à tous ces nouveaux qui arrivent, je me sens privilégiée. Vic est en rémission. Les traitements fonctionnent. On n'a que l'entretien à faire. L'épée de Damoclès s'éloigne petit à petit. Lentement mais sûrement, j'en suis sûre.

Je frappe à la porte. Je ne suis pas très sûre de moi. J'ai même un peu la trouille à vrai dire. Une voix de femme me répond d'entrer.

« Bonjour. Je suis la maman de Vic qui fait du triathlon comme votre garçon. Je sais par son papa que nos enfants ont la même maladie. Bonjour Paolo. Pas trop dur ?

— J'en ai marre d'être ici. Je veux sortir.

— Ça va venir. Tu verras. C'est long au début, mais après ça va. On était à la plage avec Vic la semaine dernière. Elle a nagé en mer. Tu verras, ça va aller. Tu peux aller voir Vic si tu veux. Elle sera contente d'échanger avec toi. Vous avez le même âge et vous faites le même sport.

— D'accord. Mais pas tout de suite, je suis fatigué.

— Pas de soucis. Je le dis à Vic. Bon courage à toi. Ne t'inquiète pas, ça va le faire. »

Sa maman me regarde à peine et je sens que je ne suis pas trop la bienvenue. On dirait mon ex-mari. Je ressors de l'entrebâillement de la porte. Je souris à son papa. Il semble si désolé. On a l'impression que la misère du monde vient de lui tomber sur les épaules. Je voudrais faire plus. Ça me fait de la peine.

—> Note à moi-même : Faire de nouvelles rencontres même si les circonstances semblent inadéquates.

Kébab

Il est 7h. On est mardi. Comme d'habitude, je ne tiens plus dans ce lit à tourner dans tous les sens. Vic dort tranquillement. Le méthotréxate, l'aracitine et l'hydrocortisone passent dans son cathlon et s'épandent dans son corps. Ils ont eu du mal à trouver une veine potable. Je culpabilise un peu. Mais on n'aurait pas pu nager en pleine mer et Vic ne voulait pas qu'il en soit autrement. Ils l'ont piquée sur les deux bras en quatre endroits différents avant d'en trouver une qui accepte ce corps étranger. L'infirmière a été douce et très gentille. Toujours le sourire et beaucoup de bienveillance. Elle y est arrivée, sur le dessus de la main. Du coup, elle ne peut pas du tout plier cette partie du corps. C'est comme ça. Dans cinq jours on enlève tout.

La semaine prochaine elle ira se baigner. Elle pourra même aller nager avec son groupe de compétition. Elle veut s'entraîner et s'inscrire au triathlon dans les gorges de notre beau département. Le président de l'organisation lui offre son dossard et veut faire une action pour l'association pendant la course. Il y a même un champion qui va soutenir le projet. C'est cool toutes ces belles âmes qui se réunissent pour la bonne cause. C'est réconfortant. Revoir ma fille dans un triathlon va être vraiment merveilleux. Quand tout cela sera terminé, elle pourra reprendre son sport préféré et elle aura tellement gagné en mental qu'elle sera encore meilleure. J'en suis sûre.

Pour l'heure, je reprends mon rituel, douche, petit déj à la cafet, bouquin, assise devant la chambre de Vic, dans le couloir, jusqu'à midi. Puis passer un peu de temps avec elle, manger à la cafétéria, lire près de ma fille, essayer de la distraire, regarder une ou deux séries ensemble. On est devenues des grandes fan de « *Plus belle la vie* » qu'on regarde en replay toutes les deux. Elle n'a pas eu envie d'aller voir Paolo. Il n'est pas son ami. Elle a déjà des amis ! Je n'insiste pas. Je n'ai pas revu le papa du jeune garçon dans le couloir. J'ai cherché à le rencontrer mais je ne l'ai pas croisé. J'avais eu plaisir, malgré les circonstances, à échanger avec lui. On aura l'occasion une autre fois. Enfin je l'espère.
Fred et Lola sont toujours dans la chambre d'en face, qu'ils n'ont pas quittée. Leur fille est plus calme. Eux ont toujours les yeux rougis. Fred sort toujours toutes les heures boire un café. À chaque fois, il me demande si j'en veux un. Je refuse toujours poliment. Aujourd'hui, il vient me parler.

« Bonjour.
— Bonjour.
— Elle a quoi votre fille ?
— Une leucémie.
— Et vous ? La petite ?
— Un neuroblastome

— Pfff. C'est trop dur. Elle a quel âge ?

— Deux ans et demi.

— Elle est magnifique votre fille.

— Et la vôtre ! Elle a de ces yeux ! Ça lui va tellement bien ce foulard. Elle est vraiment magnifique.

— Merci.

— Vous voulez venir manger avec nous ce soir ? Je vais avec ma femme au kebab. On prend le temps de sortir quelques minutes sinon on va y péter.

— Non, merci. C'est gentil à vous.

— Allez ! Vous pouvez bien laisser quelques minutes votre fille ! Ça vous fera du bien aussi.

— Non merci, c'est gentil. Mais je préfère rester là au cas où elle aurait besoin de moi.

— Elle n'a pas besoin de vous tout le temps, elle a les réseaux sociaux, les séries. Vous pouvez bien la laisser trente minutes. Nous, on le dit aux infirmières et s'il y a quelque chose elles nous appellent. On ne va pas loin. Là sur le trottoir d'en face !

— Bah….

— Pas de discussion possible, je viens vous chercher avec Lola à 19h. »

Je n'ai pas eu vraiment le choix. Je me laisse faire car il y aura sa femme. C'est la première fois que je fais vraiment un truc comme ça à l'extérieur. Laisser Vic pour aller manger ! Pendant trente longues minutes !

On verra. Je peux toujours dire non tout à l'heure. Ou rentrer avant.

Ils sont venus me chercher à l'heure prévue. On a appris à se connaître et on a passé un merveilleux moment. Avec des petites notes d'humour. Je reviens reboostée près de Vic. On se donne rendez-vous pour le lendemain. Ça deviendra un rituel de partager un repas ensemble.

Il me semble que Vic n'a pas souffert d'avoir été « abandonnée » trente minutes, peut-être même que ça lui a fait du bien de savoir sa maman en train de se changer les idées avec des amis. C'est tellement fatigant de s'occuper de sa maladie et en même temps d'essayer de ne pas faire souffrir d'angoisses son entourage. Quand ils vont bien. On va mieux. Les faux-semblants, on les voit et parfois, on abdique. On garde son énergie pour l'essentiel : se battre contre la maladie.

—> Note à moi-même : Ne pas culpabiliser de faire des choses qui sont bonnes pour moi. Ça profitera aussi aux gens que j'aime.

Tu refumes ?

C'est déjà vendredi et tout s'est bien passé. Je me suis fait des amis. Fred et Lola qui galèrent mais qui, après la phase d'anéantissement, décident d'accepter la sentence et de se battre pour et avec leur fille. Lola a été longuement dans le déni, refusait les chimios et voulait partir avec juste du doliprane pour sa fille. Les médecins l'ont mise rapidement face à la réalité. Elle a fini par accepter l'inacceptable. Ils sont adorables et m'ont aidée à me sortir de mes six mois d'hibernation. Un peu. Ils fument beaucoup pour exorciser la douleur. Je suis ancienne fumeuse. Je gratte une clope de temps en temps. Devant l'hôpital, tous les jours, de nombreux patients, armés de leur trépied faisant passer les chimios ou autres traitements, prennent l'air accompagnés de leurs proches, une clope au bec ! Ça m'a toujours choquée ! Je ne comprenais pas. Maintenant, c'est moi ! C'est vrai que finalement ça t'enlève la boule, là, coincée au creux de ta gorge. Ma fille l'a senti quand je suis entrée dans sa chambre.

« T'as fumé ?

— Juste une avec Fred et Lola !

— Nan, mais t'as fumé ? C'est une blague. J'ai un cancer et toi tu vas fumer ?

— Bah ça me déstresse. Je ne vais pas reprendre.

— Nan, mais t'as craqué ! Tu fumes et tu viens me dire ça alors que j'ai un cancer ! C'est vraiment n'importe quoi ! T'es nulle. »

Elle boude. Elle a raison. Je culpabilise. Mais le stress est tel ! Je ne sais pas trop comment gérer. J'ai peur des médocs. Je préfère fumer. J'en ai parlé au doc. Il a compris. Il m'a dit qu'effectivement, ils mettaient des antidépresseurs dans le tabac. J'avais pourtant arrêté par amour pour mes enfants. Je n'en fumais pas beaucoup, mais un jour, je les avais emmenés en vacances. Je leur avais dit que je revenais dans cinq minutes et que j'allais acheter des cigarettes. Je les vois encore, en train de pleurer sur le balcon du mobilhome.

« Tu vas mourir maman si tu fumes. Tu nous as toujours dit que ça faisait mourir la cigarette. On veut pas que tu meurs. »

J'avais eu des soucis. Je venais d'apprendre que mon ex m'avait trompée pendant des mois. Je n'avais pas fumé depuis la naissance de Vic. Je n'avais alors trouvé que ce moyen pour tenir. Pourtant, même, pendant mon divorce, je n'avais pas fumé !

Je suis partie. Le cœur serré. Le trajet de cinq cents mètres dans le camping m'a semblé une éternité. Je suis arrivée au débit de tabac qui vendait aussi des revues. J'ai acheté un magazine pour chacun. J'ai payé. J'ai fait demi-tour. Le sourire aux lèvres, je leur ai offert ce cadeau. Je n'ai pas acheté de cigarettes. J'ai tenu. Autrement. Grâce à leur amour. Grâce à l'amour que j'avais pour eux. Là, je fais la pauvrette qui refume ! Après leur avoir déversé des discours antitabac pour qu'ils ne fument jamais !

J'ai aperçu le papa de Paolo au loin. Il était seul. Assis à une grande table dans le hall d'accueil. Il était entouré de documents. Je me suis approchée pour lui dire bonjour et prendre des nouvelles. Dans cet hôpital, on est content quand on voit les parents. Quelle que soit la situation. Ça veut dire que l'enfant est en vie. Dans le cas contraire, on ne voit plus les personnes et là, on est inquiet. On se demande toujours qui sera le suivant. On sait que ça peut être nous. Ici, pas de régime privilégié. Pas de passe-droit. Pour personne.

« Bonjour. Comment ça va ?

— Bonjour. Je suis en train de régler mes papiers et la transmission de mes dossiers de boulot aux collègues. Je vais m'occuper de Paolo à temps complet pendant la phase intensive. J'ai pu m'arranger avec mon patron pour mes congés.

— Oui. Ils ont besoin de nous. C'est important.

— C'est vraiment dur tout ça.

— Je sais. Excusez-moi, je dois y aller. Je vous laisse mon numéro si vous avez besoin. Ça fait du bien d'échanger avec des amis qui nous comprennent sans mot dire.

— Merci.
— Bon courage. »

Je m'appuie sur un coin de table, griffonne mon numéro et lui donne le papier. Il me sourit. Je retourne voir Vic. Nous, on est sur le départ. Pour prendre notre deuxième semaine de vacances. On est heureux.

—> *Note à moi-même : Semer des petites graines de bienveillance ça peut aussi conduire à de grandes amitiés.*

La meilleure maman du monde

On a pu rentrer. Dès 14h. Du coup, on est allées manger en ville avant. La nourriture à l'hôpital n'est juste pas possible. Pourtant Hyppocrate disait déjà au Ve siècle avant J.C « *ton alimentation sera ta première médecine* ». Je ne comprends pas pourquoi on n'est pas plus attentif dans ces milieux à ce truc si simple? Manger équivaut à te booster de l'intérieur. Quand ta barquette en plastique arrive avec des couleurs fadasses, des textures bizarroïdes, une odeur spéciale, t'as juste pas envie de l'ouvrir, malade ou pas. Du coup, en plus du fait que le malade n'a pas mangé, c'est un gâchis monumental. J'avais lu un article sur un service d'oncologie pédiatrique où une expérience avait été menée. Les enfants choisissaient ce qu'ils voulaient. Ça pouvait aller de la crêpe, au bol de céréales, une gaufre, un bol de chocolat au lait, une pizza. L'objectif étant que les enfants mangent. Et ils mangeaient ! Beaucoup moins de gaspillage et des séjours écourtés en moyenne d'un à trois jours. Un repas avec un coût certes plus élevé, mais vaut-il mieux mettre un ou deux euros de plus dans un repas pour un enfant qui a le cancer ou payer deux ou trois journées d'hospitalisation à plusieurs milliers d'euros par jour ? Je ne suis pas une grande comptable mais je crois que le calcul est vite fait ! C'est pourtant plus simple de manger des bonnes choses que de prendre des médicaments. Enfin, c'est mon avis.

Vic a mille projets pour cette semaine et ce week-end, en particulier la fête des moissons. Tous ses amis y dorment. Moi, je refuse. J'irai la chercher à minuit. Je la trouve trop jeune.

Finalement, sur le chemin, je culpabilise de ne pas lui laisser assez de plage de bonheur. Elle peut mourir demain ! Je ferai quoi avec ma conscience ? Je me dirai que je l'ai empêchée d'aller à une fête dans un champ ! Je retourne à la maison chercher tente et sac de couchage et je lui ramène. Elle me saute au cou pour me remercier. Ce qui est cool c'est qu'en cinq minutes, je deviens la meilleure maman du monde ! Je croise les doigts pour qu'il ne lui arrive rien. Je donne mille recommandations inutiles. Vic ne boit pas, ne fume pas. Je sais aussi qu'elle est raisonnable. En tant qu'athlète de haut niveau elle fait attention à son corps. Ils feront sûrement la fête jusqu'à tard. Voire nuit blanche. Elle aura le temps de récupérer la semaine prochaine pendant la cure de méthotréxate.

—> Note à moi-même : Quand tu hésites ? Pose-toi la question : tu déciderais quoi si demain tout était terminé ?

Infections à répétitions

Lundi. 14h. Le téléphone sonne. C'est l'hôpital. Les rouges (terme employé couramment pour nommer les globules rouges du sang) sont au plus bas, il faut aller transfuser Vic immédiatement. Je vais la voir dans sa chambre. Sa petite chambre de princesse. Elle est sur sa tablette.

« Vic ? Faut aller faire une transfusion cet aprèm.

— Oh noooooooon. Je n'y vais pas !

— J'ai appelé le taxi. Sandro sera là dans dix minutes. On rentre ce soir, ne t'inquiète pas.

— Pfffffff…. Ça on n'en sait rien ! On sait quand on rentre, mais on ne sait jamais quand on sort ! Moi, je m'en fous, je ne resterai pas ! »

Il est là. À l'heure. On arrive. Deux heures plus tard. Les poches de sang ont déjà été commandées. On n'attend pas trop longtemps. Je ne vois personne que je connais. Ni Fred, ni Lola, ni le papa de Paolo. Tant pis. J'espère qu'il n'est rien arrivé à leur enfant.

On rentre trois heures après. On roule. Vic dort. L'anémie l'épuise totalement. On ne dit mot dans le taxi pour ne pas la réveiller. Il est presque 21h quand on arrive enfin à la maison. Fatiguées. Vic a froid. Elle a ses yeux transparents. Sandro la regarde. Il lui lance une petite blagounette.

« Eh… ça va ? T'es toute rouge ? T'es pas malade ?
— Tu ne nous fais pas de la fièvre ?
— Non ! Ça va ! Je viens de me réveiller ! C'est tout !
— Je ne te ramène pas à l'hôpital à nouveau !
— Mais ça va je vous dis ! »

On sort.
Il nous aide à porter nos affaires.
On entre.
Vic retourne dans sa chambre.
Elle n'a pas faim.
Elle se couche.
Je la laisse faire.
Je suis inquiète.
Je ne veux pas encore retourner à l'hôpital.
Finalement, je vais toucher son front.
Elle est brûlante.
Je me couche près d'elle.
Dans son lit.
Au bout de quelques minutes qui me semblent des heures, je me décide.
J'appelle l'hôpital.
Il est maintenant 22h.

Il faut y retourner.
Je prépare mon sac.
Celui de Vic.
Je la réveille.
Elle grogne.
Normal.
Cette fois, je prends ma voiture.
Je la regarde sur le trajet.
Elle dort.
Épuisée.
Elle semble apaisée dans son sommeil.
Elle est si fragile et si forte à la fois.
Elle est là !
Vivante.
Près de moi !
J'ai beaucoup de chance de pouvoir encore la conduire quelque part.

Même si ce quelque part c'est l'institut d'hématologie et d'oncologie pédiatrique. Je suis inquiète. Que se passe-t-il encore ? Je me fais chopper au radar. Pourtant, je ne roule pas vite. Mais une portion à 70 alors que j'étais à 90. Un panneau caché par des buissons. La fatigue aussi. On arrive. Ils la branchent. Font des cultures. La mettent sous antibio au cas où ! Il est plus de trois heures quand j'arrive à m'assoupir dans le lit près d'elle. Au bout de 48h la fièvre est passée. Comme ça, les antibios sont arrêtés. On rentre à la maison. Trois jours de perdus. Encore trois ! On est jeudi. Déjà.

Vic va voir des copains en scoot. Elle a eu son BSR. Des connaissances « bien intentionnées » m'ont dit :

« Moi jamais ma fille n'aura de scoot ! C'est trop dangereux ! Avec tous les accidents ! »

Ma fille, elle a déjà un cancer ! C'est pas plus dangereux ! Faut-il que je l'enferme ? Je suis à fleur de peau. Tout m'énerve et je n'arrive plus à fermer ma bouche. Je publie de plus en plus de post sur la page de Vic et je sors mes coups de gueule. Ça me fait du bien. Les gens lisent, j'ai parfois des dizaines de milliers de vues. Des commentaires encourageants. Des gens qui me remercient car ils pensent comme moi, mais ne sont pas capables de l'exprimer. Je me dis qu'un jour j'écrirai un livre, pas pour moi mais pour le monde, afin qu'il comprenne à quel point c'est dur d'accompagner son enfant malade, à quel point on se sent seul. Ce qu'on ressent. Que non, la vie n'est pas belle comme on veut bien nous le faire croire. Ce n'est pas parce qu'on se bat, parce qu'on est souriant, que la majeure partie du temps on ne souffre pas. Qu'on n'est pas tétanisé à l'idée de perdre son enfant. Comme une torture monstrueuse, lancinante qui jamais ne s'arrête et qui se rappelle à nous à chaque seconde. Même des années plus tard. Quand on connaît, on peut mieux aider.

J'ai donné à Vic la permission de rentrer à 22h. Que faire ? La cloîtrer chez moi ou la laisser vivre ? Je suis seule à la maison. Un papa absent. Peut-être que dans une famille unie j'aurais moins laissé faire. Je veux tellement lui offrir des petites parts de douceur pour compenser. Elle revient à l'heure. Elle va se coucher direct. Moi aussi.

« Maman ?
— Oui ?
— Je suis tombée dans les escaliers. Regarde. »

On est le lendemain matin, son orteil est tout abîmé. Il y a un liquide jaunâtre et nauséabond. J'appelle l'hôpital. Il faut y aller tout de suite. Il est 11h. On est vendredi. On grignote. On monte dans la voiture. C'est reparti. Je suis comme un automate. Je me rechoppe un radar à un autre endroit. Comme si j'avais besoin de cette dépense supplémentaire. J'ai refait le plein avant de partir. On arrive à l'hôpital. On nous installe. On fait le bilan médical. On nettoie. On désinfecte. On panse. On rassure. On peut repartir. Il est 15h30. On repart. On arrive. Il est 18h30. Il y avait de la circulation. Une copine de Vic vient passer le week-end à la maison. Ça fera un peu d'animation. Elles s'amusent bien toutes les deux. Mais pas de piscine. À cause de la plaie.

—> *Note à moi-même : Parler. Les gens ne sont pas dans notre tête ni dans nos baskets. Si on veut qu'ils nous comprennent, il faut leur expliquer ce qu'on ressent et ce qu'on vit.*

Un coiffeur ! Pour quoi faire ?

Aujourd'hui, c'est samedi. Jour de marché. Des amis m'ont invitée à une dégustation de vins. J'ai refusé. Je ne voulais pas laisser Vic. Mais devant leur insistance, j'y suis allée quand même. Je ne suis pas loin. En cinq minutes, je pourrais être de retour s'il y avait quoi que ce soit.

En plus, aujourd'hui, Vic est avec sa meilleure amie à la maison. Elles se sont amusées à se déguiser. En partant, je les ai surprises toutes les deux la tête enrubannée des deux foulards qu'utilise Vic au quotidien. Elles faisaient des selfies. Vic a changé sa photo de profil. Elle a mis une photo d'elle avec son foulard. Ses cheveux repoussent un peu mais elle n'assume pas le regard des autres. À la maison, c'est plus cool. Elle ne le met plus tout le temps. En plus avec l'été, il commence à faire vraiment chaud. On continue les petits footings et parfois le vélo tranquille. Elle est vite fatiguée. Je vais souvent au marché et je rencontre des amis. On boit régulièrement un verre en terrasse. C'est sympa. On rit. On blague. On est là, assis à cette table avec du vin rouge et de la cochonnaille.

Les étals sont pleins de fruits et légumes aux couleurs plus chatoyantes les unes que les autres. L'espace de quelques instants aucune trace de la maladie. Rien. En fait, peut-être finalement que tout cela n'est qu'un rêve ou plutôt un cauchemar. Ça n'existe pas. Ça n'est pas possible. On ne le voit qu'à la télé. Un petit nuage moutonneux se profile dans le ciel tranquille d'un bleu profond. C'est apaisant. La vie est belle.

« Eh ! Salut ! Ça fait plaisir de te voir
— Salut.
— Alors ? Ta fille ? »

Voilà. Voilà, comment vite remettre les pieds sur terre. Ce n'était pas un cauchemar ! C'était la vérité vraie.

« Ça va. Elle est en intervalle thérapie. Elle souffle un peu. Ça tombe pendant l'été. C'est une chance.
— Tu sais, je voulais te voir justement. »

Elle se met près de moi et me parle de manière à me sortir un peu du groupe. Elle parle tout bas. C'est plus une connaissance qu'une copine. Elle a un look très « soixante-huitard ». Cheveux longs, robe baba aux multiples motifs qui lui arrive jusqu'en bas des pieds. Sandales en cuir foncé usées jusqu'à la trame. Une roulée à la bouche. Maquillage bleu électrique. Elle est plus âgée que moi.

« Je voulais te voir. J'ai une amie qui a un cancer aussi. Je suis très triste pour toi. Pour vous. Tu sais les chimios et tout ça c’est de la merde. Faut pas qu’elle les prenne. Ta fille ça va la détruire. Arrête aussi de lui donner de la viande. Tu sais la viande, ce n’est pas bon. Ça fait pulluler les cellules cancéreuses. Le sucre, arrête le sucre. Régime cétogène obligatoire. Les cellules cancéreuses se nourrissent de sucre. Tu sais mon amie, elle est partie un an en Inde. Eh ben, elle est guérie maintenant.

— Ah bon ?

— Oui, oui je t’assure. Si tu veux je te donne ses coordonnées. Je suis désolée, je ne peux pas rester. Je suis attendue et je dois y aller. Bon courage. »

Deux minutes. Ça a duré à peine deux minutes. En deux minutes on peut te détruire ta journée. Même rempli de bonnes intentions. Un ami pharmacien a tué sa femme. Ils ont refusé les chimios et ont voulu soigner le cancer avec uniquement des huiles essentielles. Ça a duré deux mois. Elle est morte. Elle me bassine avec ces inepties de « biobos » ! C’est comme ceux qui refusent le vaccin contre la rougeole. Et on se retrouve avec seize cas dans la même classe de cette fichue maladie. Des enfants en meurent alors que c’est si simple de vacciner. Réfléchir. Réfléchir au bénéfice risque !

Je fais quoi moi maintenant ? Je prends deux billets pour l’Inde et je vais méditer avec ma fille au fin fond de la campagne ? Je suis énervée. Je prends une cigarette et j’enchaîne directement avec une deuxième. Comme si arrêter de manger de la viande sauvait des vies. Si c’était le cas, pourquoi tous ces chercheurs qui se dévouent corps et âme à leur métier feraient ingurgiter ces drogues dévastatrices tant sur les blastes que sur les parties saines ? S'il suffisait d'aller en Inde et de ne plus manger de viande. Il y a longtemps que la méthode aurait fait ses preuves. On irait tous s'installer en Inde en devenant végétarien !

« Non mais t'as vu ta coupe de cheveux ? »

Je sors de ma torpeur. Un ami vient d'arriver dans la bande. Il revient de chez le coiffeur qui l'a coupé un peut court. Tout le monde rigole. Même moi. Je retrouve mon humour d'un seul coup.

« Nous à la maison on n'a plus ce problème. Avec Vic c'est réglé ! »

J'ai sorti ça sans réfléchir. Je ris. Mais je ris seule. À l'hôpital on essaie de rire de tout. Les pipis violets, jaunes, les enfants se traitent de crâne d'œuf parfois. Ma devise c'est tant qu'on arrive à en rire ou au moins à en parler, on arrive à l'exorciser, un peu. Mais là. Dans le monde des biens portants. Je jette un froid.

« Faut pas dire ça. »

Avec un air grave, un ami vient de laisser fuser sa remarque en me regardant droit dans les yeux. Comme si je n'étais pas concernée. J'arrête mes blagues. Je pars au bout de quelques minutes car l'ambiance est devenue sombre. Je monte dans ma voiture. Je passe à la pharmacie. Hier je suis allée chez le médecin, j'ai attrapé un streptocoque dans le nez, sûrement à l'IHOP ou bien le stress. Ça n'est pas grave pour Vic, c'est le principal. Je rentre à la maison m'occuper de ma petite famille. Dans deux jours on retourne à l'hôpital. Ça fait déjà un mois que l'intervalle thérapie a commencé. Plus qu'un mois et il faudra de nouveau s'isoler du monde avec des règles d'hygiène et de soin strictes. Pffff.

—> Note à moi-même : Faire des blagues même si elles sont à deux balles.

Effet boomerang

Troisième cure de métho, c'est parti.

Maintenant on connaît l'endroit, on commence même à se faire des amis. On scrute dans les couloirs les parents de Paolo, de Chloé. Mon sac est prêt, je ne le défais plus. Juste les vêtements sales qui vont à la machine à laver. C'est tout. C'est notre deuxième maison… ou la première. On ne sait plus trop parfois. C'est la confusion. On est déjà dans notre chambre. La prise de sang a été faite. Vite. Que l'on soit débarrassées de cette corvée et que l'on puisse vivre dans la vraie vie. L'infirmière toque à la porte et entre avec précaution. Rien qu'à sa tête, on sait que l'annonce va être pourrie.

« Bonjour Vic.
— Bonjour.
— Ça va ?
— Oui.
— On vient de recevoir les résultats de la prise de sang. Il n'y a pas assez de neutros pour faire la cure.

— Comment ça ?

— Il faudrait que ses neutros soient plus élevés. L'immunité est trop basse. On ne peut pas entreprendre la cure de méthothréxate.

— Quoi ? On a fait deux heures de route, ça fait trois heures qu'on attend et vous me dites que la cure de chimio n'aura pas lieu ? C'est une blague ? On aurait pu faire la prise de sang à la maison et ne faire le trajet que si les résultats étaient bons !

— …

— Ça veut dire que là on repart ?

— Oui.

— Et on revient quand ?

— On refait une prise de sang mercredi.

— La prise de sang, on la fera chez nous et on viendra si les résultats sont bons. On ne va pas faire le trajet pour risquer de se retrouver encore à venir pour rien. Il n'en est pas question. »

Je suis furieuse. Vic aussi. On a perdu notre journée. Une journée si précieuse. Y'en a marre. En plus, ça veut dire que la cure va être décalée. Et tout le traitement. Heureusement que je suis venue avec ma voiture. Sinon on aurait dû attendre deux ou trois heures de plus que le taxi vienne nous chercher. On refait nos sacs. On part. Je sais bien que cette pauvre petite infirmière si gentille n'y est pour rien. Mais j'en ai marre. Ça me saoule. J'appelle Val quand on est rentrées mais elle ne comprend pas notre désarroi. Elle pense que c'est cool d'être à la maison. Non ! Ce n'est pas cool. Hormis le fait que ça nous stresse car on ne sait pas si ça subodore un problème supplémentaire ça retarde le protocole de soins. MARRE ! Vic, je n'en parle même pas. Je suis dégoûtée.

—> Note à moi-même : Commencer chaque phrase par « très bien » et chercher à mettre du positif dans la suite.

Holidays

Quatre cures. Avec quatre intervalles. Huit semaines où mon adolescente peut respirer une vie presque ordinaire. On est à l'hôpital et c'est maintenant la dernière cure. Une semaine de repos et on retournera en régime protégé. Cadeau pour l'entrée en seconde de Vic. Une seconde sans aller à l'école. Pour l'instant, c'est l'été. Il fait chaud et on est à l'hôpital. On passe le temps comme d'habitude. Vite, que tout cela s'arrête et que l'on puisse rentrer à la maison. Profiter de cette dernière semaine de « liberté ».

Samedi le papa de Vic vient la prendre. Il n'est pas venu la voir depuis le début de la chambre stérile. Il l'appelle. Je regarde Vic. Elle est sur son téléphone. Elle est si jolie. Elle a retiré son foulard. Elle est plus à l'aise et il fait chaud. Maintenant, elle assume sa tête. Au moins à l'hôpital et à la maison. Ses cheveux commencent à repousser, juste quelques millimètres. C'est déjà de l'espoir. Ils retomberont à la prochaine cure. Il faudra à nouveau la raser. Dans un mois ! Je préfère ne pas y penser. Elle est un peu rouge ou blanche. Ses yeux sont translucides, comme quand elle a de la fièvre. Oh non ! On devait sortir demain vendredi et son père doit la prendre une semaine. Il a réservé un camping pour la semaine et Vic se fait une joie de ces vacances.

« Vic ?
— Quoi ?
— Ça va ?
— Ouiiii.
— On dirait que tu as de la fièvre ?
— N'importe quoi ! Arrête et laisse-moi tranquille !
— Attends déjà, tu me parles mieux que ça. Fais voir ton front !
— Laisse-moi. Je n'ai pas de fièvre. De toute façon, je ne resterai pas là. Je pars demain fièvre ou pas. »

Je ne réponds pas. Je suis une fois de plus déchirée à l'idée de la tristesse et de la douleur qu'elle doit ressentir. Je ne peux rien faire. Juste être là et mettre le doigt sur cette douleur qui la transperce un peu plus chaque jour. Je pose ma main sur son front. Il est brûlant.

« Tu ne vas pas voir les infirmières ! »

Elle crie à travers la chambre.
Je vais voir les infirmières.
Sa vie en dépend.
Je n'ai pas le choix.
Je vais donc dans leur bureau.

« Je crois que Vic a de la fièvre. Son front est chaud. Je le vois aussi à son regard.

— Vous croyez ? Non ! Elle allait bien. Je lui ai pris sa température il y a une heure.

— J'aimerais que vous lui repreniez s'il vous plaît.

— Je passerai tout à l'heure.

— Non, maintenant.

— Je termine et j'arrive. »

L'infirmière était en train de préparer une chimio pour un malade dans la salle de soin en face de la chambre. Une petite pièce remplie de médicaments, de potences, de poches en tout genre, des pansements, des murs jaunes, toniques, des dessins d'enfants, des cartes postales lointaines de jeunes malades qui ont réalisé leur rêve.

Je descends boire un café, j'ai besoin de me changer les idées. Je retourne dans la chambre au bout d'une quinzaine de minutes et ma fille me fusille du regard. L'infirmière est venue. Il n'y a pas de fièvre. 36,8. Elle me parle de manière énervée.

« Tu vois ? Tu t'inquiètes toujours pour rien. Je n'ai pas de fièvre. T'es contente ?

— Je suis désolée ma chérie. Mais tu as l'air patraque. Et tes yeux, on dirait quand même que tu as de la fièvre. Comme quand tu étais petite !

— Pffff. Tu dis n'importe quoi !

— Ok. »

J'abandonne. Les chiffres sont là pour me contredire. Je m'installe avec mon livre près de son lit. Elle regarde son téléphone. Une heure passe. Je la vois avec ses yeux toujours translucides. Elle semble très fiévreuse. Au bout d'une heure, je n'y tiens plus. Je ne lui dis rien et je retourne voir au bureau des infirmières.

« Excusez-moi de vous déranger à nouveau. Je suis sûre que Vic a de la fièvre. Pourriez-vous, s'il vous plaît reprendre sa température. Sans la prévenir et en restant à côté s'il vous plaît. Il y a un truc que je ne comprends pas.

— Madame, arrêtez de vous inquiéter. J'en reviens à l'instant. Vic va bien. Vous sortez demain. Elle n'a pas de fièvre. Soyez rassurée. En plus, elle va voir son papa samedi. Elle est tellement contente. Il fait chaud. C'est normal qu'elle soit brûlante. Il n'y a pas la clim.

— Oui. Je veux absolument qu'on sorte demain et qu'elle voie son papa. Je reste persuadée que ça ne va pas. Si vous n'avez pas le temps, ce n'est pas grave. Donnez-moi le thermomètre, je m'en occupe. S'il vous plaît.

— D'accord. Allons-y de suite. »

On entre dans la chambre de Vic. Elle est surprise de nous voir arriver toutes les deux. Elle me lance un regard plus que furieux. Je suis profondément inquiète et triste. Je la connais ma fille. Je connais son regard, son visage quand elle a de la fièvre. C'est trop bizarre ce thermomètre à 36,8 alors qu'elle semble brûlante. L'infirmière lui présente le thermomètre. Elle le prend à contrecœur. Le place sous le bras de manière lâche. L'infirmière le place correctement. Au bout d'une minute, elle le récupère.

40,6.

J'aurais tellement aimé avoir tort ! Je savais tellement que j'avais raison ! L'infirmière regarde Vic avec un air désolé. Vic m'envoie au cimetière avec son regard. Le protocole de suspicion d'infection commence. Antibio par intraveineuse, culture de bactéries, mais surtout on reste ici tant qu'il y a de la température. Quand on est seule toutes les deux, j'essaie de parler à Vic pour comprendre.

« Vic ?
— Quoi !
— Vic. Je sais que tu es en colère et que tu ne veux pas rester ici. Moi non plus tu sais. Je suis triste. En plus, tu dois voir ton papa dans deux jours. Si ça se trouve demain tu n'auras plus de fièvre. Ne t'inquiète pas.
— Laisse-moi. Tu l'as fait exprès. Tu es méchante. Je ne resterai pas ici. Je pars demain. »

Elle est très en colère après moi. J'essaie d'être la plus douce possible. J'ai les larmes qui perlent au bord des yeux. Elle me regarde. Elle en voit une tomber. Ce n'est pas après moi qu'elle est en colère mais après cette maladie !

« T'as pas besoin de pleurer. Tu devrais être bien contente !
— Vic. Je t'aime. Je ne veux pas qu'il t'arrive malheur. On ne peut pas rentrer à la maison si tu as de la fièvre. Ici, tu es

en sécurité si c'est grave. La maison est à deux heures de route. Samedi, ça ira sûrement mieux et je t'emmènerai voir ton papa. Sois rassurée. »

Elle pleure aussi, doucement. Je la prends dans mes bras.

« Je t'aime plus que tout ma chérie. Que s'est-il passé ? Comment as-tu réussi à mettre le thermomètre à 36,8 ?
— J'ai mis un gant de toilette d'eau froide maman. Je suis désolée. Je ne voulais pas rester ici. C'est ma dernière semaine en plus. J'en ai marre. Je voulais voir papa. On doit aller au camping avec Vincent. J'en peux plus maman. J'en peux plus.
— Ce n'est pas grave. Ne le fais plus ma chérie. C'est important de savoir si tu as de la température. Nous on veut te sauver et que tu sortes vite de tout ça. Je t'aime très fort. »

Je la serre tout contre mon coeur. On ne fait pas des enfants pour les voir souffrir. On fait des enfants pour qu'ils soient heureux dans une famille remplie d'amour. Moi, j'ai déjà tout faux ! Je suis divorcée. Depuis plus de douze ans. Ma fille, elle a un cancer. C'est trop dur de partager toute cette souffrance. Je voudrais tellement partager du bonheur, de la douceur et de la joie. Uniquement du bonheur, de la douceur, de la joie !

—> Note à moi-même : Ne pas juger. On ne connaît pas les raisons de chacun. Mais aider, accompagner, c'est bien mieux.

Je veux parler à mon père

La nuit n'a pas été facile car Vic était sans cesse dérangée. On ne sait pas d'où vient la fièvre et elle n'a pas baissé. On attend le résultat des cultures. Je dors très peu. Je suis épuisée. J'aimerais tant que tout cela s'arrête. Enfin !

Vic se réveille tôt pour une fois. 10h. Elle prend même un petit déjeuner. Elle a hâte de sortir. Elle espère que la fièvre tombera. Cette fois, les infirmières sont attentives pour la prise de température. Les chiffres sont là. Désagréables au possible. Toujours supérieurs à 40. On ne sortira pas. On restera là. Au moins jusqu'à demain. J'essaie d'être enjouée. De lui dire que son papa viendra la voir à l'hôpital. Qu'il dormira avec elle. Ça changera. Ça sera chouette. Elle pourra lui raconter tout ce qu'elle a fait pendant l'intervalle thérapie. Les dauphins, les fêtes, les amis, les bals, les sorties en ville, en boîte. La Vie quoi ! La vraie vie d'une adolescente ordinaire.

« Du coup, il vient te voir demain papa ? C'est sur son passage pour aller au camping.

— Non.

— Quoi non ?

— Tu lui as dit que tu restais à l'hôpital et que tu avais de la fièvre ?

— Oui.

— Il a dit quoi?

— Rien.

— Tu lui as demandé de venir.

— Non.

— Demande-lui.

— Je sais pas.

— Demande-lui, je te dis. Il ne peut pas te refuser quand même. Il passe à cinq kilomètres. Il en aura fait six cents en voiture. Ça lui fera même une belle pause.

— Je sais pas. »

Vic est éteinte. J'essaie de la dynamiser. J'ai l'impression de ne pas y parvenir. Je sors un moment au relais H. Besoin d'un cappuccino. J'en prends un pour Vic. Elle aime bien. Je lui prends aussi un paquet de chips. J'achète un magazine. Ça fait déjà cinq jours qu'on est là. Surtout remonter dans la chambre avec mon plus beau sourire scotché de la manière la plus crédible possible sur mon visage. Quand j'entre dans la chambre ! Vic a son sourire des beaux jours.

« Papa vient demain. Il sera là vers 13h. Il va s'arrêter en descendant au camping. Il ne pourra pas rester longtemps car il est avec sa femme et ses enfants. Il viendra une dizaine de minutes.

— C'est cool. Je suis trop contente pour toi.

— Tu lui as proposé de rester dormir ? Tu sais, je veux bien lui laisser la place si ça te fait plaisir ma chérie.
— Oui. Mais il ne peut pas. C'est leur semaine de vacances avec sa femme et ils ont réservé le camping. »

Je lui souris. Moi aussi, j'avoue que je préférerais largement être en vacances que de passer la nuit à l'hôpital. Mais pour rien au monde, je ne partirais en abandonnant ma fille fiévreuse à l'hôpital. Combien d'enfants sont partis en quelques heures avec juste une fièvre dans cet hôpital ?

Il est 13h30 quand il tape à la porte et qu'il entre pour voir sa fille. Vic est aux anges. Moi, je lui souris. Je ne dis rien. Surtout ne pas gâcher ces quelques rayons de soleil pour ma Vic. Il reste debout. Devant son lit. Ils partagent quelques mots. Et moi, je ne peux bouger de mon fauteuil près du lit. Je suis hypnotisée. Figée. Je lui demande s'il a fait bon voyage. J'essaie au maximum d'être joviale. Pour Vic. C'est tellement important qu'elle voit son papa. Je veux tellement qu'elle guérisse et je mettrai tout en oeuvre pour cela.

« C'est chouette si tu as fait bon voyage. En tout cas c'est sympa d'être passé voir Vic.
— Ouais. Ça fait quand même un détour. Faut pas que je tarde car ils sont dehors tout seuls et après on va arriver tard au camping. On est fatigués. On en a marre de la route. On est partis depuis 6h du matin. »

Bah moi je ne suis pas fatiguée ! Tiens ! Moi je n'ai pas dormi de la nuit. Nous on n'en a pas marre ! Non, on est content. Vic est nourrie et logée ! Gratos ! L'hôtel est complet et spacieux et il a bonne réputation ! Chaque mot qui sort de sa bouche est pour moi l'occasion d'une réplique immédiate et acide. Mais non. Je reste là. Souriante et agréable. Presque d'apparence joyeuse. Je garde pour moi cette colère indicible.

« Oui. Je comprends. Du coup demain quand tu viendras voir Vic tu pourras prendre Vincent à la maison ? Il est tout seul et ça fait une semaine qu'il n'a pas vu sa soeur ? Il est chez son ami, Tom.
— Demain ? Je ne viens pas demain ! On va se reposer ! On a fait toute la route. Et puis ça coûte cher en essence ! Trois cents kilomètres aller-retour ! Non. Je n'ai pas les moyens. Je ne viens pas demain. J'essaierai lundi si elle est encore à l'hôpital. »

J'arrive à peine à répondre un pauvre son. Je ne dis mot. Je le regarde et je baisse les yeux. Il prend vite congé. Il faut qu'il se repose. Il est fatigué. Comment est-ce possible de se plaindre à sa fille de fatigue ? Elle, qui est branchée depuis près d'une semaine. Qui se bat pour être vivante et joyeuse et qui subit tellement plus de misère que de faire huit cents kilomètres en voiture pour partir en vacances.

Moi, j'irais au bout du monde s'il le fallait pour voir ma fille et mon fils malades et les soutenir.

Au bout du monde.

On ne parlera pas de cela avec Vic. Si. Juste ces quelques mots. Je pense malgré tout qu'elle n'est pas dupe.

« C'est chouette que papa soit passé !
— Oui. »

Dimanche, Vic s'est encore levée plus tôt qu'à l'ordinaire. Pressée d'en finir. Avec l'espoir que la fièvre ait disparu. Mais elle est tenace. En plus, Vic est retournée en aplasie. C'est rarissime. On doit donc de nouveau faire attention et adopter le régime protégé. Les chimios ont chaque fois un effet dévastateur sur son corps. Elle est si fragile. Je vois Vic qui essuie une larme sur sa joue. Je ne la vois quasiment jamais pleurer. Je regarde la télévision qui est allumée. Il y a Céline Dion qui chante « *je veux parler à mon père* ». Je ne dis rien mais j'envoie un texto à mon ex-mari.

« Ça va ? Tu es cool au bord de la piscine ? Ça ne te dérange pas alors que ta fille soit à l'hôpital avec de la fièvre ! Et si elle meurt demain ? »

S'en suit en réponse, un flot d'injures. En même temps, j'espérais quoi de ce texto ? J'aurais peut-être du déverser ma colère d'une autre manière ou mieux ne pas me mettre en colère du tout. Je préfère ne plus répondre. Ça ne servirait pas à grand chose. Je ne dis rien à Vic. Tant pis.

J'essaie de la distraire. On fait des projets pour après. Des fêtes à organiser, des voyages, les études, son futur métier.

Surtout parler de demain et lui montrer qu'elle a un avenir. Qu'elle fera partie de notre univers.

—> Note à moi-même : Tourner sept fois sa langue dans sa bouche avant de parler... non douze ou cent fois ! Et cela même avant d'envoyer un texto ! Que ta parole soit impeccable. (« les accords toltèques »)

Noir c'est noir !

La fièvre est toujours là, indétrônable. Son père viendra la voir cet après-midi, avec son frère et la fille de sa nouvelle femme. Elle a son âge et elles s'entendent bien. Ça va la distraire. C'est cool. Vic est impatiente. Ça fait maintenant une semaine qu'on est coincées ici sans voir personne d'autre que des blouses blanches. Il fait très beau. C'est la fin de l'été. Vic souhaite prendre l'air. Alors, on descend tous. Ça ferait famille bisounours s'il n'avait refusé de me dire bonjour et s'il ne m'avait lancé son regard noir qui me terrorise et me fait trembler.

Les jeunes sont devant. Je les accompagne dans le petit jardin de l'hôpital. Ils y vont. Ils sont joyeux. J'entends Vic rire. Je suis contente et pourtant j'ai un trou noir, un abîme intersidéral dans mon ventre. Je m'arrête un instant.

Je repense à cette maman dont le garçon a un lymphome et qui a vécu des trucs trop durs avec son ex. Il l'avait même entraînée dans une petite ruelle sombre sur la gauche de l'hôpital, pour parler. Elle avait pu le contraindre à aller sur le banc devant l'hôpital. Je les voyais de là où j'étais assise avec une copine. On fumait une cigarette.

Il restait debout devant elle. Le regard noir. Du haut de son mètre quatre-vingts, il la toisait et ricanait la clope au bec. Il était massif et costaud. La musculation et la gonflette, les protéines, la malbouffe et l'alcool l'avaient rendu pâteux. Elle m'avait raconté qu'il avait une haleine alcoolisée ce jour-là. Elle l'avait menacé plusieurs fois de faire une enquête sociale s'il ne s'arrêtait pas. Au moins quand il avait les enfants en vacances chez lui. Mais elle ne l'a jamais fait. Plusieurs fois ses potes ont dû ramener les enfants eux-même à la maison car il était trop bourré. Elle a toujours essayé d'arrondir les angles. Elle a pris des coups. Près de trente jours d'ITT (interruption temporaire de travail), paralysée du dos, les pompiers qui sont venus la chercher croyaient qu'elle avait la colonne vertébrale fracturée. Plusieurs fois tabassée. Elle a porté plainte une fois. Mais devant l'attitude des policiers et du juge, elle n'est pas allée au bout de la procédure. Elle a préféré partir loin de tout ça pour les protéger, elle et les enfants. Elle est partie sans un sou. Sans travail. Avec juste un logement, un camion de déménagement et le plus important ses enfants de trois et cinq ans. Partir loin, après un an de maltraitance, et une justice qui n'a rien fait pour la protéger. Honteuse, elle n'en avait alors pas parlé. Aujourd'hui, elle pensait qu'avec son fils qui avait un cancer ça allait l'attendrir. Qu'enfin, ils pourraient avoir des relations de parents normalisées. Être unis et soudés pour le bien-être des enfants. Pour leur bonheur. La frontière entre l'amour et la haine est souvent si fragile.

Il a approché sa tête d'elle de manière menaçante ! Il a commencé avec un ton violent. Menaçant. Terrible. Il avait un air moqueur. Il a poussé son épaule du doigt en haussant le menton. On aurait dit un casseur dans une ruelle.

« Alors ! T'as quoi à me dire maintenant ? Je suis là maintenant ! Parle !

— Déjà, tu me touches pas. »

Il a réitéré son geste de la main plus fort encore et a menacé de lui donner un coup de pied.

« Tu ne me touches pas compris. Sinon j'appelle la police !

— Vas-y appelle les flics ! Et tu vas leur dire quoi aux flics ? Ils vont se foutre de ta gueule. Ils s'en cognent connasse ! Tu veux que je te dise ? C'est bien fait pour ta gueule si tu es là coincée avec ton fils dans cet hôpital. C'est bien fait pour ta gueule. J'en ai rien à foutre si t'es fatiguée et je ne viendrai pas te soulager, démerde-toi. T'avais qu'à pas partir si loin ! Je t'emmerde !

— Mais tu sais pourquoi je suis partie. Ce n'est pas pour moi. C'est parce que tu me battais !

— Ta gueule ! Tu me fais chier ! T'as peur que notre fils nous voit ? Au moins, il verra quelle connasse de mère tu es !

— Pardon.

— Heyyyyy ! »

J'ai hurlé de toutes mes forces. J'avais peur. Elle ne savait pas quoi dire pour le calmer. Et là ! Il est parti d'un coup, sans se retourner. Elle s'est alors effondrée en larmes. On est allées la rejoindre.

« Va porter plainte.
— On a tout vu. Il peut pas s'en tirer comme ça.
— Non. Ce n'est rien. Je ne veux pas contrarier mon fils plus qu'ils ne l'est.
— VA PORTER PLAINTE !
— Il était violent. On témoigne.
— Ça va aller. Je n'ai pas de sang. Pas de marque. Ça a été bien pire vous savez. Là ça va. C'est pas grave.
— Viens on va t'emmener voir le médecin. »

On l'a tenue chacune d'un côté et emmenée dans le bureau des docteurs. Elle tenait à peine debout.

« Mais pourquoi il fait cela ? Il n'a pas le droit ! »

Elle est effondrée, au bord de la crise de nerfs. Ils lui donnent un sédatif.

« Il vous faut aller porter plainte. Il ne peut pas continuer à vous maltraiter comme ça. Ce n'est pas normal. »

Elle n'ira pas.

Je mets mes fameuses lunettes de soleil. Je vais rejoindre Vic et son père dans le jardin. Vic est là. Belle. Souriante. Elle rit aux blagues de son frère et de sa belle-sœur. Il y a un fauteuil pour moi. Je me réjouis avec les jeunes.

La fin de journée approchant, je propose que tous dînent avec nous. J'irai acheter des pizzas. Vic insiste auprès de son père pour qu'il reste. Il finit par accepter. Je vais avec Vincent acheter cinq grosses pizzas, des boissons et des desserts. Je paie. Le plus important c'est de voir le sourire de Vic.

La fièvre durera jusqu'au mercredi. Vic est retournée en aplasie. Elle ne peut pas aller au camping. Son père est furieux. Il dit que c'est de ma faute. Que j'ai influencé les médecins pour qu'elle ne vienne pas en vacances avec lui. Comme si je n'avais que ça à faire ! Après dix jours d'accueil bienveillant dans le service d'oncologie, on rentre enfin à la maison. Vic a le droit de voir son père. Mais hors lieux publics. Ça se fera alors dans un parc, près de la maison. Deux fois.

Le lycée

Vic a eu du mal à sortir d'aplasie. Les cures de métho n'auront pas été aussi folichonnes que prévu. Elle s'est quand même baignée et a vu ses amis. L'anniversaire de Vincent le 29 aout s'est passé pour nous à l'hôpital. Transfusions sanguines urgentes. Quatre poches. Des amis venus du nord de la France ont tenu compagnie à Vincent à la maison. Du coup, on a de nouveau mangé des pizzas pour le repas du soir. On est rentrées tard. Épuisées. On a quand même acheté du champagne sur la route. Pizzas et champagne pour ses dix-huit ans. J'aurais voulu faire plus. Je n'en ai pas eu le courage. Au moins, il n'était pas seul.

L'heure de la rentrée à l'université approche à grands pas. Vic rentre en seconde. Son frère en faculté. Je suis fière de mes deux loulous. Malgré tout, ils ont réussi. La rentrée sera encore spéciale. Je prends rendez-vous avec le proviseur. Je vais proposer une énième fois la classe en visio. Un ami est d'accord pour être le professeur principal et aider à faire le lien avec l'équipe pédagogique.

« Bonjour monsieur le proviseur. Je vous remercie de me recevoir aussi tôt avant la rentrée.

— Bonjour madame. C'est normal. C'est mon métier et l'Éducation Nationale me paie pour cela.

— Voilà, comme vous devez le savoir ma fille a un cancer et elle est en soins intensifs. Elle est inscrite en seconde générale, elle bénéficiera du SAPAD aussi. Quand elle sera en aplasie elle ne pourra pas venir en cours car son immunité sera à zéro. Je voulais voir comment nous pourrions nous organiser pour qu'elle suive sa scolarité malgré tout. Elle veut réussir. Entendons-nous bien, ce n'est pas grave si elle redouble. Mais je suis persuadée qu'il faut lui donner toutes les chances de réussir. Ça ne s'est pas très bien passé au collège. Elle s'est débrouillée un peu toute seule et le principal n'a pas été à mon avis très entreprenant pour l'aider. Elle veut vraiment avoir son bac. Avant sa maladie c'était une excellente élève. »

Il m'écoute attentivement. Il est souriant. Il semble bienveillant. C'est déjà ça.

« Madame. Il est bien entendu que nous mettrons tout en œuvre pour que Vic puisse suivre une scolarité avec ses camarades de classe. C'est mon devoir. Nous avons déjà discuté avec le professeur d'histoire que vous connaissez et qui est d'accord pour être le professeur principal de sa classe. Il suivra les devoirs, les cours et fera les liens avec les professeurs. Ne vous inquiétez pas. Nous ferons tout ce qui est en notre pouvoir pour que votre fille soit scolarisée dans les meilleures conditions possible. La loi sur le handicap de 2002 nous y oblige par ailleurs. C'est notre mission. A-t-elle besoin de quelque chose de particulier ? D'un fauteuil pour qu'elle soit assise confortablement quand elle est en cours ? Je peux lui prêter le mien s'il le faut.

— Merci. Merci de tout cœur.

— Ne me remerciez pas, je ne fais que mon travail.

— Merci du fond du cœur. Je me suis battue depuis huit mois. Merci de prendre le relais. Et pour les cours en visioconférence ? Ça serait bien car ça lui permettrait de faire du lien et surtout de faire partie de sa classe. D'être avec tout le monde.

— Oui. Pas de problème. On est en train de faire le point sur le matériel du lycée et nous achèterons le nécessaire. On sera opérationnel dans le mois. »

On continue de discuter un peu des modalités de reprise de la scolarité de Vic. Elle pourra faire la rentrée. Ensuite, elle retournera en milieu protégé. Déjà. Elle a dû prendre des facteurs de croissance parce que son immunité restait bien basse. C'est comme ça. Le plus important. Elle est là ! Et moi, je suis auprès d'elle. Cette fois, on est dans un top lycée avec un proviseur très motivé et extrêmement bienveillant. Un super établissement pour une scolarité aussi adaptée que possible à la situation.

La poêle Léa… la poêle !

Le régime protégé et les chimios ont repris. Vic a de plus en plus mal au dos. Les corticoïdes lui déglinguent la densité musculaire. Son dos, comme son âme se tordent de douleur. Il y a toujours un truc de plus. Cet après-midi, un spécialiste vient prendre l'empreinte de son corps de manière numérique. En plus de perdre à nouveau ses cheveux, il va falloir supporter cet intrus en plastique : le corset. Où est ma fille ? La mienne ? Où est-elle ? Je la vois sur son lit, elle est souriante. Je ne l'entends jamais se plaindre de tout ce qu'elle subit. Parfois elle dit bien qu'elle en a marre. Une mère, ça peut tout supporter. Il paraît ! Moi, je n'en peux plus. Je me sens profondément seule dans ce voyage tumultueux au bout duquel j'espère qu'elle trouvera la guérison.

Je suis assise sur un banc devant l'hôpital. J'ai besoin de prendre l'air. De me sentir un peu vivante et d'essayer de respirer un peu plus. Ça fait maintenant près de neuf mois que je pratique l'apnée, les insomnies, le stress avec un joli sourire accroché à mon visage et des blagues de toutes les couleurs dès que l'occasion se présente. Eh non ! Je ne rampe pas par terre habillée en noir !

« Eh ? Léa ? Il y avait longtemps qu'on ne s'était pas vues ! Comment vas-tu ? Et Vic ?
— Ça va… et vous ? Et la petite ?
— Euh… non… tu ne vas pas nous faire croire que ça va… vu ta tête ! »

C'est Fred et Lola. Il y a longtemps que je ne les ai pas vu, ça fait tellement de bien. Ma famille de cœur est en train de se construire, les amis deviennent mon soutien. Je ne peux pas leur mentir. Ils savent ce que je ressens car ils le vivent. Ils sont descendus fumer leur clope.

« File-moi une clope !
— T'as pas dit que tu ne fumais pas ? Ou plus ?
— Bah là je refume si tu m'en files une. J'en peux plus. J'en peux plus Fred ! Je vais y péter !
— Tiens. Prends le paquet si tu veux. On en a d'avance.
— Merci. Je te le paie.
— Non. Ne me remercie pas s'il te plaît. Des clopes, c'est un cancer. Alors ne me dis pas merci de t'aider vers cette grosse connerie.
— Ok.
— Je refuse que tu me paies pour ça. Ok ? »

Je prends le paquet. J'en allume une. J'aspire jusqu'au fond de mes poumons. Je suis dans un tel état que cette bouffée me fait du bien. Vraiment. Je me sens même apaisée malgré les larmes qui dégoulinent doucement sur mes joues. Lola me prend dans ses bras. Fred pose sa main sur mon épaule. On n'a pas besoin de se parler. On se comprend naturellement. Je leur explique le retour en protégé, le corset de Victoire et la mésaventure devant l'hôpital.

« Putain ! Attends ! Qu'est-ce que tu me dis là ? Il l'a menacée ?

— Attends ! Elle est victime ! Putain ! Putain ! Faut pas qu'elle se laisse faire Léa. C'est vraiment con que je n'étais pas là. Je te jure je l'aurais pas raté. Putain ! Mais on tape pas sur une femme ! Tu vois, moi je gueule, je suis con parfois mais jamais je ne taperai une femme. Il a vraiment pas de couilles ce connard.

— …..

— Mon père disait toujours « Si jamais tu tapes une femme tu prends un coup de poêle ». Alors la poêle Léa ! La poêle !

— Tu veux que je la mette où ma poêle pour aider les copines ou pour me protéger ?

— Dans ton sac ! »

Je regarde mon sac. Il est minuscule. À part un petit poêlon à pancakes, une poêle ne rentrerait jamais là-dedans.

« T'as vu la taille de mon sac ? »

On éclate de rire ensemble. Tous les trois ! Eh non ! Je n'ai pas le sac de Marie Poppins ! Je ne connais pas de formule magique. On a tous les deux nos enfants dans une chambre à quelques mètres qui se battent pour essayer de rester en vie avec des traitements de merde et on a réussi à avoir un fou rire avec une histoire de femme battue et de poêle. Je crois que je leur fais de la peine à être comme ça, seule, droite comme un i et toujours là auprès de ma fille. Seule. Tellement seule dans cet hôpital.

Le corset

Le responsable de la société qui fabrique les corsets est là en personne. À l'heure. C'est l'hôpital qui l'a contacté. Ils sont habitués. Malheureusement, Vic n'est pas la seule à avoir besoin de leurs services. Auparavant, il a fallu prendre rendez-vous chez un spécialiste du dos dans un centre de rééducation. On a dû évoquer sa leucémie pour être ausculté rapidement. Vic pourrait subir une opération de la colonne vertébrale quand tous les traitements seront terminés. Il faut essayer de limiter les dégâts avec cet intrus qu'elle devra porter toute la journée et aussi la nuit.

Le commercial a un appareil laser relié à un ordinateur. Le corps de ma chérie est numérisé, enregistré, paramétré. Elle ne dit mot. Moi non plus. Lui ne sait quoi dire. Il va mutiler ma fille un peu plus. Je dis gentiment au revoir alors que j'ai envie de dire dégage. Je sais qu'il est bienveillant. Il a été extraordinaire de patience et de gentillesse. Je ne pourrai jamais assez remercier tous ces gens, et la société française qui chaque jour cotisent et dépensent de leur temps et de leur énergie pour que ma fille ait une chance d'être sauvée. Au fond, c'est à ce putain de cancer que j'ai envie de dire dégage. C'est après lui que je suis en colère. Je ne l'exprime pas… à personne. Je le garde, là.

Dans deux jours le corset sera là. On partira avec. Tout est organisé pour nous faciliter la tâche. Pendant cette nouvelle période de soin, quand je verrai ma fille enveloppée de cet épais plastique blanc avec les larmes au bord de ses grands yeux brillants, je préférerais partir. N'y tenant plus, je m'effondre dans un fauteuil au fond du couloir. Jamais je ne parlerai de cela car ça ferait avancer qui ? Je prétexte son intimité. C'est au-dessus de mes forces. Allez ! Respirer un bon coup et repartir. Après tout, c'est quoi un corset ? Rien du tout. Je vais acheter mon cappuccino. Exceptionnellement, j'ai le droit d'en prendre un pour Vic. Le dernier avant le régime protégé strict.

J'aperçois le papa de Paolo. J'irai le voir tout à l'heure. Besoin de parler avec quelqu'un qui me comprendra. Un peu mieux que les autres qui ont des comportements de déni face à notre souffrance ou qui s'apitoient. Tant qu'on n'est pas dans la situation ce n'est pas pareil, même avec toute la bienveillance de l'univers, même avec une dose d'empathie infinie. Ça ne restera jamais qu'un ressenti imaginaire que l'on soit soigné, soignant ou aidant. Comment comprendre ce qui se passe quand on a quinze ans, qu'on ne veut pas mourir, qu'on se croit immortel et qu'on a un cancer ? On ne peut pas penser pour l'autre et on ne peut vivre dans ses « chaussures ». C'est comme ça. La seule chose qu'on puisse faire c'est de montrer qu'on sera toujours là et qu'on déborde d'amour et de bienveillance à leurs côtés, quoiqu'il arrive !

Comment imaginer la vie dans ces chambres et couloirs du deuxième et du troisième étage quand on n'y est pas passé ? Comment est-il possible d'imaginer que chaque semaine plusieurs enfants partent au pays des anges en laissant orphelins leurs parents pour toujours. Trembler à chaque fièvre, à chaque souci avoir la peur au ventre que ça ne soit le nôtre qui prenne ce chemin.

Je remonte avec mes deux cappuccinos et mon sourire à deux balles.

« Ayé ? Il est reparti ? Pas trop inconfortable ?
— Ça va.
— Tiens, j'ai eu l'autorisation pour la dernière fois.
— Merci maman.
— Bon, allez on va pas se laisser abattre. On fait quoi ? Faudrait commencer à regarder pour ton orientation après le bac ? Qu'est-ce que tu aimerais faire ?
— Je veux être rédactrice en chef du magazine Biba.
— D'accord ! On cherche un stage ? Tu en penses quoi ?
— On n'y arrivera jamais.
— On y arrivera. Je te promets. Allez on regarde les formations post-bac. »

On a passé l'après-midi à prendre les références des licences, masters, des formations universitaires et diplomantes pour atteindre son objectif professionnel. C'est la première fois qu'elle me parle de cela. Elle a voulu être médecin, kiné, prof de sport, triathlète professionnelle. Triathlète, elle doit penser qu'elle ne le peut plus. Peu m'importe, pourvu qu'elle s'éclate. Elle aura toujours le temps de changer. Au moins pendant ce temps-là on pense à autre chose, on rit, on s'imagine et surtout on lui crée un avenir.

—> Note à moi-même : Quelle que soit la situation se dire que demain on mangera une raclette, une pomme et qu'on a un avenir. Alors, on le prépare !

Paolo

Elle va mieux. Je décide alors d'aller voir le papa de Paolo. Il n'avait pas bonne mine tout à l'heure. Je l'ai trouvé tout vouté. Tout blanc. J'espère qu'il n'y a rien de grave. Enfin, rien de plus grave. Je ne le retrouve plus. Je tourne plusieurs fois dans le couloir du deuxième et du rez-de-chaussée. Je scrute chaque prénom sur les portes des chambres. Je ne vois aucune trace de son passage. Je n'y tiens plus. Je décide d'envoyer un texto.

« Bonjour. Comment allez-vous ? Et Paolo ? Je suis désolée, tout à l'heure j'ai dû remonter vite pour m'occuper de Vic. On boit un caf un de ces quatre ? Bises Léa, la maman de Vic. »

La réponse tombera… plus tard, très tard dans la soirée.

« Paolo est dans le coma depuis trois jours. Il a fait un AVC. Il a été transféré dans l'hôpital d'à côté. En soins intensifs, dans le service de réanimation. Je suis désolé. Je n'ai pas pu

répondre plus tôt. Je vous dis quand je suis sur l'hôpital. Bon courage avec Vic. »

Il paraît qu'au rendez-vous qu'ils appellent « l'annonce », on nous tient au courant des effets secondaires des traitements. C'est ce qu'on appelle le consentement éclairé.

Loi Kouchner n°2001-303 du 4 mars 2002 relative aux droits des malades et à la qualité du système de santé Art.L.1111-4 *« Toute personne prend, avec le professionnel de santé et compte tenu des informations et des préconisations qu'il lui fournit, les décisions concernant sa santé. Le médecin doit respecter la volonté de la personne après l'avoir tenue informée des conséquences de ses choix... aucun acte médical ni aucun traitement ne peut être pratiqué sans le consentement libre et éclairé de la personne et ce consentement peut-être retiré à tout moment. »*

Article 36 (article R.4127-36 du code de la santé publique)

C'est signé ! Mais à ce moment de l'annonce, on est tellement sous le choc. Et non ! Non ! On ne nous dit pas assez les effets secondaires possibles. Les enfants qui deviennent sourds, qui ont des problèmes respiratoires à vie ou qui deviennent aveugles, ceux qui meurent, ceux qu'on ampute, qui ont un diabète, ceux qui font des AVC, un ou plusieurs, les nécroses osseuses, les prothèses, l'arthrose, les douleurs ou tout simplement ceux qui sont fatigués plus que la normale. Les troubles psycho-cognitifs pour 80 % des malades, les dépressions cinq après dans 50 % des cas.

On pense juste aux chimios qui foutent la gerbe et qui font tomber les cheveux. Et la douleur psychologique ? C'est tabou. Est-il bon de voir tous les possibles négatifs qui peuvent t'arriver ? Vaste débat.

Je ne verrai pas le papa de Paolo avant de partir. J'ose à peine répondre à son message. Pourtant, chaque jour, j'enverrai un texto pour lui souhaiter bon courage et prendre des nouvelles. Même s'il ne répond pas, j'écris chaque jour. Tant que je n'ai pas de texto qui dit qu'il est mort, c'est qu'il est vivant. Surtout rester solidaire dans cette galère. Un pour tous et tous pour un.

Au bout de dix longues journées, mon téléphone sonne. C'est 10h. Je suis sur la terrasse de ma maison en train de boire un café. Je laisse le soleil d'automne caresser doucement mon visage. J'ai peur de décrocher. Les secondes semblent des heures. Finalement, je prends mon courage à deux mains et le téléphone de la main droite. J'appuie sur le voyant vert. Je respire un grand coup et je ferme les yeux. C'est la première fois que le papa de Paolo m'appelle. Je sais qu'il élève seul son fils. On est un peu pareil finalement.

« Allo.
— Bonjour, c'est le papa de Paolo. Paolo s'est réveillé !
— Ouahh ! Super ! Je suis trop contente pour vous. Je suis vraiment tellement, tellement contente.
— Je suis désolé. Je n'ai pas répondu à tous vos messages. Je vous en remercie du fond du cœur. Vraiment. On ne se

connaît pas mais ce qu'on vit fait qu'on se rapproche vite. On se comprend.

— Oui on forme une famille. Jamais on n'oubliera tout ce qu'on vit dans cet enfer.

— Un énorme merci pour tout. Merci pour vos messages, ils m'ont fait tellement de bien. Quand vous viendrez à l'hôpital, envoyez-moi un texto. On ira boire un verre pour fêter cela.

— Oui. Bien sûr. Avec plaisir.

— Paolo va bien. Il nous parle en anglais uniquement. Mais il va bien. Il est vivant. Dieu soit loué. Vivant.

— C'est une merveilleuse nouvelle. J'en ai les larmes aux yeux.

— Je dois vous laisser. Je vais le rejoindre dans sa chambre.

— Oui bien sûr. À bientôt. Bon courage.

— À bientôt. Merci pour tout. »

Pour tout quoi ? Je n'ai fait qu'envoyer quelques textos. Ces textos qui font chaud même si on n'a pas la force d'y répondre. Recevoir un message doux et bienveillant adoucit toujours les peines tout comme être assis près de la personne, juste être là, présent, rempli d'amour et de bienveillance.

—> Note à moi-même : Ne pas laisser quelqu'un dans la peine. Lui montrer que tu es là. L'objectif n'est pas de résoudre la situation à sa place mais juste de lui montrer qu'il est aimé et qu'il n'est pas seul.

Rencontre avec le nouveau Paolo

Cela fait maintenant un mois que Vic suit le nouveau protocole de soins. Ses cheveux sont tombés. Il a fallu la raser à nouveau. On ne s'habitue pas. Toujours une douleur intense qui vous transperce la poitrine. Toujours les larmes et les cris de ma fille et de mon fils. Toujours l'envie de me raser la tête pour la soutenir. Les prises de sang plusieurs fois par semaine, les chimios en hôpital de jour les lundis, mercredis et vendredis, les transfusions sanguines, les cours rattrapés comme on peut mais cette année avec des professeurs et un lycée super investis. Le temps qui passe au gré des séries et autres émissions de télé-réalité dans lesquelles Vic se noie. Je ne supporte pas cela. Cependant, je ne dis mot. J'accepte. On va courir. Parfois. Mais la fatigue est éperdument insupportable. On va pédaler. Un peu. Mais on ne finit pas les trajets. Je dois la pousser. On avance comme on peut. Son frère nous amène un peu de la vie extérieure. Ma Val aussi, fidèle au poste, à faire linge et ménage de toute la famille, à scruter chaque besoin, pour tenter de le combler avec l'appui de l'association.

Le téléphone sonne. C'est encore l'hôpital. On y est allé hier. Je n'aime pas ça.

« Bonjour.
— Bonjour.
— Vous êtes la maman de Vic ?
— Oui. Que se passe-t-il ?
— Vic doit se faire transfuser. On vous attend dans deux ou trois heures maximum ?
— D'accord. »

Que dire d'autre ! J'appelle le taxi. Je suis épuisée. Pas le courage de faire la route. Il est là, au bout de quinze minutes. Normalement, on doit rentrer de suite. Il nous attendra. Nous avons la chance de rencontrer beaucoup d'humanité et de bienveillance avec cette compagnie de transport.

On arrive au bout de deux heures. Mais comme il est tard, on est dirigé vers le deuxième et pas en hôpital de jour. Vic s'installe. On la prélève. On connaît par cœur la procédure. Sur la chambre à côté, il est écrit Paolo. Paolo est là. Son papa est sûrement là aussi. Je pourrai avoir des nouvelles en live. Je me sens un poil honteuse finalement avec ma fille en bonne santé… façon de parler bien sûr. Ici la bonne santé c'est ça. C'est avoir la chance de venir prendre trois poches de rouge et de repartir avec la patate et les lèvres roses alors qu'une heure avant on était fatigué, blanc et les lèvres grises. Lui, il est scotché avec son fils dans cette chambre. Il me dit qu'il va bien. Qu'il récupère. Il parle en anglais et griffonne quelques dessins incompréhensibles. Son papa lui fait pratiquer tous les jours de l'activité physique car il a perdu beaucoup de sa musculature du fait de son immobilité.

Au moment où je sors de la chambre, il sort aussi. Il y a des moments comme ça, des énergies qui se rencontrent, des anges qui se coordonnent. Le lien se crée. Indélébile.

« Bonjour.
— Bonjour. Comment allez-vous ?
— Ça va bien. Et vous ?
— Oui, ça va, Paolo fait de vrais progrès. Je suis vraiment content. Il va y arriver. Je crois en lui. Et Vic qu'est-ce qui ne va pas ?
— Oh, rien de grave. On doit la transfuser, elle n'a plus assez de rouge. On attend le sang, elle doit prendre trois poches. Au moins, elle aura la forme ce soir.
— D'accord. Vous voulez dire bonjour à Paolo ? Il n'a pas beaucoup de visites. Ça lui fera plaisir. Je lui parle tout le temps de Vic et de sa maman.
— Oui, bien sûr. Avec plaisir. »

Je le suis alors dans la chambre. Je ne sais pas trop à quoi m'attendre. Dix jours de coma, ce n'est pas rien. En plus avec une leucémie ! Je suis confiante, avec une petite peur. Quelle chance j'ai. Vic n'a pas fait d'AVC. Oui. On est chanceuses finalement. C'est mieux de porter un corset. On se rassure comme on peut dans cette situation. La chambre est très sombre et j'ai du mal à distinguer Paolo au début. Il est allongé dans son lit. La télévision est allumée.

« Regarde Paolo qui est là ?! C'est la maman de Vic ! Tu sais, je te parle d'elle tout le temps. Elle fait du triathlon. Elle est venue te dire bonjour.

— Grmgrmcrg…

— Bonjour Paolo. Je suis contente de voir que tu vas mieux.

— Oui ça va mieux. On communique bien maintenant. Vous connaissez le reïki ? Je lui en fais tous les jours. Je suis maître de reïki. Il va s'en sortir. C'est sûr ! »

Je vois dans le lit un grand ado tout maigre qui a tremblé des bras pour me dire bonjour et qui a beuglé un son incompréhensible et inaudible. Je manque m'étrangler en répondant. Je ne m'attendais pas à cela du tout. Son papa avait l'air tellement positif. J'ai en face de moi un père joyeux de voir son fils revenir à la vie. Mais dans quel état ! Un légume. Je n'ai qu'une hâte, celle de sortir à toute vitesse et de me réfugier auprès de ma fille. Et pourtant, je reste là. Je souris. Je réponds à sa jovialité par de la joie. J'engage même la conversation. Je le trouve attendrissant ce papa poule. J'aurais tant aimé avoir un tel père pour mes enfants. Quand on est jeune, on tombe amoureux mais on ne pense pas épouser le futur papa de nos enfants. L'amour de jeunesse pense que tout ira pour le mieux dans le meilleur des mondes. Je suis admirative de ce papa extraordinaire à mes yeux. Sa maman n'est pas présente. Il essaie de combler le manque. Il a aussi abandonné son boulot pour un moment. Sa priorité, comme la mienne, est que son enfant guérisse. Il y met tout son cœur. Il est seul aussi. Sa famille n'est quasiment pas présente. On a envie de se soutenir l'un l'autre avec tous ces points communs. Il m'explique comment chaque jour, il aide à la toilette de son fils, aux séances de gym qu'il fait pratiquer plusieurs fois par jour à Paolo qui ne supporte pas la lumière du jour. C'est pour cela qu'il a descendu les volets et qu'ils vivent dans la pénombre. Il communique de plus en plus mais à sa manière. Je promets de prendre des nouvelles et la prochaine fois on ira boire un verre ou manger au restau. Pourquoi pas ? C'est une merveilleuse idée. Sortir un peu. Sortir un peu plus loin. Oublier l'espace d'un bon repas ce qui nous attend ici.

Le retour en taxi sera songeur et joyeux. Le chauffeur nous fera encore bien rire et Vic a récupéré des couleurs. J'ai tellement de chance. Elle étudie, parle, bouge. Tout va bien. Tant pis si elle a un corset. Tant pis si elle a encore perdu ses cheveux. Tant pis s'il y a encore un an et demi de soins. Elle frétille de vie et de joie. C'est le plus important. La vie est belle.

—> Note à moi-même : Tant qu'il y a de la vie il y a de l'espoir... alors se battre ! Tant qu'on respire, c'est qu'on n'est pas mort ! Alors, on avance !

Kalinox*[13]

Aujourd'hui, c'est ponction lombaire en HDJ. C'est horriblement douloureux et parfois les médecins doivent s'y reprendre à plusieurs fois. Le kalinox, Vic adore cela ! Moi aussi ! Dans ces moments-là, elle dépose enfin sa tristesse. Je retrouve ma Vic d'amour, joyeuse et pétillante, aimante et tendre. J'en profite un max. On fait même des selfies. Aujourd'hui, elle veut que je la filme pour montrer à ses potes. Je suis pas trop pour. On demande aux doc qui eux n'y voient pas d'inconvénient ! Alors c'est check !

Le protocole est très strict au niveau de l'hygiène avec une grande désinfection à la bétadine. Plusieurs soignants. Chacun a son rôle bien défini. L'un aide à la position, l'autre fait la manipulation, un autre présente le matériel et un dernier compte les gouttes qui tombent dans une petite éprouvette et qui seront analysées pour voir si elles contiennent encore des cellules cancéreuses. Pendant ce

---

[13] *Kalinox : *analgésique sous forme de gaz. Inspiré à l'aide d'un masque. Il permet une diminution de la douleur avec un état de sédation consciente. Le patient est relaxé, détendu avec une attitude détachée de l'environnement… ou presque !*

temps, pour soulager la douleur, Vic a le droit de respirer le Kalinox. Elle a aussi des antidouleurs et autres médocs pour calmer l'angoisse. La totale. Une maman m'a expliqué, qu'avant les parents n'avaient pas le droit de rester et qu'ils plaquaient l'enfant au lit à plusieurs, parfois même ils le scotchaient. La prise en compte de la douleur a bien évolué. Ouf ! Ils sont vraiment à l'écoute. Il y a même une TV avec des clips, des dessins animés. Vic aime bien mettre de la musique. Elle a ses écouteurs sur les oreilles. Ça se passe plutôt correctement. Pourtant, aujourd'hui, je sens bien que quelque chose ne va pas. Avec ses yeux, elle me demande de m'approcher de sa bouche et me chuchote à l'oreille :

« Maman. Ça ne marche pas.
— Comment ça ?
— Ça ne marche pas, je sens pas le kalinox. »

La manipulation a déjà commencé. Je dis doucement à l'infirmière qu'il y a un problème. Elle m'assure que tout va bien. J'insiste. Elle regarde alors la bonbonne de gaz. En fait, elle est vide. Il faut la changer.
Seulement, la manipulation a commencé.
Ce n'est plus possible de l'interrompre.
Vic a des larmes qui coulent.
Elle chante mais son chant ressemble à une lamentation avec des sons de douleur stridents.
Je la câline comme je peux.
Ses larmes coulent.

Une…

Deux…
Trois…
Quatre…
Cinq…
Six…
Sept gouttes qui tombent dans l'espèce de tube à essai.

Il reste encore les chimios à injecter.
Trois seringues de drogues.
Personne ne respire plus que nécessaire.
Vic n'en peut plus.
Je le vois mais je ne dis rien.
J'ose à peine respirer.
Les mains expertes connaissent l'acte médical au millimètre.
De très longues minutes se sont écoulées.
C'est enfin terminé.

Les médecins félicitent Vic. L'infirmière lui propose un peu de Kalinox pour la soulager de sa douleur. Vic accepte du regard et s'allonge sur la table de soins. Je lui tiens la main. L'infirmière change la bouteille. Vic respire à pleins poumons ce gaz qui lui permettra peut-être d'être un peu soulagée. Tout le monde s'en va. Vic respire. Respire. Respire dans ce masque transparent bordé de vert. Selon la taille du masque la couleur diffère. Je vois son regard qui commence à s'enflammer, ses yeux redeviennent pétillants. Elle me tend le masque.

« Allez maman ! Essaie ! Essaie tu vas voir, c'est trop cool.

Elle est explosée de rire. Elle veut que je la filme. Je la filme. Elle dit bêtises sur bêtises. On rit à gorge déployée.

« Des chips maman, une mooooooontagne de chips, de toutes les couleurs, des jaunes, des rouges, des vertes, des bleues. Je vois des chips. Je t'aime maman. Je t'aime. Je sais que tu es là toujours pour moi. Je t'aime plus que tout ma maman. »

Elle me prend dans ses bras. Respire des grosses bouffées de ce gaz euphorisant. Veut que j'en prenne. Je n'ose pas. Peur de perdre le contrôle. Je respire une ou deux fois pour lui faire plaisir, quand même. Le temps passe. L'infirmière ne revient pas. Je dis à Vic qu'il faut arrêter. Elle ne veut pas et me supplie avec son regard de petite fille.

« Maman, s'il te plaît. Encore un peu. J'ai eu tellement mal. Encore un peu. S'il te plaît ma petite maman que j'aime de tout mon cœur. »

Comment résister à cela ? Je lui accorde encore quelques bouffées. Elle a l'air si heureuse, ça fait tellement du bien pour mon cœur de maman. On refait alors quelques photos et quelques vidéos. Elle envoie à ses potes. On rit un max. Ça fait remonter le moral. Ses potes partagent sur insta des souvenirs de cour de récré, de vacances, de famille. Elle, elle souffre aujourd'hui et pourtant, elle leur fait croire que l'hôpital est joyeux. On est tellement bruyantes qu'une infirmière finit par entrer. On a peur et on se calme. Genre l'élève en classe qui a fait une bêtise. « Mais non ce n'est pas moi ! J'ai rien fait du tout ! »

« Qu'est-ce qui se passe ici ?
— Rien ! Rien du tout ! Vic vient de terminer sa ponction lombaire. Elle se remet doucement et on profite un moment. »

Vic a caché le masque. Moi je fais mine de rien. On s'est calmées d'un coup d'un seul. L'infirmière repart avec air un peu suspicieux. A-t-elle compris ? Ou fait-elle semblant de ne pas comprendre ? Je ne le saurai jamais. Je ferme progressivement la vanne de Kalinox. Vic respire une dernière fois à fond. Elle pouffe toujours de rire. Moi aussi. C'était vraiment bon.

« Allez maintenant dépêche-toi, tu as cours en visioconférence avec le prof d'histoire. Tu vas être en retard.
— Oui, je me dépêche. »

Elle se lève d'un coup et marche vite vers le couloir. Elle a une allure titubante. Elle rit très fort. Tout le monde la regarde. Elle se rattrape au mur pour ne pas tomber. Je la suis. Je ris avec elle mais j'ai peur qu'elle ne se fasse mal. Je regarde à droite et à gauche dans le couloir. Ouf ! Pas d'infirmière. En regardant du côté de l'entrée, je vois la prof de maths, qui arrive pour la leçon de Vic.

« Vic ? Y a la prof de maths à gauche dans le couloir.

— Quoiiiiiii ! J'aime pas les maths et elle est pas belle ! Elle est nuuuuullllllleeeee !
— Vic ! »

Elle hurle de rire en criant son dégoût des maths et tombe mollement au sol. Je la rattrape vivement avant qu'elle ne s'affale totalement et je vois la prof qui fait demi-tour. Elle est pourtant si gentille, Vic l'aime bien. Je suis sûre qu'elle comprend ! Une infirmière arrive et moi je supporte Vic du mieux que je peux en rattrapant son hilarité par un sérieux de façade figé sur mon visage. On nous regarde avec le sourire. La chambre n'est pas loin. Vite on rentre. Vite elle s'installe dans le lit et prépare son ordinateur pour la visioconférence avec sa classe de seconde. On est pile à l'heure. La partie de rigolade continue. De toute façon, le cours de maths aurait été reporté puisque Vic avait rendez-vous avec sa classe.

« J'ai histoire donc je n'irai pas en maths. J'irai cet après-midi. Là je n'ai pas envie. »

J'acquiesce, ces fous rires nous font beaucoup de bien. Ils sont nécessaires à notre survie dans cet environnement. Alors oui, il faut profiter de ces moments de douceurs. Mais là, pour le coup, Vic va aller en histoire, en visio. C'est cool. Je suis trop contente. Pendant ce temps, elle ne pense pas, ou moins, à sa maladie. Je vais la laisser. Elle partage son euphorie avec ses potes. Elle fera son cours avec une perf de chimio dans le bras droit. Je vais dehors. Fumer ma clope. Maintenant, je fume un peu plus chaque jour.

Malheureusement. Je me remémore cette fois où la PL s'est encore plus mal passée. L'interne n'y arrivait pas. La doctoresse lui montrait comment faire en mimant avec ses deux mains. Une fois. L'aiguille n'est pas entrée. Deux fois, toujours pas. Trois fois, elle continuait ses explications alors que Vic avait les larmes qui coulaient doucement le long de son visage en osant enfin dire qu'elle n'était pas une expérience scientifique et qu'il fallait que ça cesse. J'ai moi aussi dit stop. Trois essais c'est suffisant. Qu'elle aille chercher un expert.

—> Note à moi-même : Rire, rire à gorge déployée. Rire de tout son coeur, avec son corps et son âme. Rire bruyamment ? Peu importe ! Rire. Ne rater aucune occasion.

Novembre 2014

Je suis au milieu d'une foule dense, silencieuse, recueillie. Chacun ici autour de moi est forcément concerné de près ou de loin par le cancer. J'avais besoin d'être là, pour avoir l'impression de servir à quelque chose et de faire mon petit colibri afin que la recherche contre le cancer avance un peu plus vite. Ça fait quelques semaines que je prépare ma « Marche des lumières ». J'ai fait un appel aux dons en expliquant à mes amis le but, en leur demandant s'il seraient disponibles pour m'accompagner. J'ai réussi à récolter 660 euros et je suis très fière de moi. Très fière de ce don de vie et de lumière pour tous ces malades. 1 000 cas par jour en France ! 1 000. 2 500 enfants par an !

J'ai ma petite lumière à la main que je regarde avec beaucoup d'émotion. Je fais des selfies que je poste sur les réseaux sociaux. Passer le message au plus grand nombre. Je marche doucement avec mon amie Marie. On se donne le bras. Elle me serre fort contre elle. Elle est très émue aussi je pense. On parle peu de la maladie. On essaie de passer un bon moment entre filles. On a trouvé un troquet où manger un morceau. On rit et on sourit dès que l'occasion se présente. Je suis ici à ma place. Au milieu de ces gens.

« Ensemble, éclairons la nuit contre le cancer », c'est le slogan de cette marche pour soutenir la recherche.

Je sais qu'en France, on a de la chance, on est tous soignés presqu'à la même enseigne. Il y a quand même des choses que je comprends pas. Dans l'éducation des enfants, on dit qu'il faut prendre des décisions en bon père de famille. J'ai plus envie de dire en bonne mère de famille ou en bons parents. Si on ramenait la politique de la nation à la politique d'une vie de famille ?

Dans ma famille monoparentale, j'ai toujours privilégié le bien-être de mes enfants. Leur apporter le maximum de cartes dans leur vie. La santé est une priorité, l'instruction, l'hygiène alimentaire et sportive et l'amour. Il me semble que l'État pourrait faire plus dans ces domaines même si je sais qu'il en fait déjà beaucoup comparé à d'autres pays. Mais n'est-il pas préférable d'être la meilleure version de soi-même plutôt que d'être meilleur que les autres ? Investir plus dans la santé, dans l'école, dans le sport et la culture, dans la bienveillance aussi car c'est avec ces armes que l'on combattra la violence, les guerres et la misère. Pourquoi certaines priorités étatiques avec des budgets effarants ?

« Hey tu as vu comme c'est beau ?
— Oui.
— Ça y est on l'a fait.

— Je suis tellement contente que tu m'aies accompagnée. Merci
— Merci à toi. Merci pour tout ce que tu nous donnes, pour l'exemple que tu es.
— Oh, je ne fais rien de particulier. J'essaie juste d'être une maman pour Vic et de donner le meilleur de moi-même. On a tous ces ressources en nous.
— Bravo. »

Marie m'a sortie de mes pensées. La marche est terminée et on attend les résultats. De nombreuses personnes sont sur la scène. La nuit est belle, illuminée de tous ces lumignons. L'hôtel de ville arbore des couleurs magnifiques. J'écoute le discours de l'organisateur. Sur la scène, il y a le groupe qui a récolté le plus d'argent, plusieurs personnes, cinq ou six, je ne vois pas bien. Une belle jeune fille va prendre la parole. Elle est mince et élancée. Un sourire merveilleux au milieu de son visage. C'est au total 168 665 euros qui viennent d'être récoltés. Tout le monde applaudit avec des cris de joie. Personnellement, je pensais qu'il y aurait plus. Je suis déçue. Le directeur du centre de recherche est enchanté. Il n'a jamais reçu une telle somme pour leurs travaux. Je ne comprends pas. N'est-ce pas insignifiant par rapport à leur budget ? Je n'y connais pas grand-chose. J'avoue que je ne m'y intéressais pas avant intimement persuadée que tout allait pour le mieux dans le meilleur des mondes et que, sans compter ou presque, l'État investissait dans la lutte contre les maladies mortelles. Sur cette somme quelle partie sera reversée pour sauver les enfants ? La jeune fille va prendre la parole. Elle a le micro dans les mains. Elle a l'air si heureuse de ça, de cette journée, de ces contributions financières.

« Bonsoir. Je m'appelle Emilie. Je suis tellement heureuse ce soir de vous voir tous rassemblés autour de nous. Je suis ravie de faire partie du groupe qui a récolté la plus grosse somme pour la recherche contre le cancer. 11 610 euros. On va pouvoir sauver des vies, des enfants et aider les médecins à mieux les guérir. »

Un silence respectueux parmi la foule.

« J'ai eu un cancer du cerveau, pendant mon opération les médecins ont touché une zone qui fait qu'aujourd'hui je suis aveugle. C'était une opération délicate, ils ont fait de leur mieux pour retirer la tumeur et aujourd'hui, grâce à eux, je suis en vie, entourée de ma famille et de mes amis. J'ai tellement de chance et je ne pourrai jamais assez les remercier de m'avoir gardé en vie dans des conditions aussi excellentes. »

Je n'arrive plus à écouter. Des larmes doucement coulent sur mes joues. La plus motivée ? La plus abîmée. Je n'en reviens pas. Cette fille est dans une résilience juste wonderful. Je ne lui arrive pas à la cheville avec mes colères, mes coups de gueule. Elle vient de me donner une sacrée claque. Elle est heureuse d'avoir été soignée et tant pis si la conséquence c'est d'être aveugle aujourd'hui ! Ouahhhhhhh… moi j'ai plus envie de demander pourquoi on ne donne pas plus d'argent à la recherche pour éviter que ce genre d'échec thérapeutique puisse avoir lieu et que les médecins n'aient pas la lourde et triste charge d'avoir rendu une enfant aveugle ou des parents orphelins de leur bébé ?

Quelques jours plus tard, en faisant du rangement, je suis tombée sur une coupure de presse. Dans notre village, on avait participé à une course contre le cancer organisée par la ligue contre le cancer. J'avais encadré des jeunes, il y avait mes deux enfants qui participaient, jeunes et beaux. Dans le premier pack, des personnes ayant vécu la maladie dont une amie avec qui je n'avais jamais parlé de ça. Elle ne communiquait pas. Vite à la piscine elle mettait son bonnet de bain sur sa tête chauve. J'étais très émue quand le défilé est passé devant moi. Aujourd'hui, ma fille fait partie du premier pack. La vie est surprenante.

—> *Note à moi-même : Chaque jour accepte les leçons de la vie.*

Noël 2014

C'est déjà le mois de décembre. Dans quelques jours, cela fera un an, que le cancer a envahi nos vies. Un nouvel intervalle thérapie est en place. Nickel pour la période des fêtes ! Grrrrr.

Les trois mois et demi qui viennent de passer ont été difficiles. Les larmes ont coulé. Les traitements sont toujours aussi lourds. J'ai pris des médicaments pour dormir tous les jours. Je fume. J'ai pris du poids. Plus de dix kilos. C'est difficile. Il faut tenir bon. Surtout soutenir Vic dans son challenge. Bien plus difficile qu'un triathlon. Guérir de cette maladie en gardant la tête haute. Les cours s'enchaînent tantôt en visio, tantôt à la maison, tantôt à l'hôpital. Elle tient bon. Elle fait les contrôles et se paie le luxe d'avoir une bonne moyenne. Vic est contente, pour le nouvel an, elle pourra sortir. Peut-être aurons-nous la chance de ne pas fêter Noël à l'hôpital. Le week-end dernier, elle est allée en ville avec ses copines. Elle a eu mal partout, particulièrement à la hanche. Elle avait trop marché en faisant du shopping. Ça fait du bien de la voir sourire. Lundi on va faire la première série de méthothréxate et si tout va bien nous serons rentrées vendredi soir le jour du réveillon de Noël. Il y aura une de mes sœurs, ma mère mais mon autre soeur ne pourra être là. Je n'ai pas spécialement envie de faire la fête. Peut-être même une préférence pour faire Noël à l'hôpital entourée des gens qui me comprennent d'un coup d'œil, d'un frémissement de paupière. Vic, elle, préfère largement sortir. C'est tellement normal. Elle ne voit pas à quel point je souffre de cette solitude à tout porter.

« Bonjour Vic. Comment vas-tu ? Tu vas fêter Noël en famille ?

— Ça va. Merci. Oui. »

Moi ? Bah je dois être transparente. Ça arrive quelquefois, les médecins obnubilés par leur travail et leur patient en oublient de me saluer. Alors je prends les devants.

« Bonjour docteur.

— Bonjour madame. »

Elle fait le point afin de s'assurer que la cure de chimiothérapie aura bien lieu. Tout est ok. La prise de sang aussi. Rien à signaler. Il me démange alors de lui dire que Vic a eu mal à la hanche ce week-end quand elle est sortie en ville avec ses amis. Vic va encore m'en vouloir. Quand elle se dirige vers la porte, alors qu'elle a déjà la clenche en main, je l'interpelle. Je préfère en parler pour rien que de passer à côté de quelque chose, qui effectivement hors du contexte serait pour le moins banal.

« Docteur ?

— Oui ? »

Vic se tourne vers moi avec un regard interrogateur. Elle est dans son lit, habillée comme une jeune de son âge : jean, tee-shirt. Elle est si belle avec son foulard.

« Excusez-moi, ça n'est peut-être pas important, mais Vic a eu mal à la hanche ce week-end alors qu'elle faisait du shopping avec ses amies.
— Mais n'importe quoi, ça n'a rien à voir ! »

Vic est furieuse. Elle me fusille du regard ! Le médecin s'arrête dans son élan et revient vers nous avec un sourire. Elle la questionne sur ses douleurs.Vic répond contre son gré ! Je ne dis mot. Je regarde. J'observe. Je serre les dents. Le docteur sort et Vic laisse éclater sa colère. Je n'ai plus de mots pour la réconforter. Au fond de moi, j'ai l'impression que c'était une information essentielle. L'instinct maternel ? Je ne sais pas. Je sors. Je n'en peux plus de l'écouter me parler ainsi. Une fois la porte fermée je m'effondre en larmes dans le couloir. Sa chambre se trouve juste devant le bureau des infirmières et des docteurs. Personne ne me voit. Je suis transparente. Je vais chercher ma dose de caféine agrémentée de chocolat. Là, j'ai de la chance. Il y a le papa de Paolo. Il me prend dans ses bras en voyant mon état.

« Qu'est-ce qu'il y a ? C'est Vic ? Ça ne va pas ? »

Je lui raconte la scène. Je suis à bout de forces. Je fume clope sur clope. Je ne dors pas plus de deux ou trois heures.

Je ne tiendrai jamais à ce rythme. Le périple est long et il reste encore tellement de chemin à parcourir. Un chemin bien plus long que je n'aurais osé l'imaginer. L'hôpital tu sais quand tu rentres ! Tu ne sais jamais quand tu sors ! Quand c'est pour un cancer bah ça va te suivre jusqu'à la fin de ta vie, quoi que tu fasses mais ça je ne le sais pas encore parce que je crois encore qu'une fois les deux ans de traitements terminés notre vie sera comme avant ! »

« Allez, ne t'inquiète pas, ça va aller. Vic est forte et toi aussi.

— Non, je ne suis pas forte ! Je m'effondre pour rien. Je ne dors plus, je fume ! Tu te rends compte ! Je n'ai même pas refumé quand j'ai divorcé ! Et là, je refume ! Je suis nulle ! Vic a un cancer et moi je fume ! Je n'en peux plus. J'y arriverai pas. »

Je continue de pleurer. Sa présence me fait du bien et pleurer dans les bras de quelqu'un est réconfortant. On se sent portée. Capable de se relever. Il me fait un baiser tendre sur le front. Je sèche mes larmes avec mes mains.

« Viens. On va boire un verre.

— Au relais H ?

— Non, en ville, dans un autre endroit que l'hôpital. Ça nous fera du bien.

— Mais les enfants ?

— Viens. Qu'on soit ici ou là-bas c'est bien pareil pour eux. Nous, ça nous fera du bien. »

Finalement, j'accepte. Aller dans la rue. Voir des gens normaux. Pas malades. Pas en colère. Ça apaise un peu. Il y a en qui rient. Ah bon ? Je croyais que tout le monde était triste et malheureux. Comme moi. Comme nous ! Tout le monde devrait partager notre cruelle souffrance.

Non. Il n'en est rien. Les gens blaguent, rient, sourient. Le papa de Paolo m'emmène dans un bar irlandais. Il y a de la musique joyeuse. Je prends même une bière. Lui un double whisky. Je m'aperçois que je n'ai même pas demandé des nouvelles de son fils. Il va de mieux en mieux et pourra bientôt rentrer à la maison. Je suis contente pour eux. Il lui a fait des séances de reiki et de réflexologie deux fois par jour. Il lui a parlé en français pour qu'il retrouve son vocabulaire. Il l'a mobilisé des heures et des heures. Il récupère. Il a même pu recommencer les chimiothérapies. Je suis tellement contente pour eux, de là où il vient c'est juste un miracle. On finit par parler de triathlon. Il me dit que lui court tous les jours et que ça lui fait du bien, que ça l'aide à décompresser. Moi, je ne fais rien. Je fume, je prends des tranquillisants. Je n'ai pas trouvé un moyen de compenser pour accompagner ma fille dans cette maladie qui m'occupe à temps complet, voire plus. Je joue en ligne. Je lis un peu. J'achète des magazines. Je m'occupe de ma fille et de mon fils et j'essaie de survivre comme je peux. Je me délite. J'ai pris au moins dix ou quinze kilos. Je ne sais pas vraiment car je ne veux pas compter. J'ai honte. L'idée de courir me trotte dans la tête. Je ne veux pas continuer à m'abrutir de médicaments et de bouffe. Ça ne me fera pas de mal. Le problème ? J'ai horreur de ça.

Après une nuit blanche à cogiter, je décide de prendre le taureau par les cornes. Je m'y mettrai dès le lendemain. Il y a un grand parc près de l'hôpital. Je dois montrer l'exemple à Vic. Je vais m'inscrire à un triathlon longue distance. Je veux courir pour la bonne cause et me donner un objectif. J'y arriverai et je montrerai à Vic que tout est possible. Ça sera l'occasion de faire passer le message que la recherche a besoin d'argent pour trouver des traitements et guérir tous les cancers des enfants ! Retrouver ensemble un équilibre alimentaire qui l'aidera à être plus forte et qui nous aidera à être en meilleure forme : jus de légumes frais à l'honneur, achat d'un extracteur de jus, radis noir pour détoxifier et puis des légumes de toutes les couleurs, frais, bourrés d'antioxydants pour lutter contre les radicaux libres et avoir des protéines en meilleure santé. Oléagineux, oméga 3, graines de vie, graines germées, levure de bière, produits du marché, du producteur et parfois bio. Je décide de mettre le maximum de chances de notre côté. Autant vivre bien, longtemps et dans la meilleure santé possible.

Discuter ainsi tous les deux, dans cet univers banal, a réussi à me redonner le sourire, l'espoir et surtout le courage de me battre plus dignement. On décide alors de retourner dans « nos chambres » veiller sur nos amours respectifs. On se sépare dans le couloir du deuxième étage en se serrant dans les bras.

« Ça va aller... t'inquiète.
— Merci pour tout.

— Il m'embrasse doucement sur la joue. »

Je pousse la porte de la chambre de Vic. Elle n'est pas là ! Je prends peur ! Le cœur fait le chemin des montagnes russes au niveau émotionnel et ce qui s'est difficilement construit peut s'effondrer telle une caldeira en quelques millièmes de seconde.

Je vais voir les médecins. Vite.

« Savez-vous où est Vic ?
— Oui, on vient de l'emmener pour faire des examens complémentaires ?
— C'est-à-dire ? »

La peur me prend aux tripes ! Ici, ça n'est jamais bon les examens complémentaires. J'essaie de me raisonner, c'est sûrement pour plus de sécurité ! Je m'installe dans la chambre et je reprends mon roman tout en regardant ma montre et en scrutant le temps qui passe trop doucement à mon goût. Au bout d'une demi-heure qui me semble bien plus longue, Vic arrive. Elle ne décolère pas après moi. Elle me dit que ces examens supplémentaires sont de ma faute. Je n'avais pas à parler au médecin de ses douleurs de hanche, maintenant elle a dû faire des radios. En plus, ils ont appelé un spécialiste orthopédique dans un autre centre hospitalier. Chaque mot est une punaise dans mon cœur. J'aimerais la prendre dans mes bras, lui dire qu'elle ne s'inquiète pas, que je l'aime, que je serai près d'elle… mais ce n'est pas le moment. Alors, je reste là et je l'écoute. Je lui souris et je lui dis de ne pas s'inquiéter. Je ne sais pas pourquoi, je n'y crois pas une seconde. Je ne soupçonne pas non plus la suite et comment le pourrais-je ? Je culpabilise aussi même si je ne suis pas responsable de tout ça.

Rapidement le docteur entre dans la chambre. C'est une nouvelle dans le service. Je l'apprécie moins que la précédente. Elle est peu délicate et plus incisive.

« On a réussi à parler au professeur spécialisé en orthopédie. Il va falloir que Vic marche avec une béquille pour soulager sa hanche douloureuse en attendant d'avoir un diagnostic plus affiné. Sa hanche présente une légère nécrose. Vous avez rendez-vous dans deux mois.

— Pardon ? Elle a quoi ? Une né… quoi ?

— Une nécrose. Dès qu'on en sait un peu plus, on vous tient au courant. En attendant, pour ne pas prendre de risques, il faut que Vic marche avec des béquilles !

— JAMAIS ! »

Vic hurle dans la chambre !

« C'est de ta faute tout ça, si tu n'avais rien dit !

— C'est mieux de savoir tôt pour mieux te soigner ma chérie. »

La doc essaie de trouver des mots. Moi aussi. Mais quels mots seraient efficaces pour apaiser une jeune ado à qui on a volé l'adolescence avec un putain de cancer, qui porte un corset, qui vit en stérile et à qui on dit maintenant qu'il faut marcher avec une béquille ? Je suis effondrée mais j'essaie de ne pas lui montrer.

Le lendemain, la doc revient. Le professeur spécialisé en orthopédie a rappelé. Il ne faut pas une mais deux béquilles, le squelette s'abîme, les corticoïdes à forte dose seraient en cause. Du coup elle n'en prendra plus ! Sera-t-elle soignée quand même ? Ou guérie ? C'est quoi une nécrose ? Ça se soigne comment ? Peu de réponses, il faut attendre l'avis médical… dans deux mois.

« Pourquoi ne nous avez-vous pas dit cela dès le premier jour ? On doit à chaque fois s'habituer à une mauvaise nouvelle supplémentaire ? C'est se noyer. Retrouver enfin du souffle et à nouveau se noyer. C'est juste éreintant !
— On préfère dire les choses petit à petit, c'est moins douloureux.
— C'est n'importe quoi ! Il vaut mieux se prendre un pavé une fois que d'en prendre un deuxième alors qu'on est juste en train de récupérer ! »

En fait, le père Noël est une ordure !

Pas tant que ça quand même, il nous laissera passer les fêtes en famille chez ma soeur. Vic et Vincent sont tellement contents. Ils adorent leurs cousines. Vic pourra fêter Noël presque comme tout le monde.

On est en famille. On rit. Pour combien de temps ? Un tit skype avec ma sœur absente physiquement. Un peu d'émotions. Une pluie de cadeaux pour Vic. Cette chaleur familiale fait du bien au cœur. J'aimerais tant qu'ils soient plus présents physiquement. J'ai tant besoin de leur amour.

—> Note à moi-même : Dès que ça ne va pas... prendre son carnet d'adresses et appeler ses amis pour aller boire un verre.

Bonne Année 2015

Janvier 2015, 1 an.

C'est la nouvelle année. Une drôle de nouvelle année qui s'offre à nous. Tous ces longs moments d'hospitalisation m'ont permis de réaliser une cinquantaine de calendriers avec des photos de nous trois accompagnées de petits mantras. Des cadeaux pour remercier toutes ces belles âmes qui nous entourent au quotidien. Toutes nos petites lucioles, des petits colibris bienveillants.

Un joli décor baroque, pour ne pas oublier et surtout espérer.

Janvier 2015 : Une belle photo de Vic, portant une très belle robe du soir à paillettes, prise avant la fête du nouvel an, le 31 décembre 2013. Deux semaines avant l'annonce de son cancer.

La vie c'est comme une boîte de chocolats. Tu ne sais jamais sur quoi tu vas tomber.

Février 2015 : Vic, en tenue de sportive, en tête du cross départemental. Elle est arrivée première. C'était en décembre 2013. Un mois avant l'annonce de sa leucémie.

... Mais continuer à se battre...

Mars 2015 : Une photo de Vincent, en tenue de sport, lors d'un Trail où il est arrivé premier en étant dans les plus jeunes. Quelques mois après l'annonce de la maladie de sa sœur. Un battant qui n'a rien lâché.

Avec Vincent...

Avril 2015 : Une photo où j'accompagne Vincent en tenue de triathlète à une compétition où il a obtenu son dossard pour les championnats de France.

Continuer de vivre et d'avancer...

Mai 2015 : Vic et moi, souriantes. Vic avec son foulard et deux petits cœurs rouges.

Avec maman...

Juin 2015 : Vic et moi, heureuses, lors de la sortie d'aplasie et du premier repas au fast-food.

Les joies de la sortie d'aplasie...

Juillet 2015 : Une photo de nous trois pendant nos quelques jours de vacances à Antibes.

Quelques jours de vacances bien méritées…

Août 2015 : Vincent, qui verse le champagne pour ses dix-huit ans dans notre cuisine d'été.

Mon beau bachelier de dix-huit ans ;-)

Septembre 2015 : Un selfie de Vic (avec son foulard) et son frère souriants…

Mes héros de tous les temps…

Octobre 2015 : Vic et Vincent en compagnie de la mascotte d'un parc d'attractions. Souriants.

Croquer la vie… à tout prix.

Novembre 2015 : Vic et moi à la plage

Vivre l'instant présent… Tout simplement…

Décembre 2015 : Nous trois, lors d'une sortie shopping. Vic avec ses cheveux courts.

Et ne pas oublier que du chaos naissent les étoiles… se dire qu'on est toujours à la bonne place au bon moment.

Une amie l'a reçu de la main de son fils après l'entraînement de triathlon. Elle m'a envoyé ce texto.

« *Merci Léa. Merci pour ce formidable cadeau qui m'a énormément touchée. J'étais à mon bureau. Je pestais et j'étais très énervée car mes papiers n'avançaient pas. J'en avais marre. La journée a été difficile au boulot. Mon fils est arrivé. Il m'a tendu ce magnifique calendrier. J'ai tourné les pages doucement. Les larmes ont coulé sur mes joues. Je me suis dit que je n'avais pas le droit de voir tout en noir pour des problèmes matériels sans conséquence. J'ai vite retrouvé mon sourire et je suis allée m'asseoir avec ma famille. Merci Léa. À bientôt.* »

—> Note à moi-même : Dans chaque situation, tu as le choix : voir le côté positif ou négatif. Tu es maître de ta Vie.

Paris.

Février 2015, 1 an et 1 mois.

Vic arrive à la fin de son intervalle thérapie. Une bonne surprise l'attend pour cette dernière semaine de liberté. À force de coups de téléphone, j'ai enfin réussi à lui avoir un rendez-vous à la rédaction de Biba. Ce magazine, elle l'adore depuis qu'elle est jeune ado et elle veut absolument en devenir rédactrice en chef. C'est le nouveau projet qui lui tient tant à cœur depuis son corset et sûrement son acceptation inconsciente de son corps maltraité qui sera moins efficient pour devenir professionnelle de triathlon. Alors foncer dans un autre domaine qui lui correspond parfaitement, travailler dans la mode, la communication.

On était en plein attentat de Charlie Hebdo quand j'ai fait les démarches de manière individuelle pour que le magazine veuille bien recevoir Vic. Du fait de la suspicion générale et du traumatisme national, personne ne m'a répondu. J'en ai alors parlé aux éducatrices de l'hôpital. Elles m'ont dirigé vers l'association « Rêves » qui, avec ses contacts, a réussi à nous avoir une journée entière avec la rédaction au grand complet. En huit jours ! Vic est aux anges. Elle aurait pu demander à aller à New York qui est un autre de ses rêves bien plus onéreux. Cependant, elle préfère assurer son avenir professionnel et choisit d'aller à Paris. Je lui affirme qu'elle a bien raison et je lui promets que je l'emmènerai, moi, à New York ! Du coup, cette chouette association nous paye le voyage, l'hôtel et le restau pendant trois jours. On est ravies. Un petit moment mère-fille avant de reprendre, encore une fois, les traitements lourds en milieu protégé avec tout ce qui s'en suit : un nouveau rasage de tête et le retrait de la vie sociale, le ménage à outrance et l'isolement loin des nôtres. On doit prendre la voiture et éviter les transports en commun. D'autant, qu'avec les béquilles, ça sera plus facile. Le macaron PMR, personne à mobilité réduite, nous permettra de nous garer plus facilement enfin si les places ne sont pas prises par les valides.

Vic est heureuse et moi aussi. On va se régaler pendant ce week-end exceptionnel et aller dans les bureaux de Biba, c'est juste magique pour toutes les deux. Le plus important, que Vic se voit avec un avenir ! On a fait le programme, la tour Eiffel, les Champs Élysées, le tour en bateau-mouche, la tour Montparnasse, shopping, restau, photos. La belle vie ! On a réservé dans un super hôtel style parisien, velours rouge, petite chambre coquette avec deux lits d'une personne. Salle de bain cossue avec sa panoplie de produits de beauté miniatures. Draps de bain qui sentent bon. Cafetière avec les petits sachets de lait, de sucre, et petites mignardises qui adoucissent le quatre-heures… ou le minuit aussi.

En face de l'hôtel, une boutique Cop copine. J'adore cette marque et il y a longtemps que je n'y suis pas allée. On arrive à l'hôtel à midi... petit sandwich dans une boulangerie après avoir posé nos valises dans notre chambre. Vic est aux anges... elle sourit malgré ses béquilles, son foulard, etc... elle a soigné son maquillage et sa toilette... et moi aussi… On est des princesses aujourd'hui. À nous la vie parisienne ! Je suis pressée. Je lance à Vic :

« On va faire la boutique en bas ?
— Déjà ? On visite pas un peu ? On vient d'arriver !
— Juste jeter un œil. Demain c'est dimanche, ça sera fermé. Faut en profiter et puis on n'est pas obligées d'acheter. Il y a longtemps que je n'ai pas fait un tour dans cette boutique.
— C'est un truc de vieux !
— Mais non, je suis sûre que tu te trouveras quelque chose.
— Ok, mais pas longtemps.
— Ne t'inquiète pas. On a le temps. On ne rentre que lundi soir et on est samedi. »

Au fond elle est contente. Elle a juste peur de ne pas assez profiter et de perdre une minute de ses quelques heures de liberté. On se change. Retouche maquillage et main dans la main, on file vers la boutique qui vient juste d'ouvrir. On a de la chance car c'est les soldes : moins 40 % et même moins 70 % sur certains articles. La boutique est petite et coquette. Vic trouve aussi que c'est sympa. Elle se prend quelques hauts et moi je fonce vers des ensembles. Une petite jupe noire, avec des motifs fleuris, courte, fendue en v sur le devant, une veste noire, type spencer, avec une belle originalité sur le col. Je trouve aussi un haut sweat pull avec des breloques dorées et une autre jupe très moulante, bandes noires sur le côté et motifs panthère sur le devant. Tout à des prix incroyables.Vic me montre ses hauts. Ça lui va trop bien en particulier ce petit chemisier blanc.

« Il est trop beau, t'en penses quoi maman ?
— Superbe. Prends-le.
— Bah non, je vais attendre si je trouve mieux.
— Prends-le. Faut profiter maintenant. On ne sait pas de quoi demain sera fait. Il te va. Il te plaît. Alors prends-le. Je te l'offre.
— Et toi ?
— Moi je prends les deux ensembles !
— Les deux ! Mais t'as craqué !
— Écoute Vic chérie, on en a assez bavé comme ça. On est bien. Ça nous plait. On n'a volé personne pour se l'acheter. Alors on prend tout. »

J'ai tellement appris à mes enfants à être raisonnable et à ne pas dépenser. J'ai eu des coups durs, seule avec deux enfants, sans travail et dans une région inconnue. J'ai dû faire face avec pas grand-chose avant d'obtenir cet emploi. Je suis aussi issue d'une famille de mineurs. Il doit y avoir des restes. Ce changement les interroge parfois mais zut il faut profiter de chaque instant. J'ai plus que jamais conscience que tout peut basculer du jour au lendemain. Ta deuxième vie ne commence-t-elle pas quand tu prends conscience que tu n'en as qu'une ? On se rhabille toutes heureuses et fières de nos achats. On a ri pendant les essayages. La vendeuse était sympa et l'ambiance à la fête. Ça va être un super week-end. Vic toque doucement contre la partie de ma cabine d'essayage.

. « Maman ?
— Oui ?
— Maman ? J'ai du mal à articuler, mes mots ont du mal à sortir.
— Pardon ? »

Je me rhabille vite et je sors. Vic a perdu son sourire. Elle a mal à la tête. Elle a des difficultés à articuler.

« Allez, viens. On va payer et se reposer un peu.
— Je veux pas me reposer maman. On vient juste d'arriver. Je veux profiter ! »

On paie. Elle essaie de sourire... moi aussi. On monte nos achats dans la chambre. Je lui donne du paracétamol pour sa migraine. Elle veut partir de suite. On va aller voir la tour Eiffel puis les galeries Lafayette et soirée sur les Champs Élysées. Elle se repose une demi-heure puis veut partir immédiatement. Je me suis un peu allongée aussi pour me reposer de nos huit heures de trajet. En voiture, seule, c'est un peu long. On descend dans la rue. Il est 15h30. Vic a l'air moyennement bien. Elle ne parle plus. Puis elle se met à pleurer. On est arrivées en plein centre de Paris. Près de l'opéra. Je me gare sur la première place PMR que je trouve.

« Vic ? Que se passe-t-il ?
— …
— Vic ? Mais réponds-moi ?
— … »

Elle me fait des signes. Elle me montre sa bouche. Elle hurle ! Elle pleure. Je comprends qu'elle ne peut pas s'exprimer avec le langage oral. La moitié de son visage semble paralysée. Elle ne bouge qu'un bras et me fait comprendre qu'elle perd l'usage normal de ses capacités.
Que faire ? On est là au milieu de Paris ! On ne connaît personne ! Ou presque. Il y a bien mon danseur Juju mais que peut-il faire ? Il n'est pas médecin ! J'appelle l'hôpital où est soignée Vic. Je demande à parler en urgence au docteur du service qui me répond très rapidement. Je lui explique la situation. Elle me dit d'aller à l'hôpital pédiatrique immédiatement. Elle va les joindre par téléphone pour leur expliquer les antécédents médicaux.

J'explique à Vic.
Je mets le GPS.
Vic est en larmes.
Elle ne peut rien dire.
Je lui dis de ne pas s'inquiéter.
Moi, je suis morte d'inquiétude.
Ça ressemble tellement à un AVC.
Putain !

Pourquoi maintenant ma fille fait-elle un AVC ?
Vite.

Heureusement, avec Google Map, je trouve ma route en dix minutes. Je me gare rapidement dans l'enceinte de l'établissement hospitalier. On m'a laissée entrer du fait de la gravité de la pathologie de ma fille. J'entre avec ma Vic que je soutiens dans le hall des urgences. Au moins trente ou quarante personnes attendent avec des malades, plein d'enfants malades, des toux... des microbes... plein de microbes... que ma Vic si fragile ne peut respirer... elle n'est pas assez forte... Alors je l'isole dans le coin réservé aux nourrissons. Je lui enduis les mains de lotion hydroalcoolique et je l'oblige à porter un masque. Je la laisse là. Je vais expliquer la situation à l'infirmière de l'accueil.

« Votre enfant ne peut rester là. C'est réservé aux nourrissons ! Et vous devez attendre votre tour.
— Mais madame, je vous dis que ma fille a un cancer ! Une leucémie ! Elle ne peut pas être en contact avec les microbes ! À l'hôpital ils m'ont dit qu'elle devait être prise en charge immédiatement.
— Madame vous êtes aux urgences ! C'est urgent pour tout le monde ! Alors prenez patience ! Dites à votre fille de sortir de cette zone svp !
— Non ! Ma fille ne sortira pas de cette zone ! C'est compris ! Maintenant je vais vous passer l'hôpital qui va vous expliquer la situation. »

Je prends mon téléphone et j'appelle le service d'oncologie pédiatrique dans lequel Vic est soignée depuis plus d'un an. On a à notre disposition un numéro d'urgence. Je leur explique qu'ici ils ne prennent pas en considération la situation particulière de Vic. La doc me rassure. Je suis en panique totale. Les larmes coulent le long de mes joues. J'ai tellement peur de perdre Vic. Elle pleure. Elle panique aussi. Son corps lui échappe. Je ne peux m'empêcher de penser à Paolo ! Non, pas un coma ! Vic ! Ma Vic ! Je panique à l'intérieur. Je semble plus calme à l'extérieur. Je tremble en faisant le numéro de l'IHOP. La doctoresse décroche immédiatement. Ils doivent aussi être sur le qui-vive. Je lui explique la situation, le fait qu'on veuille que Vic soit au milieu de tous les malades, qu'elle fasse la queue alors qu'elle ne peut plus parler, à peine bouger, qu'elle pleure avec ses béquilles et son foulard. Je passe le téléphone à l'infirmière du standard de l'accueil parisien. Rapidement son visage change. Après avoir raccroché, elle me dit qu'elle clôture un dossier et qu'elle s'occupe de nous.

Il s'en suit des examens, échographie du cœur, du cerveau. Petites taches dans le cerveau. Ils ne savent pas ce que c'est. Vic retrouve peu à peu la parole. On a vu un infirmier, le docteur, le neurologue, le cardiologue. Il est 19h quand la batterie d'examens est terminée et Vic se remet doucement. Elle parle à nouveau et retrouve des couleurs. Ils nous laissent sortir. Ce n'est pas grave disent-ils, on peut faire notre programme. On sort. On retrouve la voiture.

« On va où ?

— Faire les boutiques ?
— Allez !
— Faut se dépêcher ça va vite fermer ! »

Le GPS nous conduit vers le Printemps au moins ça sera ouvert et ce n'est pas si loin. Je repense à ce que j'ai dit au magasin Cop Copines : « profite on ne sait pas ce qui peut se passer ». En disant cela, je n'imaginais pas si bien dire aussi vite. Vic a-t-elle fait un AVC ? Personne n'a prononcé ce nom. Pas encore. On se retrouve dans une boulangerie de luxe avec des religieuses décorées de doré. On choisit le best plus le chocolat maison épais et onctueux. Un régal. On rit, on sourit, on fait des photos devant Chanel, Dior, on visite des boutiques dans lesquelles on n'aura jamais les moyens d'acheter. On Vit. On respire et on est toutes les deux, alors c'est bien. Mais nos yeux sont cernés il va falloir que je sorte l'anticernes. Avec cette maladie j'ai découvert ce cache-misère que je n'avais jamais utilisé avant. Il me sera bien utile demain. On rentre à l'hôtel. On fera la fête demain soir. Là, on a besoin de se reposer. Vic est épuisée. Moi aussi. On s'endort de suite. La journée a été rude et demain est un autre jour mystérieux.

—> Note à moi-même : Respecter son intuition profonde. En toutes circonstances.

La tour Montparnasse

Il est 9h quand j'ouvre les yeux. Vic dort encore. Je la regarde. Elle est si belle si forte et si fragile à la fois. Des petits cheveux repoussent de manière éparse sur son crâne chauve. Elle serre son doudou contre son visage. Mon bébé. Jamais je n'ai souhaité cela pour elle. Pourquoi devons-nous le vivre ? Pourquoi la vie est-elle pleine d'embûches ?

Je me lève. Je mets mes affaires de course à pied et je pars pour la laisser dormir tranquille. Je traverse Paris en long, en large, les parcs, les chemins. Je remonte l'avenue des Champs-Élysées. Je contourne l'Arc de Triomphe... Run vers la tour Eiffel, 15 km au compteur de ma montre. J'ai besoin de ce nouvel exutoire pour tenir. J'ai déjà perdu dix kilos. Je cours maintenant tous les jours, ça m'a permis d'arrêter aussi les médicaments et de mieux dormir. Quand je pète un plomb, je prends mes baskets. La course à pied me sauve, elle sauve mon âme et mon corps. Elle permet de libérer l'hormone salvatrice du bonheur afin d'être moins triste de toutes ces épreuves qui nous assènent de grands coups de poignard. J'ai surtout arrêté de fumer ! Nous avons aussi repris une alimentation équilibrée.

Je rentre 1h45 plus tard. Je réveille doucement Vic. Aujourd'hui, on va profiter au maximum et demain Biba magazine. Je prends ma douche pendant que Vic se réveille doucement. On part à midi. Elle a remis son foulard fleuri. Le seul qu'elle accepte.

Je me rappelle la première fois que je lui ai noué. Vic m'avait appelée afin de solliciter mon aide. Je me suis alors placée délicatement derrière elle. J'ai posé doucement le foulard qu'elle avait choisi sur sa tête et j'ai improvisé un joli nœud à l'arrière de son crâne comme quand elle était petite et que je lui nouais un foulard pour la protéger du soleil sur la plage. J'ai laissé tomber devant son épaule une bande d'environ cinquante centimètres. Cette bande retombait tels ses longs cheveux blonds cendrés qui embellissaient son visage enfantin.

J'ai une belle adolescente aux yeux clairs qui n'a plus de cheveux et qui essaie de retrouver un peu de sa féminité et de sa dignité avec cet accessoire de mode dont on a, pour l'occasion, détourné l'usage. Un accessoire toujours dans un coin du placard bien des années après.

Aujourd'hui, on va commencer avec la visite de la tour Montparnasse. On a de la chance, on trouve une place PMR juste en face. On paie l'entrée et on monte avec l'ascenseur tous les étages à une vitesse vertigineuse. Elle sourit. Elle est heureuse. Le contretemps d'hier nous semble loin. On n'en parle pas. La vue est magnifique, un petit tour à la boutique souvenir… et là !

« Maman ?
— Quoi ?
— Ça refait comme hier !
— Quoi ?
— Mamaaaaaan….
— T'inquiète pas, on va descendre et se reposer. »

On descend vite. Pas le temps d'acheter un souvenir. Vic se met à pleurer. Je vois sa bouche qui se tord.

Noooooooonnnnnn !!! Nooooooooooooonnnnnn !!!!!
Je ne veux pas perdre ma fille. Non, s'il vous plaît. Je ne sais pas à qui je parle dans ma tête vu que je ne vais plus à l'église et que je pense ne plus croire en rien !

Quand on arrive à la voiture, elle est en larmes, tape sur le tableau de bord et elle n'est plus capable de rien prononcer. Elle me demande un papier avec des gestes. Je trouve un vieux papier avec un crayon gris. Elle arrive à peine à écrire en bâton : NON. Je ne comprends rien à ce qu'elle me dit. Ça l'énerve. Elle se recroqueville, blottie à l'intérieur du petit espace dans les pieds du fauteuil passager. Je l'oblige à s'asseoir et à mettre sa ceinture. Je l'aide comme je peux.

J'ai déjà l'adresse de l'hôpital dans Google Maps. Je fonce, 1,200 km, six minutes d'angoisse. On a la chance d'être proche. De chez nous, on aurait eu deux heures de trajet. J'appelle le docteur en oncologie pour lui expliquer la situation et lui demander de faire le nécessaire avant que je n'arrive car c'était trop compliqué la veille et surtout les informer que ça empire !

En dix minutes, on est garées et arrivées dans le hall d'accueil. On nous attend et Vic est prise en charge immédiatement avec un scanner du cerveau en urgence. Elle arrive à peine à marcher. On a dû la transporter en fauteuil roulant. Elle reçoit un tas d'examens, échographies, scanner, électro-encéphalogramme, prise de sang. Son cas s'aggrave chaque minute. Elle perd de plus en plus ses fonctions motrices. Et moi ? Moi ? Je suis là à observer impuissante sa descente aux enfers. Elle s'énerve. Elle pleure. Elle se voit dépérir à vue d'œil. Tout le personnel médical s'occupe d'elle. À part les tâches dans le cerveau observées hier, tout semble normal ! Peut-être les conséquences de la dernière chimiothérapie ! La neurologue ne trouve pas d'explications ! Son docteur référent non plus ! Ils vont la garder en neurologie tant que ça ne s'améliore pas ! On la monte dans une chambre ! C'est beaucoup moins glamour que le service pédiatrique de l'IHOP. On est dans un service d'adultes. C'est tout blanc. Blanc gris.

Elle a une chambre avec vue sur la tour Eiffel, qui maintenant rayonne de lumière dans la nuit ! Chambre avec vue sur la tour Eiffel ! Ça aurait pu être un rêve ! Mais pas comme ça ! Vic n'en peut plus. Une fois seule avec moi dans la chambre elle explose, tape dans son lit, dans les murs, jette la vaisselle par terre. Moi je suis là ! Impuissante ! J'essaie de la prendre dans mes bras et de la contenir. Finalement, elle pleure dans mes bras. Je sens la terreur dans son corps et dans son âme. Et moi ! Je suis seule à Paris. Je ne sais pas qui appeler. Quoi faire pour tenir. Nos affaires sont à l'hôtel. Je suis seule, avec personne pour me prendre aussi dans ses bras.

Les infirmières donnent un calmant à Vic. Je lui mets la télévision. Elle ne peut même pas tenir son téléphone dans les mains. J'ai peur ! J'ai peur que ses derniers moments ne soient arrivés. Je me dis alors que je dois appeler son père. Elle l'aime. Si elle doit mourir aujourd'hui il est normal qu'il soit au courant et présent. Alors, malgré la peur au ventre de l'appeler et d'avoir à lui parler, je prends mon téléphone dans les mains. D'abord, j'en parle à Vic. Il me faut son accord. J'essaie de trouver un moyen pour la réconforter. Si c'est celui-là alors tant mieux.

« Vic ? Je pensais appeler papa. Il n'a que deux heures de route ! Il pourrait venir te voir ? Tu en penses quoi ? Tu es d'accord ? »

Elle me fait un signe de la tête qui veut dire oui. Elle pleure encore. Silencieusement cette fois.

« Allez, ne t'inquiète pas ma chérie, ça va aller, tout va bien se passer. Ne t'inquiète pas. Je suis là et je reste près de toi. »

Les symptômes ont l'air de se stabiliser. On dirait que ça n'empire plus. Le syndrome cérébelleux reste conséquent et son état grave. Comment est-ce possible d'être plus grave que grave ? Je ne le savais pas ! Maintenant, j'assiste à cela, plus grave que grave, y a vraiment très grave !

Je prends mon courage à deux mains. Et oui ! J'en ai encore ! Je ne sais pas d'où il vient ni où je vais le chercher mais j'en ai encore. Est-ce mon ange gardien qui me porte ? Celui de Vic qui m'entoure ? Je tiens. Debout ! Souriante pour ma fille !

—> Note à moi-même : Il paraît que la vie ne nous soumet jamais plus que ce que nous ne pouvons supporter.

Juju

La sonnerie retentit plusieurs fois. Une éternité ! J'entends sa voix qui me transperce les tympans !

« Ouais ! Qu'est-ce que tu veux ?
— Bonjour, c'est Léa ! Je suis désolée de te déranger. On est à Paris avec Vic. Elle ne va pas bien du tout. Elle a fait un malaise hier. On est venues à l'hôpital ! On y est retournées cet après-midi. Elle fait une espèce d'AVC. On est en neurologie. Elle n'arrive plus à parler et a son corps à moitié paralysé !
— Passe-la-moi !
— Je te dis qu'elle ne peut plus parler, ni tenir le téléphone d'ailleurs. Elle voulait te voir. Comme tu n'es pas trop loin, je pensais…
— Passe-moi ma fille je te dis ! »

Je prends le téléphone et le pose contre l'oreille de Vic. Elle ne peut l'attraper avec ses mains. Je lui dis que son père veut lui parler. Je ne sais pas ce qu'il lui dit. Vic pleure. Elle essaie d'articuler quelque chose. Ce ne sont que des sons inaudibles qui sortent de sa bouche. Elle me fait comprendre qu'elle ne veut plus de ce téléphone près d'elle et elle réussit à tourner la tête. Je reprends la communication. Je lui souris. Je lui fais comprendre de ne pas s'inquiéter. Je vais gérer.

« Je t'avais dit qu'elle ne pouvait pas parler. Tu vas venir ? Elle n'est vraiment pas bien. Elle a besoin de nous deux.

— Je vais réfléchir. J'en parle avec ma femme. Je te rappelle. »

Je ne comprends pas, mais je souris. Je dis à Vic que son père va bientôt arriver. Je sors dans le couloir pour pouvoir pleurer. Un de mes anciens danseurs vit à Paris ! Je l'appelle, on ne sait jamais. Il me répond de suite !

« Juju ?

— Salut Léa. Comment vas-tu ?

— Juju, c'est Vic. Elle a fait deux AVC en deux jours et là elle ne se remet plus. On est à Paris. On peut se voir ? Je suis seule.

— Oui j'arrive. J'en ai pour trois heures et je suis là. T'inquiète pas. Je passe la nuit avec toi si tu veux.

— Oh, merci, merci. »

Je raccroche. J'apprendrai plus tard qu'il était dans le Nord. Il a quitté sa famille qu'il n'avait pas vue depuis longtemps. Il est monté dans le premier train pour venir me voir. Pour nous soutenir. Ça c'est un ami sincère et véritable. Vic n'est pas sa fille. Je ne suis pas de sa famille. Il n'a pas pris le temps de réfléchir ! Il vient. Ça me fait tellement de bien. Enfin, je ne serai plus seule. Il va me serrer dans ses bras.

Je prends un café au distributeur, au bout du couloir, puis je retourne auprès de Vic. Elle se repose un peu. Son état est stationnaire. À son chevet, je contemple la tour Eiffel de mon fauteuil. Elle est illuminée. On aurait dû y monter. On la voit d'ici. Dans ces conditions ! Les secondes semblent des heures. Le temps s'écoule dans cet univers de la mort et de la douleur. Un univers parallèle qui ne tient pas compte du bonheur.

Le téléphone sonne. Son père va venir. Il sera là dans deux heures. Il dormira avec elle cette nuit. Il vient en voiture. C'est moins compliqué. Je n'ai pas envie de laisser ma fille et d'être loin d'elle mais j'ai besoin de cet air frais et surtout je ne veux pas rester dans la même pièce que mon ex-mari. Je le remercie. J'annonce la nouvelle à Vic. Elle semble contente. Il dormira avec elle. J'irai à l'hôtel avec mon Juju. Il restera avec moi toute la nuit. Il me rassurera. Me racontera ses tournées. S'indignera avec moi. Me laissera pleurer sur son épaule, dans ses bras.

Deux heures plus tard Vic est avec son papa. Il m'appelle si quoi que ce soit arrive. Finalement, au petit matin, son état s'est stabilisé. Était-ce un moyen inconscient pour avoir enfin son père à ses côtés ? Elle refuse de faire la ponction lombaire ici. Paris s'arrange avec son hôpital. Elle a l'autorisation de repartir avec moi pour que je la transfère dans son service d'oncologie pédiatrique. On part à 16h. Son père la rejoindra en train. Il rentre d'abord chez lui car il y a sa voiture. Il sera là demain. J'emmène ma fille en voiture. Je refuse le taxi. Je veux être près d'elle. La route me semble longue. Je me fais encore choper au radar. Pourtant je fais gaffe. Je suis épuisée mais j'ai les yeux grands ouverts. J'ai appelé l'organisatrice du week-end pour la visite de la rédaction de Biba. Elle me dit que ce n'est pas grave, on reportera quand elle ira mieux. J'espère tant qu'elle ira mieux !

Quand on arrive à l'hôpital, elle est prise en charge immédiatement, ponction lombaire, prise de sang, électroencéphalogramme, etc... Les chimiothérapies semblent responsables de cet AVC et de ce syndrome cérébelleux. Petit à petit, elle retrouve ses facultés. En dix jours, ça va déjà beaucoup mieux. Son père qui était resté à ses côtés repartira. En quelques mois, elle aura récupéré presque la totalité de ses capacités. Plus de peur que de mal ! Ouf !

—> *Note à moi-même : Ne reste pas seule. Entoure-toi de personnes bienveillantes et prends des forces.*

Tu n’es pas la bienvenue ici !

C’est l’effervescence dans la famille tant du côté maternel que paternel cette fois. La grand-mère paternelle veut absolument voir sa petite-fille. Ça fait maintenant quinze mois qu’ils ne l’ont pas vue ! Ses grands-parents ont estimé que ce n’était pas à eux de faire le trajet ! Oui, bien sûr c’est à cette pauvre ado handicapée atteinte d’un cancer de faire le trajet et de se fatiguer en train, de prendre des risques et de faire neuf cents kilomètres.

« Maman, maman... Papy et Mamie vont venir me voir... ils viennent…

— Je suis trop contente ma chérie. Du coup ils vont louer quelque chose ? Car tu es en protégé ?

— Oui, papa va regarder.

— Ok, tu lui dis que je peux l’aider.

— Oui oui. »

Mon ex-belle-mère n’en peut plus et a réussi à convaincre son fils et son mari de venir voir Vic… avant qu’elle ne

meure ? Est-il préférable de voir les gens quand ils sont dans entre quatre planches de bois ou quand ils sont vivants ?
La voilà qui frétille de joie et d'impatience. Ils trouvent un gîte, au milieu des chèvres dans une ferme ! Ils n'ont rien compris, pourtant j'ai tout expliqué ! Je me charge alors de chercher une location. Dans un endroit sain, j'ai un copain qui loue des gîtes près de chez nous. Au moins Vic sera logée dans un milieu sain. Elle pourra aussi revenir à la maison pour ses cours particuliers. Je charge l'hôpital d'expliquer à son père les règles du protégé car je n'ai pas ce courage.

« Maman ?
— Oui ma chérie !
— J'aimerais trop que papy et mamie restent une semaine entière. C'est court quatre jours !
— Bah demande à mamie, ils ne pourront pas te le refuser.
— Tu veux bien ?
— Mais bien sûr ma chérie. Ça me fait plaisir pour toi. Tu le sais.
— Oh merci maman. »

Elle saute de joie en repartant dans sa chambre. Ça me fait plaisir de la voir aussi joyeuse. Ce qui devrait être normal devient un événement exceptionnel et fantastique !

« Maman… j'ai demandé à mamie… elle m'a dit qu'elle ne peut pas. Elle doit rentrer pour s'occuper du chat. Déjà, elle va le laisser quatre jours tout seul !
— C'est déjà bien ma chérie, allez, ne t'inquiète pas. »

Vic est en larmes. Je suis estomaquée !

Je la prends dans mes bras, la câline et lui fais miroiter le côté positif de la chose. À moitié convaincues l'une et l'autre !

Le lendemain, pour les soins à l'hôpital de jour, pendant que Vic prend son cours de maths, je m'isole un peu dans la salle d'attente. Mes larmes coulent avec nonchalance, seules le long de mes joues ! Je les cache derrière mes lunettes. La gentille doctoresse vient me voir pour parler de la suite du traitement. Elle voit mes larmes.

« Ça ne va pas ? »

Je fonds littéralement et je redouble de longs sanglots. J'en fais une mini crise de nerfs. Je n'arrive pas à parler. Elle prend mes mains dans les siennes. Elle me fait un énorme sourire. Je lui explique ce qui s'est passé. Elle est d'origine iranienne. Elle est venue terminer ses études en France. Pour se spécialiser. Elle me fait répéter trois fois mon histoire semblant ne pas comprendre… pour enfin s'apercevoir qu'elle a bien compris… depuis le début !

« Mais un enfant c'est plus important qu'un chat ?!
— Oui, je sais bien. »

J'arrive entre mes larmes à sortir quelques mots audibles et compréhensibles. Je lui explique un peu de ma vie.

« Allez, ne vous inquiétez pas. Vous êtes une merveilleuse maman. Vic peut compter sur vous. Vous êtes toujours là. Je vous vois tout le temps, attentionnée et aimante. Vic se souviendra de cela. Elle a besoin de vous. Vous êtes là ! C'est le plus important. Si ce n'était le devoir de réserve qui leur est dû et la proximité de la salle d'attente avec le couloir où tout le monde passe, elle m'aurait prise dans ses bras. Les mots qu'elle me dit me réconfortent.

La semaine d'après, le moment tant attendu arrive.

À 17h, j'emmène Vic et son frère dans le gîte que j'ai trouvé. J'ai préparé les deux grosses caisses de médicaments. J'aurais pu laisser les enfants avec les ordonnances et les drogues. Mon souhait de famille unie et de bonne entente fait que je descends de la voiture avec eux. Ils sont heureux, je le sens bien. Moi, je suis contente pour eux. À peine descendue de la voiture, je le vois qui avance dans la nuit noire avec une cigarette aux lèvres. Les enfants sont devant, pressés de voir leurs grands-parents. Quand ils sont hors de portée, il se met à me parler de manière très dure !

« Tu n'as rien à faire ici !
— Je ne reste pas. Je suis désolée. Je voulais t'expliquer les médocs. Je pars tout de suite.
— Tu n'es pas la bienvenue ici ! On se met dehors ! Là, sur la table de la terrasse.

— Non. Vic est en protégé. Je vais rentrer et me poser sur la table propre de la cuisine. Il y a deux caisses de médicaments. La table de la terrasse est moisie et pleine de mousse. Ce n'est pas sain pour Vic. »

J'ai parlé tout bas, le plus posément possible mais il doit bien y avoir aussi de la colère dans ma voix.

J'avance doucement sur le chemin, dans l'obscurité, avec mes deux grosses caisses dans les bras. Le sol inégal fait vaciller mes chevilles deux ou trois fois. Je grimpe doucement les quatre marches de la terrasse en bois. Je ravale mes larmes. Les enfants sont déjà à l'intérieur. Il me suit. Il ne dit plus rien. Moi non plus. La porte est restée ouverte. J'entre directement dans la salle à manger où je ne suis pas la bienvenue. Le papy me regarde de loin et la mamie qui m'a toujours portée dans son cœur se dirige vers moi et me prends dans ses bras. Moi aussi. J'ai les larmes aux yeux.

« Bonjour Léa. Ça va ?

— Oui. Je vais juste expliquer les médicaments et je repars. C'est bien que vous soyez là. Pour Vic. C'est bien. Vous lui avez manqué !

— Tu veux boire quelque chose ?

— Non merci, je ne reste pas. »

J'étale les deux caisses de médicaments sur la table.
J'explique.
Une première fois.

Puis une deuxième.
Et je pars.
Vite.

Vic et Vincent sont installés dans le canapé avec leurs grands-parents. C'est déjà ça.

—> Note à moi-même : Ne pas se polluer avec des situations insoutenables et laisser faire les professionnels. Arrêter de culpabiliser. Se faire accompagner !

Réconciliation ?

Je rentre à la maison. Seule. Je vais en profiter pour faire quelques papiers et me reposer un peu. Vic viendra tous les jours pour prendre ses cours à la maison avec les professeurs du SAPAD. L'infirmier ira là-bas faire les soins.

Le lendemain à l'heure pile ils sont là. Vic sort de la voiture. Elle a l'air joyeuse. Sa grand-mère sort aussi. Elle vient me dire bonjour et demande à visiter ma maison. Dans le couloir, elle me prend dans ses bras, en larmes.

« Je t'aime, tu sais Léa. Je suis très fière de toi. Tu es une femme courageuse. Je suis désolée. Papy est en colère. On ne peut pas faire plus. »

Oui, il est en colère. En colère, parce que j'ai osé ouvrir ma bouche et quitter son fils, il y a 12 ans !

On fait le tour de la maison. Elle est contente de voir la chambre des enfants. Veut me prendre mes photos des loulous sur le buffet.

« Restez boire le thé pendant le cours de Vic ?
— Non, je ne peux pas. Ils m'attendent en bas. Je ne vais pas rester pour les faire patienter plus. Après ils seront en colère. Déjà…
— Demain ?
— Peut-être. »

À l'heure pile de la fin de cours, ils étaient là. Je les ai entendus venir. Je suis sortie dans la véranda. C'était bien eux. J'ai vu son grand-père sortir et me faire de grands signes. J'étais trop heureuse, elle a dû réussir à les convaincre de signer la paix pour le bien de Vic. Alors, j'ai sorti mon bras, mon sourire et j'ai fait de grands signes aussi. Le bras du papy est redescendu à toute vitesse. Il m'a confondue avec ma fille. On se ressemble tellement. Tant pis. Je n'ai pas revu la grand-mère. Ni pour repartir le dernier jour.

Le plus important... Vic a eu une parenthèse d'amour et de bienveillance.

—> Note à moi-même : Ne pas vivre de colère, pardonner, en tout cas essayer, pour se faire du bien à soi-même.

Contrôle

Juin 2015, 1 an et 6 mois.

Il fait merveilleusement beau. On est tous les trois épuisés. Ma tension oscille entre 8 et 9, 10,5 dans le meilleur des cas. On a besoin de se retrouver ensemble et de passer du temps loin de cette maladie. Je décide alors de nous chercher un petit coin de paradis où on pourra se reposer, rire et s'amuser ensemble. Vic n'est plus en aplasie. Je nous trouve un logement fin juin, dans le golfe de Saint-Tropez. Il y a de l'animation, un joli appartement, une belle piscine. On est en bordure de mer. Les tarifs sont bas car c'est encore l'école. Ça sera parfait.

Je vais chercher le courrier. Je descends les escaliers qui mènent à la boîte aux lettres. Je suis ravie de ces cinq jours tous les trois. On prendra les vélos. On ira en balade en bord de mer. Le matin, pendant qu'elle se repose, j'irai faire du vélo dans l'arrière-pays. Le sport et l'alimentation sont redevenus ma thérapie.

Tiens ! Un courrier du contrôle médical ! Je dois passer devant un médecin expert qui va dire si oui ou non mes arrêts sont justifiés, si mon médecin n'est pas un menteur, si je suis arrêtée pour convenances personnelles alors que je suis complètement au bout du rouleau. Quand je sors ça ne se voit pas, ni sur mon visage, ni sur mon corps musclé car je fais tout pour avoir l'air forte, pour que ma fille puisse guérir. Je suis abasourdie. Un papa à l'hôpital m'avait raconté une histoire similaire. Il avait dû subir un entretien et on lui avait tout retiré car ce n'était pas lui qui était malade ! Un autre, à qui les collègues avaient donné des jours de RTT a été cloué au pilori parce qu'il avait osé aller se reposer quelques jours à la montagne. Maintenant, c'est mon tour. Comme si on ne pouvait pas nous laisser tranquilles. Comme si ça ne suffisait pas de gérer l'ingérable.

Je prends rendez-vous. Dans deux jours. Le matin de nos vacances. Je suis terrorisée. Me voilà dans la salle d'attente. Tremblante. Le cœur qui bat la chamade. J'ai l'impression que je vais passer l'arme à gauche avec toutes ces émotions insoutenables. On dirait que j'ai tué quelqu'un. La porte s'ouvre. Le médecin que je ne connais pas est souriant. Il me fait entrer. Je lui explique tout. Il me dit de ne pas m'inquiéter. Il me prolonge au-delà de ce que mon médecin traitant a proposé. Il a compris ma souffrance quotidienne. Ma charge. Non, je ne suis pas malhonnête. Non, je ne gruge pas. Non, je ne prends pas des vacances sur le dos du cancer de ma fille. Non, je ne peux pas travailler dans cet état. Ça serait juste irresponsable et dangereux pour tout le monde.

J'essaie juste de retrouver, de trouver de l'énergie pour me battre, être plus forte et vivre !

« Bah ma tite Dame, je ne vous sens pas très à l'aise… ne vous inquiétez pas… votre priorité c'est vous et votre fille.

— Merci docteur… je suis désolée mais je ne me sens pas très bien. »

En vrai, je ne suis pas bien du tout, je tremble, je pleure, j'ai l'impression d'être sur l'échafaud et pourtant il est si doux et si gentil.

« 17 ?! Vous avez de la tension d'habitude ?

— Non, je suis plutôt à 9.

— Je vous stresse autant ? J'ai l'air aussi méchant que cela ? »

Il part d'un grand fou rire et de ce fait arrive à me décrocher un sourire. Il m'apaise. Je sors de ce rendez-vous un peu libérée mais aussi profondément défaite. Vite partir. Partir loin. Les enfants m'attendent à la maison. Les bagages sont prêts. Ces quelques jours ne pouvaient pas mieux tomber. Vincent m'aide à mettre les vélos sur le coffre. On monte dans la voiture. On est parti. On fait un détour par la montagne pour qu'on ne nous voit pas traverser la ville. Les enfants ont interdiction de mettre des photos sur les réseaux sociaux. On part comme des voleurs. Comme si nous n'avions pas mérité ces quelques jours. Que répondre face à tant de méconnaissance ? Ces quelques jours de congé ne sont-ils pas nécessaires pour se ressourcer ? Après tout, on n'a pas demandé ce cancer dans nos vies ! Il est probablement la conséquence de nuisances externes quotidiennes indépendantes de notre volonté ! On préférerait bosser douze heures par jour pour notre boîte et savoir nos enfants en bonne santé !

On passe une semaine merveilleuse. On se retrouve. On fait du sport ensemble. On va se baigner en mer, à la piscine. Je découvre le body attack qui me fait un bien fou. Le coach nous dit de penser à quelqu'un ou à quelque chose pendant qu'on simule des coups. Je m'en donne à cœur joie. J'ai deux ou trois têtes à dégommer ! Vic fait les activités, tantôt avec moi tantôt avec son frère. On va au marché le soir. On achète des légumes frais. Vincent et moi, on s'inscrit à un dix kilomètres. Vic nous soutient. On passe devant la maison Chanel. Avec Vic, on va la visiter en tenue de vélo. On rêve devant les yachts du port de Saint-Tropez en mangeant une glace. Cinq jours bien mérités.

—> Note à moi-même : Prendre le temps de se ressourcer sans culpabiliser.

Des genoux en carton

Août 2015.

Les journées de chimiothérapie se suivent et se ressemblent, fièvres, vomissements, douleurs, tremblements, transfusions, soins de bouche, pansements cathéter, ponctions lombaires, et troisième rasage de tête. Nous ne sommes toujours pas habituées. La violence est toujours la même. La tristesse toujours prégnante. Le mal toujours envahissant. Les douleurs sont maintenant étendues au pied droit avec une algodystrophie[14] puis aux deux genoux avec des nécroses osseuses. La scoliose ne s'améliore pas et le port du corset s'impose toujours, 20h/24. Ma belle triathlète est devenue une malade en situation de handicaps multiples. Je sais que le triathlon et les podiums s'éloignent chaque jour un peu plus. Je veux cependant continuer de lui faire croire que les lendemains seront meilleurs. Je m'entraîne tous les jours, j'évacue quotidiennement comme je peux. Je nage, je cours, je pédale. C'est le papa de Paolo qui m'a

---

14 Algodystrophie : douleur intense et permanente au niveau d'un membre.

fortement incitée. C'était son exutoire. C'est devenu le mien. Le matin on se donne rendez-vous pour aller courir. En six mois, j'ai perdu dix, puis quinze et au final vingt-deux kilos. Mon corps et mon énergie se sont transformés. Je passe des messages sur la page Facebook de Vic. Il faut avancer. Tenir. Rester droite, malgré tout. Je me fais de nouveaux amis. Pierrot, dévasté aussi par la leucémie de son fils âgé de vingt-huit ans. Une leucémie contractée à cause de la folie des hommes qui diffusent des gaz non autorisés dans des pays en guerre. Chut, il ne faut pas en parler. On se soutient mutuellement. C'est surtout lui qui me soutient. Il a compris ma solitude et il m'appelle souvent. On sympathise. On fait un triathlon ensemble. Je fonce. Rien ne m'arrête. Je fais des podiums sur des trails. Je porte le bracelet « On t'aime fort Vic ». Aux résultats j'érige la banderole de Vic avec les jeunes du club. « Vic on pense à toi ». On partage sur les réseaux sociaux.

En quelques mois, je suis sur le départ d'un semi iron-man. J'ai peur. Je n'en ai jamais fait et ça me semble tellement irréalisable. J'ai fait floquer ma trifonction avec le logo d'une association qui s'efforce de trouver de l'argent pour faire avancer la recherche contre le cancer. Je partage à grands coups de posts et je me retrouve sur la ligne de départ piètre nageuse que je suis. J'aurais déjà dû y être l'année dernière mais Vic a fait ces fortes fièvres qui l'ont obligée à rester à l'hôpital et moi à l'accompagner.

Un bon ami organisateur m'a offert le dossard et à Vic aussi. Elle a fait un triathlon courte distance avec son ami triathlète. Elle, à la natation, lui en relais pour le reste de la course. Nager, elle peut encore. C'est tout, plus de course à pied, ni de vélo ! Moi, j'ai mes deux bras et mes deux jambes qui fonctionnent. Je vais avoir cinquante ans, je n'ai aucune excuse. Elle ne me dit rien. Son frère non plus. Ça les étonne que je me retrouve ici. Moi, sur cette ligne de départ ! Ils sont là et m'encouragent de tout leur cœur. Je suis sûre qu'ils sont fiers. Le coup de pistolet claque dans le ciel bleu et je m'élance, plus rien ne compte que de terminer. Je suis dans le dernier pack de natation mais je tiens bon. Je monte vite sur mon vélo et j'enchaîne les kilomètres. Cette fois je double, je file, j'ai la rage, 82 km de vélo avec un fort dénivelé. Vite la course à pied, 21 km dans les vignes et la garrigue. Je cours. J'ai tellement couru depuis tous ces longs mois. Je double tous mes amis du club.

« Eh ! Léa... tu as mangé quoi ? »

Un ami du club qui peine est trop surpris. Ils ont tous l'air épuisés. Ils traînent les pieds et moi je me sens voler, je n'ai pas mal. Je ne fais que penser à ma fille. C'est sa place, pas la mienne. Je veux juste lui montrer que tout est possible, qu'il faut continuer d'avancer et que si moi l'ex-danseuse empâtée j'ai réussi, elle aussi atteindra ses objectifs. C'est une leçon de vie que je souhaite avant tout offrir à mes enfants et à tous ceux qui veulent l'entendre et surtout parler du cancer pédiatrique et de la recherche contre le cancer. Je fonce. Plus vite fini plus vite tranquille. C'est ce que je disais à mes enfants quand ils ne voulaient pas faire leurs devoirs.

« L'année dernière à cette heure j'étais dans une chambre d'hôpital avec ma fille fiévreuse en raison des chimiothérapies qui la soignent contre un cancer de merde. Elle est maintenant toute abîmée. Moi j'ai deux bras, deux jambes alors je n'ai pas à me plaindre. Je fonce et nous, c'est un choix d'être là, dans deux heures au plus tard on sera douché et posé ! Ça sera terminé ! Eux, ça ne sera jamais fini ! »

J'ai crié en disant cela, sans m'arrêter de courir. Le public, les coureurs et les amis m'ont ovationnée et applaudie. J'ai fait signe et je suis partie de plus belle. Premier triathlon longue distance de ma vie. 5h45. Je suis trop fière. Je l'ai fait et avec les honneurs. Sur le podium, un champion et le président. Ils connaissent Vic et vendent les bracelets. Ils parlent de la recherche et du don du sang, du don de moelle, du don de Vie.

J'enchaînerai avec d'autres courses. Toujours le même objectif, montrer à Vic que tout est possible, parler de la recherche contre le cancer. Certains posts sont partagés des centaines et des centaines de fois. Lus et likés par des milliers de gens.

Ma Vic a les genoux qui se nécrosent. Je ne sais plus quoi faire ! Un jour, via la page Facebook, un message en privé ! Une anonyme qui me parle des greffes de cellules souches osseuses à Paris par un professeur très réputé ! Et puis les caissons hyperbares ! Je n'y connais rien. Je n'y comprends rien mais je prends rendez-vous à Paris, en urgence. Le professeur nous reçoit, c'est le premier qui ose parler franchement à Vic. Qui ne lui fait pas miroiter l'impossible et qui lui met la vérité en face. Non ! Tu ne courras plus ! Oui, il va falloir te ménager et trouver un métier en lien avec ton handicap. Oui, on va essayer les cellules souches mais ce n'est pas un miracle et surtout c'est un peu tard et trop abîmé. Oui, les caissons hyperbares pourraient aider... à voir. Il faut de toute façon attendre la fin des traitements dans six mois puis attendre deux mois pour la pose de la prothèse de hanche totale, puis quatre mois pour les greffes, puis après les caissons. J'espère qu'avec tout ça elle sera réparée ! Comment c'est possible d'être obligée de subir tout ça !

—> Note à moi-même : Il faut croire en ses rêves. Un jour ils se réaliseront.

C’est bizarre

Septembre 2015.

Aujourd’hui on est toute belle. On approche de la fin des traitements lourds, bientôt le traitement d’entretien par voie orale. Reprise du lycée et bac français. Vic ressent des douleurs vives en permanence. Elle arrive à peine à marcher avec sa hanche nécrosée. Il faut attendre la fin des deux ans pour avoir l’autorisation de poser cette prothèse de hanche totale qui pourra peut-être la soulager un peu. En attendant, l’os se nécrose de plus en plus.

L’hôpital est devenu notre deuxième maison… voire la première. Il m’arrive même de dire que je vais dans ma chambre. On a nos habitudes, c’est notre repère social. On a hâte de le quitter, mais en même temps, on y a nos repères. Les gens du monde ordinaire ne sont pas capables de mettre autant de sens derrière ce qui se passe de l’autre côté de ces murs hospitaliers. Comment le pourraient-ils ? C’est tellement difficile. J’aime bien arriver et aller dire bonjour à ma copine de la cafétéria, ma seconde maman. Elle a essuyé tant de mes larmes par ses mots doux et bienveillants. On a tant ri toutes les deux ! C'est elle qui est à l'origine de ce projet de cafétéria qu'elle porte à bout de bras. Une idée fabuleuse. Le seul endroit où on peut se retrouver un peu et avoir un repas dans un self presque comme dans un restaurant ordinaire. Aujourd'hui, elle est là avec son sourire indétrônable. Elle m'embrasse et me prend dans ses bras.

« Alors Léa ? Comment vas-tu ? Et Vic ? Tu as bonne mine aujourd'hui.
— Merci. Tu es tellement adorable. Quelles nouvelles ici ?
— Oh la routine. Y'a un petit de ta région qui est arrivé, un bébé. Je crois qu'il est de ta ville. Sa maman fait le même métier que toi. Tu la connais peut-être ? »

Elle me donne son nom. Oui, bien sûr je la connais. Elle fait partie de ceux qui m'ont attaqué en me disant que je prenais des vacances sur le dos du cancer de ma fille. Je ne risque pas d'oublier. Notre problème à Vic et moi, c'est qu'on n'est pas habillées en noir. On n'a pas rampé par terre en haillons. Non. On avance, belles et la tête haute. Nos larmes ne sont versées que dans l'espace des quatre murs de notre chambre. On rit aussi. On espère. On vit, encore et encore. J'ai un hochement de la tête. Ça me fait trop de peine pour ce bébé de six mois qui n'a rien demandé à personne. Sa maman avouera à Dany qu'on ne m'a pas assez aidée dans la profession. C'est quand même bizarre. Ça fait à ma connaissance un à deux cas de leucémie ou de cancer dans notre petite ville de huit mille habitants qui contient principalement des personnes de plus de cinquante ans. Beaucoup de cancers de la thyroïde ou autre chez les adultes. Je commence à voir une petite lumière qui scintille dans ma tête ! Je ne peux m'empêcher de lancer à ma copine :

« C'est quand même bizarre tous ces cancers... Il y a trop d'enfants malades. Ce n'est pas normal ! Je ne suis pas scientifique mais ce n'est pas normal !"

On reste là-dessus. On parle de la pluie et du beau temps, de mes robes qui fascinent toujours autant la cantinière. Je lui donne mes tuyaux outlet. On échange nos mails. Qu'aurais-je fait sans elle ?

Quand je rentre dans la chambre de Vic, je suis contrariée. Je ne lui montre pas. Comme d'hab. Pour l'instant, je me contente de lui sourire et de lui demander si son cours de maths s'est bien passé. Vic est en train de réviser son bac blanc en attendant que les perfusions fassent leur travail : diffuser les drogues dans son corps pour empêcher le crabe de l'envahir à nouveau. Je prends mon téléphone et je fais des recherches sur internet, sur les cas de cancers en France ! Les régions dans lesquelles on habite, influencent-elles la courbe du nombre de cas répertoriés chez eux ? On réside à dix kilomètres d'une centrale nucléaire et les retombées de Tchernobyl ? Y en a-t-il eu ? Y a-t-il encore des restes dans nos belles prairies ? Dans mon magnifique champ de châtaignier ?

Je rêve. Je suis plutôt en train de me réveiller. Je me suis endormie pour ne pas trop souffrir parce que je n'avais pas le courage pendant toutes ces années d'affronter une réalité. Là ! Le choc ! Le réveil brutal ! Si nous étions finalement dans une région qui regroupe toutes ces substances nauséeuses qui attaquent nos enfants ! Je me fais un film dans ma tête ! Tchernobyl n'avait pas atteint la France ! Les frontières françaises droites comme des i n'avaient pas permis qu'il endommage le peuple et la planète ! Pourtant une amie qui vivait ici quand le drame a eu lieu m'a affirmé, que le jour de la catastrophe, les alarmes de la centrale et de la ville avaient hurlé leur souffrance toute la journée. Personne ne comprenait puisqu'il n'y avait pas d'incident majeur dans l'usine en question jusqu'à ce que l'information ne tombe. Mais ça chutttt. C'est secret défense ! Un mythe ? Une réalité ?

Nous, on mangeait bio. La plupart du temps, uniquement des légumes du potager entourés de prairies… chaque année plusieurs fois traitées pour les vaches ! Vaches nourries à l'herbe verte de la prairie, traitée avec quoi ? Qu'ont donc absorbé mes légumes au milieu de tout ça ? Et nous ? Et mes bébés fragiles ! Famille de sportifs. Les enfants jouaient la plupart du temps en plein air. Je les ai nourris au sein pendant près d'un an. Je les ai bichonnés avec tendresse et amour. Les politiciens auraient-ils pu nous laisser nous empoisonner ? Non ! Impossible. Je continue les recherches. Le radon. Notre département contient beaucoup de radon, un gaz radioactif présent naturellement dans les sols particulièrement au pied des collines. L'école de Vic est adossée à la colline. Normalement toutes les écoles par le biais du conseil d'école devraient tenir au courant les enseignants et les parents de l'état des sols. Je n'ai jamais été mise au courant de rien du tout. Il faudra que je me renseigne. Et la centrale ? Tout le monde dit qu'il ne ressort que de l'eau. Je n'ai jamais réussi à y croire. Je continue de chercher. Je tombe sur des articles d'un centre de recherches spécialisé : Incroyable leurs dénonciations d'attaque de l'environnement. Je décide de prendre rendez-vous. Je vais dans le couloir et je sors mon téléphone. On me répond et j'ai une date pour la semaine suivante. Je tremble. J'en profite pour appeler un pote économiste. J'aimerais qu'il me tuyaute sur les statistiques et les probabilités.

« T'inquiète pas Léa. Ce n'est pas possible avec les lois des statistiques et des probabilités, il peut y avoir six cas d'un côté et zéro de l'autre ce n'est pas pour autant qu'il y a quelque chose de malsain dans l'air qui aurait pu causer une quelconque épidémie de cancers. » Je raccroche, peu convaincue par ses propos.

—> Note à moi-même : Ne pas prendre pour argent comptant ce qu'on te raconte et te faire ta propre opinion avec les arguments scientifiques mais aussi ce que tu es toi.

Rendez-vous

C'est le jour J de mon rendez-vous avec le président directeur général de cet organisme. J'arrive en avance. Suis-je à ma place ? Je suis impressionnée de rencontrer de grands scientifiques. Que vais-je trouver ici ? Le PDG vient à ma rencontre en personne. Je lui explique que je suis là car je cherche des réponses. Que peut-être j'écrirai un livre. Il m'écoute patiemment puis se met à secouer la tête de dépit.

« Il faut savoir que les centrales nucléaires peuvent rejeter dans l'atmosphère, chaque jour, cent téra becquerels de tritium radioactif dans le fleuve et dans l'air. Vous regarderez la prochaine fois que vous passerez à côté de la centrale nucléaire, entre les deux grosses tours, une cheminée plus petite, c'est par là que s'échappent les gaz néfastes. Un conduit fait de même pour les liquides dans le sol.

— …

« Autour des centrales nucléaires, on note une augmentation des cas de leucémies chez l'enfant pouvant aller jusqu'au double !

— Et Tchernobyl ?

— On a été contaminé largement. Regardez le nombre de cancers de la thyroïde ! Il a explosé de manière exponentielle depuis Tchernobyl ! On parle de micro cancer ! De cancer chronique. Il n'y a pas de micro cancer. Il y a des cancers un point c'est tout. Les dirigeants de ce pays refusent de faire des recherches pour évaluer comment nous avons été atteints, ou quels sont les pronostics de risque d'être atteint par tel ou tel cancer ou maladie selon la région où on habite. On est allé dans les montagnes. Il y a des villages où il y a tellement de radioactivité qu'on a voulu mettre des panneaux pour avertir la population. Les autorités nous en ont empêchés ! Nous allions dénaturer le paysage ! »

Il reprend sa respiration, longue et profonde. Son visage semble très soucieux, les traits sont plissés, le regard est lourd, dans le vague, lointain. Je ressens chez cet homme de la bienveillance et des combats qu'il mène avec passion. Il me regarde et reprend.

« Le radon... C'est un gaz radioactif, incolore et inodore présent naturellement dans le sol. D'après les études, il serait la seconde cause de mortalité de cancer des poumons en France, après le tabac et devant l'amiante. (rapport de l'irsn, institut de radioprotection et de sûreté nucléaire.)

— Le radon ? Je ne connaissais pas.

— Sur la base des recommandations de l'Organisation mondiale de la santé, la Commission européenne et la France ont retenu la valeur de 300 Bq/m³ en moyenne annuelle comme valeur de référence en dessous de laquelle il convient de se situer. Lorsque les résultats de mesure dépassent 300 Bq/m^3, il est ainsi nécessaire de réduire les concentrations en radon. Chaque citoyen devrait être averti du risque dans les régions incriminées afin de faire les diagnostics et les travaux chez lui ! Dans tous les établissements recevants du public, ERP, des secteurs visés, les détecteurs au radon sont obligatoires. Les écoles ! Dans ces lieux, remplis de personnes fragiles combien y en-a-t-il qui font les tests et qui les communiquent aux familles et à l'équipe enseignante ?

— Heureusement j'ai toujours fait du potager mais j'étais entourée de champs.

— Nos champs, ma pauvre dame, qui sont traités et arrosés de cochonneries à outrance ! Depuis des années, les légumes natures de « papi-mamie » sont des nids à pesticides et compagnie. Les conséquences sont maintenant des cancers et autres problèmes de santé ! »

Il ne s'arrête pas de parler. Moi je suis bouche bée. Je prends des notes. J'apprends beaucoup en quelques minutes. Le radon ! Tchernobyl ! La centrale nucléaire ! Les pesticides ! C'est plus que ce que j'attendais ! Je suis venue m'installer dans cette magnifique région pour offrir un cadre de vie paradisiaque à mes enfants et je suis peut-être en train de tuer ma fille à petit feu ! Il me conseille de bien éplucher le site. Ils y mettent le résultat de tous leurs travaux.

« Bravo pour ce que vous faites, c'est vraiment courageux.

— Merci à vous pour votre temps et votre confiance, je reste à votre disposition.
— À bientôt. »

Je rentre dans la voiture tout abasourdie et grandement choquée par ce que je viens d'entendre. On est qui pour être autant matraqué ! Quel respect de l'être humain pour être capable de le laisser s'enfoncer dans une telle situation néfaste pour sa santé et surtout sa vie ? Ma voiture me ramène chez moi et les questions tourbillonnent dans ma tête.

J'ai la nausée. Je m'arrête vite sur le bord de la route pour vomir. Je n'ose en parler à personne. On va me rire au nez. Sauf !

—> *Note à moi-même : Garde ton énergie pour les combats que tu es capable de mener et cherche le contre-pied de tout ce qu'on t'affirme. Un jour il y en a bien un qui a dit que la terre était plate !*

La zététique

« Allo ?

— Salut, c'est Léa… Comment vas-tu ?

— C'est à toi qu'il faut demander cela. Moi ça va bien merci.

— Je t'appelle car je souhaite boire un verre avec toi. J'aimerais qu'on parle. J'aime ton approche qui doute toujours de toutes les vérités. J'ai besoin d'un deuxième avis. Je sors d'un entretien avec le responsable du centre de recherche dont je t'ai parlé l'autre jour.

— Ok, je vois. Demain soir, 18h dans notre bar favori ça te va ?

— Check ! À demain.

— En plus ça me fera plaisir de te voir.

— Moi aussi. »

Le lendemain, on se retrouve dans notre bouchon préféré. On y va régulièrement boire du bon vin, écouter des concerts, manger de la charcuterie ou écouter des écrivains parler de leur livre.

« Salut !
— Salut Léa. Tu m'avais l'air bien préoccupée hier ?
— Oui, je suis désolée. Je voulais te rencontrer assez vite.
— Je suis là. Dis-moi tout. »

Doubs est un jeune homme, un peu timide, mais très instruit. Des petits yeux noisette protégés par de petites lunettes qui lui donnent un air intellectuel tout en lui apportant une touche de mystère et de malice. Les cheveux poivre et sel. L'allure dynamique et vive. J'adore discuter avec lui des heures. On remet tout en question. On ébauche, on détruit, on met à plat, on confronte des hypothèses. Il apporte très souvent une valeur scientifique très intéressante à mes yeux. Surtout, il me soumet des arguments qui contrecarrent les vérités toutes faites. Il sème le doute. Je lui expose le compte rendu de notre entretien.

« Attends Léa. Tu ne vas pas te laisser influencer comme ça. Pas toi ? Tu vas garder la tête sur les épaules !
— Mouais.
— Hey ! Je les connais bien. Ils balancent des vérités toutes faites sans preuves scientifiques la plupart du temps. Tu es fragile. Ça fait de longs mois que tu avances aux côtés de ta fille qui se bat pour rester en vie. En tout cas tu as bien fait de venir me voir. Tu connais la zététique ?
— La zétéquoi ?
— La zététique : c'est, d'après Henri Broch, l'art du doute, au sens de « savoir-faire didactique, qui permet la réflexion et l'enquête critique ».

— C'est pour ça que je suis là avec toi, à ce jeu-là t'es le plus fort que je connaisse.

— La zététique, c'est l'art de faire la différence entre ce qui relève de la science et ce qui relève de la croyance. Je t'ai apporté ça. Je me doutais un peu de ce que tu allais me dire. »

Je lis la définition de Wikipedia : *« L'objectif de la zététique est la mise à l'épreuve d'énoncés pourvus de sens et de nature scientifique (c'est à dire réfutables selon Popper) dont les explications ne semblent pouvoir se rattacher à une théorie communément acceptée. Elle se réclame du scepticisme scientifique, et plus généralement de la démarche du doute cartésien qu'elle écrit comme nécessaire en science comme en philosophie. Elle se veut, pour reprendre le mot du biologiste Jean Rostand, une hygiène préventive du jugement. »*

« Ça me donne mal à la tête tout ça. Je n'y comprends rien.

— C'est normal. Tu cherches des raisons. Peut-être penses-tu que ça va t'aider ?

— Oui, peut-être. Mais comment se fait-il que dans certaines zones géographiques, il y ait plus de cas de cancers, sans parler bien sûr des grandes causes reconnues comme par exemple les lignes à haute tension, les antennes relais ? Pourquoi y a-t-il autant d'enfants malades dans notre ville ?

— En fait… »

Il commence un énoncé que je n'entends pas. Je n'arrive pas à l'écouter. Je suis dans mes pensées. Je ne comprends rien à ce qu'il raconte. Il parle de corrélations, de causalité, de probabilités, de hasard, d'influences. Il démonte tout en un clin d'œil. Il me dit d'être prudente.

Moi, je n'ai ni le temps, ni les compétences pour m'engager dans cette bataille. Je préfère garder mon énergie pour ma fille, pour mon fils et pour notre famille.

—> Note à moi-même : Attention aux grandes théories et aux jugements de valeur. Doute, mais avance quand même en posant l'énergie là où elle est nécessaire.

Les valses des hôpitaux

Janvier 2016, 2 ans.

Le moment tant attendu arrive. Le dernier rendez-vous à l'IHOP. Le rendez-vous ultime. Celui qui vous annonce que tout est fini. Celui qui est censé faire le point. La prise du dernier comprimé de chimio. Le retour à la vie normale. Seulement sera-t-il possible de reprendre une vie normale après tout ça ?

On arrive à l'hôpital. On a rendez-vous dans un bureau spécial au rez-de-chaussée. Nous n'y sommes jamais allées. Il y a la médecin responsable du suivi de Vic depuis le début de sa maladie, accompagnée de l'infirmière référente. Elles sont tout sourire. Pour elles, la mission est réussie. Vic est en vie. Pour nous, on est heureuse, on ne viendra plus ici. Les bilans tous les six mois se font dans un autre lieu. C'est comme un sentiment de nostalgie qui malgré tout s'empare de moi. Ici, j'avais mes repères, ma famille de cœur, mes amis. Ma Vie. Ma Vic depuis deux ans. Maintenant, ça va s'arrêter. Nous n'aurons plus à y venir plusieurs fois par semaine. Ces deux années représentent tellement dans notre vie à toutes les deux. Il reste cependant trois mois d'antibiotiques, refaire tous les vaccins, la greffe des cellules osseuses souches, la prothèse de hanche…

Pendant ces deux ans, il y a eu :

146 jours d'hospitalisation,
88 transfusions sanguines,
22 ponctions lombaires avec chimiothérapies intratécales,
3 myélogrammes, (examen qui permet l'étude de la moelle osseuse, après une ponction suivie d'une aspiration)
181 chimiothérapies par voie veineuse,
64 jours d'hospitalisation à domicile,
8 semaines et demie de chambre stérile,
24 mois de bactrim, (antibactérien dentaire)
12 mois de décontamination orale qui ont nécessité 1 080 seringues pour 1 410 soins de bouche infâmes,
12 mois de régime protégé avec alimentation spéciale et conditions de vie si particulières,
530 jours de chimiothérapie per os, par voie orale,
54 jours de cortisone à très haute dose,
de nombreuses infections, pyo, staphylocoque, bronchites, etc…
2 AVC accompagnés de divers syndromes cérebelleux,
de nombreux antibiotiques,
de la morphine à haute dose.
Je ne compte pas les prises de sang, les pansements et autres soins. Il y a deux ans, tout cela me paraissait irréalisable et

pourtant on l'a fait. Elle l'a fait ! We did it ! Il y a eu des moments vraiment très durs (c'est un euphémisme) mais on a réussi à rire, à sourire, à vivre. Ce qui compte vraiment, ce sont les belles rencontres, les victoires, l'avenir, l'attachement de notre famille de cœur…

Nous voilà, assises toutes les deux autour d'une petite table blanche, ronde, placée dans une pièce vide et neutre. Face à nous les deux médecins. Souriantes jusqu'aux oreilles.

« Alors Vic ? Comment vas-tu ?
— Bien.
— Ça y est. C'est la fin.
— On voulait te dire qu'on était très contente pour toi. Bravo.
— Merci.
— Ça y est, c'est terminé. Maintenant tu vas pouvoir vivre comme tout le monde une vie normale.
— Oui.
— Il reste quand même, les nécroses, les greffes et la prothèse de hanche. Vic reste très douloureuse.
— Oui. Mais après ça ira. Ne vous inquiétez pas.
— On vous souhaite une belle continuation. N'hésitez pas à nous donner des nouvelles. »

Elles ont l'air particulièrement heureuses. Elles ont sauvé une vie. Moi je me sens bizarre. Ma fille boite. Elle n'a toujours pas de cheveux. Il va falloir qu'elle se fasse poser une prothèse de hanche totale et les genoux ? Et tout ce qu'on ne sait pas !

La vie ne va pas être normale. Elle ne peut pas être normale après tout ce que l'on a vécu. Rien ne sera plus jamais comme avant.

Comme les douleurs de hanche sont fortes et que le tramadol ne suffit plus, on ressort même avec une nouvelle ordonnance de morphine. Un dosage plus élevé. Les crises de Vic à la maison, dues à cette prise médicamenteuse sont de plus en plus fréquentes. Nombre de ses amis la délaissent, ne la comprennent plus et elle se retrouve souvent très seule. Elle est droguée par les médocs et affaiblie par deux ans de traitement. L'accompagnement psychologique est quasi inexistant. « Ils ne savent pas faire » disent-ils et Vic ne veut pas ! C'est un problème mondial, l'accompagnement psychologique des ados atteints de cancers et de leur entourage. Je suis tellement désolée. Comment faire pour tenir deux ans quand on a 16 ans ? Un huitième de sa vie, la partie la plus importante et la plus déstabilisante : l'adolescence… vivre son adolescence à l'hôpital !

Comment survivre posément à cela ? Être face à la maladie et à la souffrance mais surtout expliquer avec des mots tout ce que les maux vont engendrer dans leur vie future. Comment les accompagner au mieux ?

Quand on sort de l'hôpital, je suis mi-figue, mi-raisin mais je le garde pour moi.

On a terminé les chimios c'est déjà bien.

Vic aura seize ans dans quelques jours.
Elle est là près de moi.
Je lui fais mon plus grand sourire.
Je la prends dans mes bras.
On va faire du shopping.
La vie est ici et maintenant.
Un jour, on va tous mourir !
En attendant, on va Vivre.

Note à moi-même : L'expérience de la vie est fantastique. Ne gâcher aucun instant.

T’arrêtes de te la péter avec tes cheveux !

Vic va donc pouvoir reprendre les cours à temps complet au moins jusqu’à l’opération de la prothèse de hanche. Elle est contente. Moi aussi. Aujourd’hui elle est en première. Elle passe le bac de français à la fin de l’année. Elle va y arriver. Je le veux tellement fort. Elle aussi. Jamais je n’ai douté que c’était possible de réussir à étudier en étant malade.

« Maman ?
— Oui ma chérie.
— J’aimerais essayer une perruque. Mes cheveux ne repoussent pas bien. Et puis j’aimerais être comme tout le monde. »

La fin des traitements, le retour à la vie « normale », l’envie d’être enfin comme tout le monde mais surtout de ressembler à tout le monde et tout le monde a des cheveux. Elle, est chauve depuis deux ans déjà. Elle qui portait de magnifiques cheveux blond platine qui lui descendaient quasiment jusqu'aux hanches.

« Oui, bien sûr. On m'a conseillé un coiffeur. Je t'y emmène quand tu veux.
— Tout de suite ?
— Ok. Je regarde sur internet s'il est ouvert. »

Je vérifie l'ouverture du salon de coiffure spécialisé. On a le temps d'y aller. Une heure plus tard on se retrouve face à la vitrine. Il n'y a personne. Vic n'est plus trop sûre d'elle.

« T'inquiète. On n'est pas obligées d'acheter.
— Ok. »

Elle est toute timide. Un grand monsieur nous accueille chaleureusement et la met à l'aise de suite. Il nous reçoit dans un salon de l'arrière-boutique. Il demande à Vic d'enlever son foulard et pose une sorte de chaussette en maille très fine sur ses pauvres petits cheveux qui poussent de manière éparse. Rapidement, il lui trouve une prothèse capillaire avec une coupe blonde au carré. Ça lui va à ravir. Elle aussi, je pense qu'elle apprécie. Elle l'essaie en brune. Puis en blonde. Puis en brune et se décide pour la blonde. Le commercial nous vend des produits supplémentaires, qui soi-disant entretiendront mieux la perruque. Il faudra la laver une fois par semaine et enduire de crème démêlante. Je suis sûre que ceux du supermarché sont autant efficaces pour bien moins cher. Il joue avec nos sentiments. J'achète tout pour être sûre de faire le mieux du monde ! Les perruques en cheveux naturels sont beaucoup trop onéreuses plus de 1 200 euros. Je ne comprends pas, pourtant ce sont des dons gracieux de personnes bienveillantes. Vic n'aura qu'une perruque synthétique qui déjà coûtera 500 euros avec une faible partie remboursée par la sécurité sociale. L'association et ses grands-parents nous rembourseront le reste. Elle est finalement très fière de la porter et elle a hâte de se montrer à ses amis même si elle appréhende. Le lundi, je la dépose au lycée.

« Maman ? T'es sûre ? Ça fait bien ? Je n'aurais pas dû mettre mon foulard ?
— Mais non ! Tu es resplendissante. Allez file. La tête haute, le sourire aux lèvres et les yeux pétillants. Tu es la plus belle. Je t'aime.
— Je t'aime maman. À ce soir. »

J'ai peur pour elle. Je vois un attroupement qui se forme. Ses copines ne l'avaient pas reconnue. Elles s'approchent et la félicitent. Enfin, les quelques-unes qui lui restent. J'apprendrai plus tard par une de ses amies sincères qu'elle s'est quand même pris des remarques telles que « t'arrêtes de te la péter avec tes cheveux ! ». Comment est-ce possible d'être aussi méchant ! Ou aussi bête ! La fille d'une amie s'est retrouvée sous le préau du collège dans lequel il était écrit sur chaque mur « cancéreuse » !

Quelques mois plus tard, ses cheveux ont repoussé d'une magnifique coupe à la garçonne. Vic était tellement belle ainsi coiffée mais elle ne voulait pas sortir en public sans sa perruque. Avec la complicité d'une de ses amies chez qui elle dormait, on a rusé. Elle a caché sa perruque discrètement. Elle n'a donc pas eu d'autre choix que d'aller au lycée avec son nouveau look.

—> Note à moi-même : PO.SI.TI.VER

Rechute

Dimanche 20 mars 2016.

C'est le jour du fameux duathlon, celui que Vic n'a pas pu faire. Celui où elle avait toutes les chances de gagner. Elle s'est inscrite cette année. Tout le monde trouve ça merveilleux. C'est une battante. Une guerrière. Une survivante. Tout le monde, sauf moi mais je la laisse faire. Je serais qui pour lui interdire de vivre son rêve ou de se cogner brutalement à la réalité ? Elle a les deux genoux nécrosés, une hanche complètement usée et son corps n'est que douleur.

L'aplasie ne lui interdit plus de participer à ce genre d'événements. En plus, la course à pied était sa grande force et son sport de prédilection. Mon rôle : l'accompagner. Le papa de Clothilde est là aussi avec une amie. Ils présentent l'association qu'ils ont créée pour récolter de l'argent afin de trouver de nouveaux traitements pour les enfants et pour faire des cadeaux qui détourneront un peu leur attention de

leurs souffrances. Moi aussi je me suis inscrite, carrément pas entraînée. Juste pour représenter l'association puisque sur ma trifonction j'ai gravé son nom. Clothilde a fait une rechute il y a quelques mois. Elle n'est pas bien. Elle est restée à la maison avec sa maman. Elle bénéficie de nouveaux traitements mais dans le cadre d'un protocole particulier d'essai thérapeutique. Un traitement radioactif. Ils n'ont pas le droit de rester avec elle plus d'une demi-heure par jour. Un capteur surveille la dose de radioactivité à laquelle ils sont exposés. La semaine dernière, leur quartier a été encerclé par la police. Fred n'a pas eu l'autorisation de rentrer chez lui. Quand il est allé demander des explications, ils lui ont répondu qu'ils avaient détecté de la radioactivité dans les poubelles. C'étaient les couches de Clothilde ! On ne leur avait rien dit. Lola a reçu des courriers désobligeants des propriétaires de leur immeuble. Certains voulaient qu'elle déménage.
Le président de la République est venu visiter l'hôpital il y a quinze jours, pour l'occasion, les locaux ont été récurés de fond en comble à la brosse à dents. Pourquoi ? Pourquoi ne pas lui montrer la réalité nue ? Ce jour-là, Lola a dû faire le tour de l'hôpital avec son enfant dans les bras qui sortait de soins et qui était épuisée. Pour raisons de sécurité ! C'est vrai qu'on est dangereux avec nos enfants malades.

Fred est là, malgré la difficulté de leur quotidien. Pour les autres. Pour tenir aussi. Certainement. Cette course de triathlon est sélective pour les championnats de France. Toute la famille y participe. Vincent se sélectionne. Il court parmi les plus grands et il est brillant. Moi je fais ma course pour les enfants malades. C'est ce qui me fait tenir. Vic fait la sienne, avec une tête de fémur de la taille d'un petit pois, des boiteries incroyables, un coach qui ne la quittera pas, les yeux remplis de larmes. Elle n'a pas abandonné. Elle ne s'est pas arrêtée pour se reposer.

Elle a franchi la ligne d'arrivée.

Tout le monde me disait que c'est super. J'ai croisé Val. Elle a vu mes yeux remplis de larmes refoulées. Elle m'a prise dans les bras. Je n'arrivais pas à être joyeuse de voir ma fille s'infliger cette souffrance. Je ressentais sa douleur au fond de mon être à chacun de ses pas. C'était sa diagonale du fou. Respect et fierté pour cette force, ce courage et cette volonté de fer. On est tombée dans les bras l'une de l'autre à l'arrivée. Elle a été applaudie avec ferveur. Elle n'est pas arrivée dernière. Elle a même fait podium dans sa catégorie. Elle s'est assise sur une chaise. Je lui ai allongé les jambes. Elle n'en avait même plus la force. Elle pleurait de douleur, de toutes les douleurs, de toute cette souffrance. Elle n'arrivait plus à bouger. Son corps a tellement changé. Il fallait qu'elle fasse cette course. Elle l'a faite. Elle a un peu compris. Elle s'est cognée brutalement dans le mur.

—> Note à moi-même : Accompagner les gens qu'on aime dans leur choix de vie. Sans jugement. Juste avec de l'amour.

Clothilde n'ira pas à l'école

Mardi 22 mars 2016, 13h.

Je suis à table avec mon fils et un ami artisan. On est en train de faire des gros travaux d'extérieur. Une belle terrasse pour profiter tous les trois de l'été, des amis, de la vie. Pour VIVRE, entourés des gens qu'on aime et vivre bien. Je suis un peu K.O, on a soulevé soixante parpaings. Avec mon ami, on rigole bien, il sait détendre l'atmosphère. Il siffle en travaillant. C'est agréable quand on n'a pas le moral.

« Le sud c'est par là.
— Non, je te dis que c'est de ce côté.
— Je te parie un restau que c'est de ce côté.
— Ok ! »

Il reste à trouver une boussole pour vérifier. Je vais chercher ma montre GPS. La boussole ne fonctionne que lorsqu'on s'éloigne du point de départ et je ne sais pas la faire fonctionner. Christian se souvient qu'il a une boussole ordinaire dans son matériel de bricolage. Il se lève pour aller la chercher. Pendant ce temps, je rentre ma montre à la maison et je veux voir les messages sur mon téléphone. Je vais m'asseoir dehors pour les lire et profiter de ces rayons chaleureux du soleil en compagnie de mon fils et de cet ami cher qui n'est pas encore revenu. Mon fils rentre dans la maison car il a trop chaud. Je regarde les messages derrière mes lunettes de soleil. Il y a Dany, mon amie de l'IHOP.

« Je viens de voir Fred et Lola, le scanner a montré que Clothilde est envahie de métastases. »

Je prends mon téléphone et je l'appelle de suite. Elle me raconte que Fred et Lola, qu'on adore, sont méconnaissables, transcendés par le chagrin. Leur fille qui ne marche plus depuis deux semaines est envahie de métastases. Le foie, les poumons, les intestins. Je suis effondrée. Dany aussi. Elle est encore en train de terminer le service des repas. On est perforées par cette nouvelle. Pas Clothilde. Pas elle. Personne. On ne le souhaite à personne, mais là, comme le reste, on aurait tant souhaité que cela passe à côté et que ça ne soit que chez les autres. J'appelle mon amie, ma soeurette de coeur, Fab, la femme de Christian. Je lui dis. Elle les a rencontrés à la maison. Nous sommes effondrées.

J'appelle le papa de Paolo, régulièrement nous mangions tous les quatre le midi. On se prenait des tranches de rigolade. Il s'effondre en larmes au bout du fil. On se remémore ces beaux moments passés au restau, à la cafét en bas de l'IHOP. Ces grandes parties de fou rire. On s'est soutenus, serré les coudes. On était là, les uns pour les autres pour ne pas rester seul et avancer, prendre de gros bols de joie et d'enthousiasme pour continuer à tenir et être forts pour nos enfants. Pour mieux les soutenir dans ce combat !

Clothilde n'en a plus que pour quelques jours. Je m'imagine à peine la douleur que ça doit être de serrer dans ses bras, son enfant en train de mourir, d'un mal invisible qui envahit son corps et va peu à peu le réduire et éteindre ses fonctions vitales premières. Je n'en peux plus. J'étouffe. Je pleure.

J'ai gagné mon pari. Le sud est là où j'avais dit. J'ai gagné un repas au restau. Un petit sourire. Christian voit tout de suite que quelque chose ne va pas quand il s'approche. Je lui dis. Son visage se ferme. Plus personne ne veut de dessert. Par bonheur mon fils est dans sa chambre. Je lui dirai plus tard. Sa sœur est en Angleterre. Je le ferai quand ils seront tous les deux. Je ne veux pas que ma fille soit inquiète et triste à l'étranger. C'est horrible, injuste. Pas eux. pas elle. N O O O O O N !Clothile !Clothilde ! CLOOOOOOOOTHIIIIIILDE !

Je l'entends comme une petite voix qui me dit : « Léa, je souffre trop. Je n'en peux plus. J'ai accompli ma mission. Je reviendrai. Je ne veux pas que tu pleures. Je t'aime Tatie . »

Mon ange, mon bébé, ma Clothilde. On en a fait des câlins. Tu m'aimais, j'en suis sûre. J'ai une photo de toi avec chacun de mes enfants. On n'a pas de photo toutes les deux. Tu fais partie de ma famille de cœur. Ta douce lumière a tant brillé dans ma vie. Dimanche c'est ton anniversaire. Tes parents veulent de tout cœur qu'on y soit qu'on fasse la fête. J'y serai. On y sera. J'espère tellement que dimanche tu seras toujours là.

Je t'aime ma chérie.

Tout ça, c'est trop de souffrance et de déchirure dans mon pauvre petit cœur de maman, trop de larmes pour écrire des mots, pour tenter d'exprimer l'inexprimable, l'indicible, tenter d'exprimer avec des mots compréhensibles et pudiques combien notre quotidien est douloureux. Chaque jour ou presque des nouvelles plus dures les unes que les autres nous font basculer dans le vide cruel de la douleur. On pense toujours être arrivé au paroxysme de cette douleur, pourtant elle n'est jamais que le pâle reflet de celle exponentielle qui nous attend demain. On ne s'habitue pas à la souffrance. On la supporte un peu mieux peut-être. On a quelques armes, quelques béquilles pour nous tenir debout ou à genoux. Malgré tout, ça reste insupportable.

Nous, parents accompagnants, nous ne sommes que des corps et des âmes transpercés de toutes parts par des annonces qui chaque fois nous affaiblissent autant qu'elles nous rendent forts. Nous ne voulions pas de cet avenir-là pour la chair de notre chair. Nous leur souhaitions une vie douce et paisible. Nous souhaitions de toutes nos forces les protéger de la dureté du monde dans lequel nous vivons et voilà qu'on se retrouve à faire la guerre contre le cancer à faire la guerre contre les blastes, les métastases et parfois, malheureusement, la guerre est perdue.

Clothilde mourra quelques jours après son quatrième anniversaire.

Clothilde n'ira pas à l'école. Pourtant sa maman avait préparé son cartable ! Elle avait son nom sur un porte-manteau, à côté de la porte de sa classe.

J'irai la voir à la chambre funéraire. Ma première fois devant un corps sans vie. Son visage paisible. Sa maman que j'ai serrée dans mes bras. Ces larmes qu'on a versées ensemble. L'enterrement, qui était une incinération. La chanson de Disney « libérée, délivrée ». Les mots de l'officiante : « et maintenant Clothilde va être incinérée ». Le petit cercueil blanc qui part en quelques secondes. Juste quelques roses blanches car les parents ont souhaité uniquement de l'argent pour offrir le maximum à la recherche contre le cancer. Vic qui m'accompagne. Le papa de Paolo qui a refusé que son fils assiste à cela malgré sa demande insistante. La brouille qui s'en est suivie car je n'ai pas compris sa décision. La tristesse. Le vide. Le flash du radar au retour. Non. Nos enfants ne sont pas des super héros. Ils sont en sursis face à une grosse merde !

Note à moi-même : Parler au max de la recherche contre le cancer pédiatrique pour que plus jamais ça !

Conduite accompagnée

La vie continue, les cours au lycée mais aussi la conduite accompagnée. Vic est toujours sous haute dose de morphine. Elle dort beaucoup. S'énerve beaucoup aussi. Elle est en colère. Elle a la rage et les médicaments lui font faire des crises inouïes. Des rages exponentielles d'une ado droguée de substances morphiniques et chimiques ou juste d'une ado normale ? Elle est déprimée aussi.

C'est dur de revenir dans la vie ordinaire et de faire croire à tout le monde que tout va bien puisqu'on est là ! Il y a un tel décalage. Plus rien n'est comme avant. Il faut tout reconstruire, reprendre ses marques, faire comprendre aux autres nos vraies limites que l'on ne conscientise pas encore sortir de son milieu protégé pour accepter d'aller se cogner au monde. Montrer notre amour infini à ceux qu'on aime.

Ce matin, il n'y a pas classe. Elle se réveille tard et puis me demande pour sortir. Je ne réponds pas la bonne réponse et là elle se met à crier. Je la vois, accoudée sur le comptoir du bar. Je n'écoute pas. J'entends juste ses cris. Ce n'est pas la première fois. J'apprends à gérer. Je ne sais pas quoi faire. Je sais qu'elle m'aime, qu'elle ne contrôle pas, qu'elle est juste sous l'emprise des drogues qui la soulagent un peu de ces douleurs insupportables.

Dans ma tête, je me dis que je suis une infirmière et que ce n'est pas à moi qu'elle en veut mais à la maladie, la vie, les traitements. Je vois derrière elle, sur la vitre du buffet en bois clair, cadeau de mariage de ma mère, une très belle photo d'elle et de son frère. Une photo d'avant, prise par un photographe à l'école primaire.

La vie d'avant.

Elle porte une jolie chemise à carreaux écossais bleu marine et blanc. Elle pose de profil. Elle sourit sagement, ses longs cheveux blonds encadrent son visage. Son regard est paisible. Son frère, blond également, arbore son polo bleu turquoise. Deux enfants heureux.

Le contraste explose face à moi tel un conflit nucléaire ! Une ado, coupe garçonne, blanche, qui hurle sa douleur ! J'essaie de me dire que ça me glisse dessus comme l'eau coule sur une feuille de songe.

Elle dit qu'elle me déteste, que je suis méchante. Ce n'est pas moi qu'elle déteste, qu'elle trouve nulle et horrible. C'est la maladie et ses conséquences sur son corps et son âme, sur sa vie sociale qui se délite avec des amis qui l'abandonnent et la maltraitent de réflexions en tout genre : « arrête de te la péter avec tes cheveux » ! « T'as changé ».

Quand elle est calmée, je la prends dans mes bras. Toujours elle s'excuse et moi aussi car je m'énerve parfois, trop souvent. On se dit qu'on s'aime et qu'on s'aime très fort. On s'aime tellement fort.

Comme elle a eu son code, malgré ses douleurs de hanche et sa difficulté à appuyer sur les pédales du fait de cette articulation très nécrosée et douloureuse, on en est à l'étape de la conduite accompagnée. C'est souvent terrorisant pour les parents mais dans ces conditions ça l'est encore plus. On a failli avoir un accident plusieurs fois. Quand je lui dis que ça suffit, qu'on va attendre la fin des traitements. Elle me fait culpabiliser en me disant qu'elle est déjà bien assez malheureuse comme ça. Que je ne vais pas en plus la priver de conduire ! Alors, je la laisse conduire.

Aujourd'hui, on est allées faire des courses dans la ville voisine. On revient sur une route de montagne sinueuse. Trois voies. D'un seul coup, Vic se retrouve sur la troisième voix de gauche. Je prends immédiatement le volant de la main gauche et je mets un grand coup à droite. Une voiture arrive en face à toute vitesse. On a évité la collision de plein fouet. J'ai le cœur qui bat la chamade. Un ange nous a sauvées !

« Vic ! Tu te gares sur le côté ! Je reprends le volant ! Tu conduiras à nouveau après ton opération et quand tu ne prendras plus de médicaments.
— Noooooon !
— Siiii ! Arrête-toi immédiatement sur le côté ! Là, il y a un abribus !
— Noooooon ! Je souffre pas assez comme ça ? Je ne suis pas déjà assez privée de tout ?
— STOOOOP ! »

Elle arrête le véhicule. Elle fond en larmes. Je la câline tendrement. Je reprends la conduite. L'opération est dans un mois. Elle a la hanche complètement usée et nécrosée, arrive à peine à poser le pied par terre et doit prendre des doses de morphine astronomiques et personne, personne, ni le pharmacien, ni les docs ne m'ont parlé des effets secondaires et de l'interdiction de conduire. Vic se voyait à droite. Elle était complètement à gauche ! Elle voyait la voiture d'en face sur le mauvais côté. Il m'a fallu l'énergie du désespoir pour nous sauver la vie. Vic reprendra la conduite accompagnée un mois après l'opération et aura le permis du premier coup quelques mois plus tard pour ses dix-huit ans. En attendant, elle ne prendra plus le volant. En rentrant à la maison je suis allée sur internet chercher ce qu'on ne m'avait pas dit. Ce que je n'ai pas osé chercher ou lire sur la notice.

Magazine Psycho Actif : « Effets secondaires : Les effets de la morphine ne se limitent malheureusement pas à la réduction de la douleur, la morphine a beaucoup d'autres effets qui peuvent se révéler gênants voire mortels. Parmi les effets secondaires gênants, on peut citer la somnolence, parfois la désorientation, la constipation, les nausées et vomissements et le prurit (démangeaisons cutanées). »

Je n'ai pas pensé à regarder avant de lui donner. J'ai fait confiance ou je me suis voilé la face ! Je me doutais que ça n'était pas bénin comme toutes les autres drogues qu'on lui a administrées. Si on se met à lire toutes les notices et tous les effets secondaires on fait quoi ? On prend des huiles essentielles et on meurt ? Effectivement, je n'ai pas eu la force de lire toutes les notices et je me suis contentée de ce qu'ont dit les médecins. Pour le coup, rien ! Il fallait en priorité soulager sa douleur ce qui est louable. Il est inhumain de laisser autant souffrir une ado.

Entre deux maux, choisir le moindre. Malheureusement, c'est toujours selon la balance risques/bénéfices. On choisit la solution la moins pire.

Note à moi-même : Penser à lire les notices des médicaments.

L'intruse

Avril 2016, 2 ans et 3 mois.

On est dans une salle d'attente remplie de personnes âgées. Un autre centre spécialisé cette fois en orthopédie. Un hôpital réputé dont les murs sont d'un vieux blanc passé. Vic ? Un bébé à côté de ce quatrième, voire cinquième âge qui attend pour une consultation.

« T'as vu ? Y'a que des vieux ! Sérieux ! J'ai rien à faire ici moi !
— Bah oui, je sais bien ! »

Que répondre ? Comment justifier une prothèse de hanche à cet âge ? On a rencontré plusieurs spécialistes. Il existe différents types de prothèses. On mettra une prothèse en céramique à Vic. Plus solide ? Qualité supérieure pour une jeune sportive de cet âge. Avec un peu de chance elle n'aura pas besoin de la changer dans sa vie. La hanche est complètement détruite. Il faut une prothèse totale. Le professeur nous explique la démarche. Au vu de l'état de son articulation, il va l'opérer dans les quinze jours. Elle boite fortement. Elle a une douleur évaluée à 8/10, voire plus, continuellement. Elle est prioritaire pour l'opération. Elle n'est cependant pas convaincue. Pas vraiment motivée. Je l'encourage. Je lui montre les côtés positifs. Les gens à qui j'en ai parlé m'ont affirmé qu'ils n'avaient qu'un regret, celui de ne pas avoir fait l'opération avant. Par contre, il y a des effets secondaires. En cas d'infection, on retire la prothèse. Il n'y aura alors ni os ni articulation. C'est fauteuil roulant ! On peut envisager la pose d'une autre prothèse. Seulement six mois plus tard ! Sans certitude aucune !

Le jour J arrive. On part, seules, toutes les deux vers le centre hospitalier. Une amie me prête sa maison pour que je puisse dormir dans un vrai lit et me reposer un peu la nuit. J'accepte. Même si ça me fend le coeur de laisser Vic seule. Je viens la voir le matin de l'intervention à 7h00. Puis j'attends dans sa chambre. Sa chambre trop vide sans le lit. Une heure, deux heures, cinq heures qu'elle remonte enfin. Quand elle arrive, je suis là, elle me serre la main. Elle a mal. Il y a la pompe de morphine. Elle peut gérer en fonction de sa douleur. Ils lui ont fait une petite incision, pour que ça soit plus joli. C'est une jeune fille. Ils se sont permis de prendre plus de temps et de soigner sa future cicatrice. Elle regrette l'opération. Elle a trop mal. C'est un enfer, un des plus lourds moments que l'on ait eu à vivre. En intensité en tout cas. Le lendemain elle est déjà sur pieds pour réapprendre à marcher avec cet intrus dans le corps.

S’en suivront de longues séances de kiné. Des larmes devant la radio qui atteste de l’indésirable pourtant désiré.

Au bout de trois jours, retour à la maison. Les nouveaux cours de SAPAD. La préparation du bac français. L’arrêt de la morphine du jour au lendemain à la demande de l’hôpital. Les crises qui ont suivi et auxquelles nous n’étions pas préparées. Et finalement, le sourire un mois après, car le résultat est là : elle a récupéré sa mobilité et la douleur s’est atténuée.

On va alors pouvoir préparer les greffes de cellules souches osseuses sur le genou droit.. Et quelques mois après sur le genou gauche. À Paris. Avec des trajets de 8h. Mon Juju qui me prête son appart, des douleurs, une sortie de l’hôpital sans prévenir personne pour juste aller manger une pizza dans un quartier un peu craignos et se changer les idées à tout prix. La difficulté pour rentrer dans l’hôpital après 23h, c’est la période de l’attentat de Nice, le 14 juillet 2016. Les conditions de sécurité sont drastiques même dans les hôpitaux, des crises de larmes, des fous rires, de nouvelles cicatrices, des câlins, de la complicité, une volonté de fer sans faille. L’espoir de reconstruire ses articulations et l’obtention du bac français du premier coup.

—> Note à moi-même : Ne rien lâcher… jamais… tenir le cap et regarder loin devant.

Viser les étoiles

2 ans et 5 mois.

Consultation pour une visite de surveillance en ambulatoire.

22 juin 2016

Cher confrère,

J'ai revu en consultation le 22-06-2016 la jeune Victoire âgée maintenant de 17 ans et 4 mois dans les suites de sa leucémie aiguë lymphoblastique T.

Je vous rappelle que Victoire a été suivie à l'IHOP depuis le 16 janvier 2014 pour une LAL hyperleucocytaire avec atteinte méningée, traitée dans le groupe VHR du protocole EORTC58081 avec une bonne réponse de la chimiothérapie. Le traitement d'entretien s'est terminé le 20-01-2016.

On rappelle qu'elle a fait un probable accident vasculaire cérébral secondaire à la toxicité neurologique du traitement durant l'intervalle thérapie. Elle a présenté également une ostéonécrose de la hanche gauche, du genou et du tibia droit. Elle a eu une prothèse de hanche totale à la hanche gauche le 27 avril 2016. Elle a rendez-vous au mois de juillet 2016 à Paris pour tenter la réalisation d'une greffe osseuse au niveau du genou droit.

Elle passe son baccalauréat de français et de SVT cette année et va passer en terminale ES l'année prochaine.

À l'examen clinique de ce jour, elle est en bon état général. Elle poursuit ses séances de kinésithérapie motrice. Elle prend des antalgiques de manière irrégulière.

Je lui fais une ordonnance pour faire un contrôle d'échographie cardiaque.

Je la reverrai en consultation de façon systématique.

Bien confraternellement.

Été 2016

Les compte rendus médicaux semblent encourageants. La vie reprend peu à peu son cours avec le monde extérieur. C'est lourd tout ça. Vic a un moral en dents de scie. Elle a eu un grave accident de voiture. Elle s'en est sortie indemne mais en état de choc. La voiture était déchiquetée. L'habitacle impeccable. J'ai entendu ma fille au téléphone avant de voir la voiture dans le ravin après plusieurs tonneaux. Elle a eu de la chance. Mon père est mort à l'heure exacte de son accident. Une coïncidence ? Étrange…

Elle a réussi ses examens, est partie en vacances dans un camping avec des amis mais elle est revenue complètement déprimée. Il s'est passé des choses indicibles sûrement. Elle revient et n'a plus aucun ami.

Elle se sent perdue.
Elle perd le goût de vivre.
Je la console comme je peux.
J'appelle l'hôpital.
Je leur demande de l'aide.

Comment dois-je agir avec ma jeune adulte pour lui redonner le goût de vivre ?
Quel est le pourcentage de jeunes qui ont un cancer et qui se suicident ?
Ils ne savent pas.
Ils n'ont pas de réponse.
Ils ne savent pas faire.
C'est un problème mondialement reconnu.
À leur connaissance, aucun ne franchit le pas.

Voilà ma réponse.
Ils ne franchissent pas le pas.
Je prends mon courage à deux mains.
Je positive.
Je la câline.

Je lui propose de partir quelques jours chez ma mère et ma sœur au bord de l'océan Atlantique. Ça nous fera des vacances à tous. Ça lui permettra de voir autre chose. Elle ira après la greffe du genou droit. Elle y retrouvera l'amour de sa famille, de ses cousines, des rires bien mérités, des dubsmach, qui permettront l'espace de quelques jours, d'oublier, ou au moins d'enterrer dans un coin, la maladie et ses conséquences insupportables.

Note à moi-même : S'entourer de personnes qui sont capables de nous donner le sourire et la joie au cœur. Ne pas hésiter à les solliciter.

Septembre 2016

2 ans et 7 mois.

Septembre, la rentrée avec des nouveaux amis, de nouvelles perspectives, le bac qu'il faudra décrocher à tout prix pour pouvoir se reconstruire… ailleurs. Comment est-ce possible de lâcher dans la nature ces jeunes en leur disant que tout va bien aller maintenant alors que rien ne sera jamais comme avant, qu'ils ne sont pas prêts et que le monde n'est pas prêt non plus à les accueillir avec leurs souffrances, leur mal-être, leurs douleurs physiques et morales. La sortie n'a pas été préparée, ni avec elle, ni avec moi, ni avec la famille, ni avec ses amis, ni avec nos proches. J'ai demandé plusieurs fois à l'hôpital une rencontre avec un praticien spécialisé pour qu'il y ait des sorties organisées avec ses amis, au lycée ou à l'hôpital. Ça m'a été refusé. Peu de gens savent ce que ça engendre un cancer. Tout le monde fantasme et réagit comme il peut avec les cartes qu'il a dans son jeu.

Je positive un max, je lui dis de s'accrocher qu'elle va réussir. Elle en doute mais je ne lui permets pas de douter. Je crois en elle. Je demande une équipe éducative et j'essaie de mettre en place avec ses membres le maximum pour qu'elle puisse réussir. Dans ce lycée merveilleux, ils sont fabuleux. Ils travaillent et l'accompagnent avec ferveur. Ils veulent sa réussite. La scolarité est adaptée, modulée en fonction de ses opérations à venir, d'une nouvelle greffe, à Paris, au genou gauche, de ses fatigues, de ses soins multiples… rattrapages, cours particuliers de maths que je lui paie une à deux heures par semaine. Elle y va. Je la porte comme je peux en m'oubliant moi-même parfois… souvent… toujours.

En octobre, on retourne à Paris pour la greffe du deuxième genou. Je n'en peux plus. Je poste sur Facebook les infos cliniques auprès de trois mille personnes qui suivent cette expérience de vie régulièrement. Je reçois un message privé. Une follow qui nous suit me parle des caissons hyperbares. Je me renseigne sur internet. Je trouve des études. Une en allemand. Je demande à une amie de me la traduire. Les effets ont l'air encourageants. En début de nécrose, les taux de réussite et de reconstruction de l'os sont très positifs. Pourquoi n'a-t-on pas proposé ce soin à ma fille ? Je cherche dans quel hôpital cette thérapie est proposée en France. Il y a un centre dans la ville où est soignée Vic. Je prends contact avec le médecin responsable. Il veut une prescription médicale. J'en parle au professeur qui fait l'intervention chirurgicale. Il dit que ça peut booster. Il me fait le certificat. Je fonce. On fonce. J'en parle à Vic. Elle n'est pas emballée. Elle en a marre de tous ces traitements. Elle accepte cependant. En rentrant de Paris, on ira là-bas. La deuxième greffe se passe plutôt bien mais l'ambiance est plutôt morose. La fille d'une amie me prête sa coloc. On se retrouve à huit ou dix tous les soirs. Des jeunes de moins de 35 ans dans une ambiance conviviale, chaleureuse et joyeuse. Ça m'évite de pleurer le soir en rentrant. Je peux même rire.

Sandro est d'accord pour nous déposer aux caissons hyperbares pour un premier rendez-vous. C'est sur notre route.
On y va.
On arrive.
Je reconnais le quartier.
On s'approche.
Le coin me paraît de plus en plus familier.
On y est.
On est à deux rues du centre hospitalier où elle a été soignée pour sa leucémie.
Je ne comprends pas.
Je ne comprends que trop bien.
Le médecin explique le traitement à Vic.
Je lui dis que je ne comprends pas pourquoi aucun docteur ne lui a proposé ce traitement.
Il ne répond pas.
Il travaille aussi avec le centre pour les brûlés en radiothérapie.
Je ne comprends pas.
Il garde Vic pour le soin.
Je me retrouve seule dans le couloir.

Je ne peux rester en place.
Mes pieds me font traverser une rue.
Puis une deuxième.
3 minutes à pieds.
J'arrive devant la rotonde ornée d'une belle verrière.
Mes pieds me conduisent devant le secrétariat du responsable du service d'onco-pédiatrie.
Je demande un rendez-vous en urgence.
Rendez-vous est pris pour lundi. À 16h. Jour du premier soin en caisson de Vic.

Vic ira tous les jours deux heures dans les caissons. Elle y fera ses leçons et ses cours. On ne peut emmener aucun matériel électronique. On va essayer de booster la création des cellules et sa production d'oxygène. Vic ira en cours jusqu'à 15h, puis le taxi viendra la chercher. Deux heures de trajet. Puis deux heures de caisson. Puis deux heures de trajet. Elle rentrera tous les jours vers 22h. Épuisée. Sauf le week-end où elle partira à 6h du matin pour ne pas perdre sa journée et rentrer plus tôt. Dans quel état d'épuisement ? !

Je ne comprends pas pourquoi ce soin n'a pas été proposé dès le jour où on s'est aperçu qu'elle avait des nécroses osseuses. On aurait peut-être pu sauver sa hanche et ses deux genoux.

—> Note à moi-même : Parler… parler… échanger. Pour avoir l'opportunité que des portes s'ouvrent à toi.

Rendez-vous

Il est 17h. Sandro est venu nous chercher à l'heure et avec sa bonne humeur habituelle. Vic a accepté de faire le parcours de soins en caissons hyperbares mais avec en doutant quant aux résultats. Au moins, on aura essayé. On dépose Vic. Elle rentre dans la salle prévue à cet effet après avoir déposé ses affaires personnelles interdites dans un casier. Un énorme caisson métallique blanc et bleu digne d'une navette spatiale l'attend, dans une grande pièce remplie d'ordinateurs et de matériel électronique. Pendant deux heures, elle va y respirer. Wikipédia définit le caisson de cette manière :

« Le **caisson hyperbare**, également appelé **caisson** de décompressions ou chambre **hyperbare**, est une installation médicotechnique étanche au sein de laquelle un ou plusieurs patients peuvent être exposés à une pression supérieure à la pression atmosphérique, ce qui permet principalement d'accroître l'oxygénation des tissus. »

Je suis nouée de stress à l'intérieur de mon corps, de mon cœur et de mon âme. J'explique à Sandro ce que je vais faire. Je lui demande s'il est d'accord pour qu'on se retrouve ensuite pour boire un café car j'aurai besoin de son soutien. Ça fait plus de deux ans maintenant qu'il est à nos côtés à écouter nos maux à l'une et à l'autre, à tenter de nous faire sourire et même à réussir à nous faire rire. C'est sûrement celui qui a passé le plus de temps avec nous avec une bienveillance, une douceur et un humour sans pareil.

Mes pieds me conduisent machinalement vers l'IHOP. Je suis anesthésiée de douleur, obnubilée par les questions qui s'entrechoquent dans mon esprit. Je vais m'entretenir avec le responsable de l'hôpital.

Seule.

J'arrive devant la porte. Je ne fléchis pas un seul instant. Je vais droit au but. Je passe devant l'hôpital de jour, je ne peux m'empêcher de regarder s'il y a des gens que je connais. Je passe devant la cafétéria. Dany n'est pas là. J'arrive au secrétariat. Je toque à la porte. Le professeur est là. Je tremble comme une feuille.

Il m'invite à aller m'asseoir dans cette même salle où on nous avait dit que tout était terminé alors que rien ne sera jamais fini ! Il attend une collègue à lui spécialisée dans la prise en compte de la douleur. Elle arrive au bout de quelques instants. Elle est belle, grande avec de longs cheveux blonds illuminés de reflets roux, des petites taches de rousseur sur le nez. Elle porte la blouse blanche de rigueur. Elle arbore un merveilleux sourire. Lui, il est petit, tout brun, souriant aussi. Il prend la parole. Moi je tripote mon papier et mon crayon pour me donner de la contenance.

« Bonjour madame, vous avez souhaité nous rencontrer. Vous êtes la maman de Victoire, c'est bien cela ?
— Oui, merci docteur de me recevoir.
— Bonjour madame, on ne se connaît pas mais je suis médecin spécialisée dans la prise en compte de la douleur.
— Bonjour docteur, merci pour votre présence et votre temps. »

Je ne sais pas par quel bout le prendre, je suis en colère mais je veux surtout comprendre. Comprendre pourquoi on ne lui a pas proposé ce traitement si simple qui aurait pu lui offrir la chance de garder ses articulations, en tout cas de mon point de vue de maman. Je suis malgré moi en colère après ces médecins tellement dévoués.

« Je vous remercie vivement d'avoir accepté de me rencontrer aujourd'hui. Je me suis permis de prendre rendez-vous bien que je sois consciente que votre temps est compté et que vous ayez des vies à sauver. »

Ils me sourient tous les deux.

« Voilà, comme vous devez le savoir, Victoire a été soignée chez vous pour une leucémie avec des soins très lourds qui ont duré deux ans. Cependant, les traitements invasifs lui ont détruit le squelette et ce depuis décembre 2014 soit moins d'un an après le début de la maladie. Ses os se nécrosent. Si j'ai bien compris, les corticoïdes et/ou les chimios sont les responsables de ces complications. Il ne me semble pas avoir été avertie que ces traitements pourraient l'handicaper lourdement… mais bon c'est le fameux bénéfices/risques. J'en suis bien consciente. Cependant, au gré de mes recherches et surtout grâce à la page Facebook « On t'aime fort Victoire » des gens m'ont parlé de greffes de cellules osseuses souches pratiquées à Paris mais aussi des caissons hyperbares ! C'est dans la rue en face ! Pourquoi ne nous a-t-on pas proposé cette alternative aux prothèses ? Pourquoi ? Je ne comprends pas ! Il n'y avait que la rue à traverser. On aurait pu faire ce soin quand on venait ici et qu'on attendait des heures après des poches de sang, des chimios ou autres ? Pourquoi ? Et les greffes ? Vous ne savez pas les faire ? La petite Clothilde, c'est bien ce qui se passait quand vous faisiez une cytaphérèse ? Je suis perdue. Je ne comprends pas. Je ne comprends pas. J'ai besoin que vous m'expliquiez. Pourquoi est-ce à nous de chercher des traîtement pour réparer nos enfants. Vous êtes extraordinairement compétents pour ce qui est du protocole de soins oncologiques mais après ?

On nous a dit « la vie est belle », mais c'est faux. C'est complètement faux. Avez-vous une idée de la souffrance endurée ? Savez-vous ce qu'on vit ? Ce que vit ma fille ? Elle n'en peut plus de se battre et de se soigner ? Pourquoi nous lâche-t-on de cette manière dans la nature qui ressemble à une fosse aux lions ? »

Je m'emballe. Ils m'écoutent patiemment. Je les ai blessés sûrement et je m'en veux. Ils sont tellement dévoués pour leurs patients.

Ils m'expliquent qu'ils connaissent mais qu'ils n'ont pas de certitudes sur les résultats et encore moins sur les enfants… qu'ils comprennent… qu'effectivement ils pratiquent la greffe… qu'ils envoient des enfants aux caissons pour des radiothérapies mais que, dans le doute, ils préfèrent ne pas nous encombrer avec des soins qu'ils ne maîtrisent pas complètement. Moi, à ce moment-là ça ne me convainc pas.

« Mais pourquoi vous ne nous demandez pas de choisir ? Pourquoi ne pas nous faire des propositions et nous laisser notre libre arbitre. Savez-vous à quel point on souffre ? »

J'appuie bien sur ces derniers mots. La doctoresse a les larmes aux yeux. Moi aussi.

« Oui on sait madame. On est désolés. On fait du mieux possible. On comprend votre douleur.
— NOOOON. Non. Vous ne pouvez pas comprendre notre douleur… parce que vous n'y êtes pas ! »

Je m'effondre en larmes. Je suis à bout. J'ai été odieuse avec ces deux spécialistes adorables et dévoués au possible. Le médecin me donne quelques données médicales que j'oublie, des résultats improbables, des risques de voir proliférer les cellules cancéreuses. Je ne suis plus capable d'entendre. Je suis aveuglée par mon chagrin. Ma peine de voir ma fille souffrir au quotidien d'un mal que personne n'a voulu pour elle et qu'elle devra porter toute sa Vie. Seule. Je ne pourrai jamais que l'accompagner.

On se quitte sur de la bienveillance. J'explique la suite du traitement. Ils me demandent des nouvelles. Je m'excuse de m'être un peu emportée. Je m'en veux de ne pas avoir reconnu à leur juste valeur leur investissement sans faille pour sauver nos enfants avec les moyens qui sont à leur portée et le discernement scientifique qui leur appartient. Ce sont des héros. Ils se battent comme ils peuvent pour sauver des vies et les abîmer le moins possible. Jamais on ne pourra assez les remercier.

—>Note à moi-même : Ne pas rester sur une incompréhension. Demander des explications quel que soit le statut social de la personne à qui on s'adresse. Y aller accompagnée d'une personne de confiance. Pas seule.

La star a 18 ans

Ça y est, c'est la majorité. Le groupe d'amis a changé, sûrement trop dur à supporter pour des ados non préparés. 18 ans ! On va faire une grande fête à la maison puis en discothèque. Tout le monde dormira dans le salon. Vic me prend mille fois dans ses bras.

« Je t'aime maman, je t'aime tant. Je sais que tu seras toujours là pour moi.

— Je t'aime ma chérie. Bien sûr que je serai toujours là auprès de toi, quoiqu'il arrive. Je t'aime.

— Je le sais maman. Je t'aime si fort. Désolée si parfois je m'emporte…

— C'est bon, ne t'inquiète pas. Tu n'y es pour rien. Ce sont les traitements, la maladie. Tu es adorable et je suis très fière de toi. »

On se serre fort. Son frère est de la fête avec ses amis qui sont toujours là pour les soutenir et les accompagner. Je suis si fière de notre belle famille. Vic a 18 ans. Tous mes amis de l'hôpital n'ont pas cette chance.

La semaine prochaine, elle passera au cinéma dans le film de Kev Adams, « *Amis publics* ». Les stars du petit et du grand écran ont des cœurs en or. Ils accompagnent bien souvent les jeunes malades pour leur offrir quelques minutes, quelques heures de douceur. On a eu la chance d'aller chez Pic et de rencontrer la grande chef de cuisine en compagnie de l'acteur Frédéric Bouraly qui ont tous les deux donné de leur temps et de leur énergie une journée entière. Ce dernier s'est fait insulter sur les réseaux sociaux par un « fan » qui a dit qu'il profitait de la maladie des enfants pour se faire de la pub ! Outrée que je suis de lire cela. Une autre fois, elle a eu la chance d'aller cuisiner et de goûter chez Paul Bocuse. Tous ces moments extraordinaires sont des bulles d'oxygène indispensables pour se sentir heureux et vivant. On l'est puisque des personnalités prennent la peine de venir quelques heures au côté des malades.

Aujourd'hui, c'est encore plus exceptionnel. Vic va passer sur le grand écran aux côtés de Kev Adams, John Eledjam, Vincent Elbaz, et l'adorable Paul Bartel. Toute l'équipe du film est venue un mercredi entier à l'hôpital. Ils ont fait des ateliers de comédie avec une quinzaine de jeunes. Vic était aux anges, entourée de ces stars. Elle a sympathisé avec Paul, John et ils se sont échangés leur 06, leur insta. Paul confie à Vic qu'il a beaucoup appris à ses côtés pour se sentir dans la peau de son personnage. Le réalisateur Edouard Pluvieux est d'une discrétion et d'une humilité très touchantes.

« Bravo pour ce que vous faites, c'est bien de traiter le sujet et surtout de faire participer les enfants. »

J'ai eu la chance d'échanger un peu avec le réalisateur. Vic a participé à une journée entière de tournage et avec quelques enfants malades, ils tournent une scène. Elle aurait tant aimé jouer le rôle de l'enfant malade. En plus, elle n'avait pas de cheveux. Ils n'auraient même pas eu besoin de la déguiser. Aujourd'hui, c'est la grande première au cinéma. On est invités d'honneur, fiers comme des paons. Tous les enfants qui ont tourné dans le film ne sont pas présents pour cette première car certains font maintenant partie du monde des anges.

Le film est drôle, vrai, tendre, avec des répliques fidèles à la réalité. Moi, je n'ai pas braqué de banque pour donner le sourire à ma fille mais j'ai fait du mieux que j'ai pu. Serait-on capable de le faire pour réaliser le rêve de notre enfant qui est si malade ?

L'oméga

Les soins en caissons continuent et seront extrêmement fatigants. Vic est épuisée. Elle veut réussir son bac. L'année prochaine, elle veut être étudiante dans une grande ville du Sud. Mon fils y est déjà parti depuis septembre. J'ai demandé ma mutation, je ne veux pas rester seule ici et je veux continuer d'être à leurs côtés. Au bout de trois mois de caissons, Vic en a marre et veut arrêter. Ça lui prend trop d'énergie et elle a besoin de temps pour réviser ses épreuves. Elle a aussi les séances de kiné, les cours de maths particuliers et ses potes dès que c'est possible.

Avec la médecine scolaire, j'arrive à lui mettre en place un plan personnalisé d'accompagnement pour les examens. Elle bénéficie du tiers temps et d'une épreuve de langue en moins, pour rééquilibrer un peu et lui offrir un peu plus d'égalité vis-à-vis de ses pairs. Malgré tout, elle reçoit des remarques, à la fois de son enseignante, qui est scandalisée qu'elle ne passe pas l'espagnol au bac et de ses pairs qui trouvent que c'est injuste et qu'on fait du favoritisme. Que maintenant tout va bien et que c'est du cinéma tout ça ! Que dire face à de telles aberrations ? Rien. Juste à Vic. Lui expliquer que c'est normal de donner un peu d'équité par rapport aux autres, qui ne sortent pas de chimio, qui n'ont pas eu de corticoïdes, qui n'ont pas des lenteurs psycho-cognitives dues aux traitements, qui n'ont pas de douleurs à 8/10 dans tout le corps en permanence, qui ne sont pas allés en caisson hyperbare, qui n'ont pas pris de morphine à haute dose, etc… Je pense que mes mots nui font du bien.

Vic ne va donc plus aux caissons. Elle suit les cours de manière ordinaire. Petit à petit, j'arrive à me reposer et à récupérer. Ma tension remonte après deux ans à moins de 10 j'arrive presque à 11. Depuis le début de la maladie de Vic, je suis suivie régulièrement d'abord mon médecin traitant, puis en congé longue maladie avec des rendez-vous réguliers chez le psychiatre, des arrêts pour asthénie, dépression. Pas le choix. La tristesse et l'épuisement sont souvent de mise même si j'aspire au quotidien à un maximum de joie et de dynamisme. Aujourd'hui, je regarde les photos de moi quand je me pensais en forme. Je vois une Léa, blanche, maigre, voutée, le regard triste et les yeux cernés, noyés de chagrin derrière un sourire souvent figé.

Ces rendez-vous chez le psy me font du bien. Je peux poser ma tristesse, mes angoisses et mes peurs dans sa poubelle et repartir plus légère. Il m'aide aussi à y voir plus clair. Il trie entre le comportement de l'ado ordinaire et celui de l'ado malade. Ce n'est pas facile. Je veux toujours tout rapporter à cette maladie.

L'entente avec ce premier thérapeute ne dure qu'un temps. Il passe la séance à parler de lui. Je décide au bout d'un moment de changer. Je tombe sur un autre qui me couvre d'une médication lourde et insupportable. Il m'affirme que sans ça je ne m'en sortirai jamais… après dix minutes à peine dans son cabinet. Moi je ne veux pas m'abrutir de médicaments. Ma tristesse est réactionnelle à une situation donnée et elle est justifiée. La fatigue aussi. Le psychologue de la ligue contre le cancer qui est extraordinaire me l'a bien expliqué.

Je veux m'en sortir avec le sport, l'alimentation, la méditation et mon esprit battant et positif. Je sors de chez ce doc et je m'effondre en larmes devant tant d'indélicatesse. Je finis par trouver une autre praticienne qui accepte de me recevoir. Elle est agréable et semble bienveillante. Elle m'accompagne du haut de son âge très avancé. On s'entend bien. Elle arrive à décortiquer des situations qui sont parfois trop nouées pour moi.

Aujourd'hui je veux lui dire que j'ai besoin d'un certificat médical de reprise anticipée de mon travail. Je veux retourner travailler à temps plein. Vic n'a plus besoin de moi de la même manière, j'ai récupéré de la force et j'ai envie de retourner dans la vraie vie. Je n'en peux plus. Ça fait trois ans et demi que mon activité professionnelle est en stand-by entrecoupée de courtes périodes de travail. C'est dur. Je sors d'un stage de triathlon où j'ai rencontré une fille adorable avec qui j'ai sympathisé. Elle est psychiatre. Elle fait son internat. On a même décidé de s'inscrire ensemble pour un semi Iron-Man en août. Elle m'a confirmé que j'étais vraiment prête pour aller retravailler et qu'elle aimerait vraiment que ses patients soient autant dans la demande de reprise d'une activité professionnelle. J'arrive donc plus convaincue que jamais chez ma psy.

« Bonjour docteur.

— Bonjour madame, comment allez-vous ?

— Je vais parfaitement bien. Écoutez, il y a un long moment que j'y pense mais ça y est, je suis décidée. Je veux reprendre le travail. Je voudrais que vous me fassiez un certificat médical de reprise anticipée s'il vous plaît.

— Mais vous n'y pensez pas ma chère madame, c'est hors de question ! Comment allez-vous pouvoir reprendre le travail alors que vous n'avez pas exercé depuis plusieurs mois ?

— Comme un chômeur de longue durée. Quand il trouve un emploi, il y va, la joie au cœur, plein d'espoir et les yeux pétillants.

— Non madame, je ne suis pas d'accord. Vous avez vu dans quel état vous êtes ?

— Comment ça ?

— Regardez-vous madame. Si on prenait une photo vous pourriez vous regarder et voir à quel point votre visage reflète votre profonde dépression !

— Pardon ? J'ai mon smartphone, on va prendre une photo et vous allez m'expliquer.

— Mais madame, vous êtes une inconsciente ! »

Son ton se fait plus bas. Elle me regarde droit dans les yeux. Ses mains maigres et ridées sont posées l'une sur l'autre. Ses longs doigts crochus sont recroquevillés et posés sur le bureau. On dirait qu'elle va sortir la vérité de sa boule de cristal imaginaire. Elle se fait une place sur son bureau en désordre, encombré de documents dans tous les sens. Ses cheveux poivre et sel, filasses, lui tombent de manière éparse sur son visage ridé et froid qui à ce moment-là me fait peur. Je tremble à l'intérieur de mon corps et de mon âme. Mon avenir professionnel est dans les mains de cette dame et si elle ne veut plus que j'aille travailler ? Je dois absolument la convaincre que j'en ai les compétences. Là. Maintenant. Tout de suite. Je dois y arriver. Je la regarde aussi droit que possible dans les yeux. Je me demande ce qu'elle va me dire. Elle prend son temps… pose ses mots… les dit lentement… très lentement.

« Madame, je vois, je vois dans vos yeux une profonde, trèèèèèèès profonde dépression. Vous ne pourrez pas vous en sortir. Je vois sur votre visage le symbole de l'oméga.

— L'oméga ?

— Oui, l'oméga qui est le symbole physique de votre profonde dépression.

— C'est quoi l'oméga ?

— Vous voyez les deux sillons au-dessus de votre nez à la base de votre front ? C'est l'oméga. »

J'explose de rire, je ne peux pas m'empêcher.

« Mais docteur, ce n'est pas ça. J'ai ces deux plis car je fronce tout le temps les yeux. Je reviens d'un stage de triathlon en Espagne, c'était très ensoleillé. J'ai les yeux clairs et je fronce les yeux pour me protéger du soleil. C'est tout. Je dois porter tout le temps mes lunettes de soleil pour cette raison. J'ai passé mes journées à l'extérieur pendant une semaine, du coup mes petites ridules sont un peu marquées. Je vous assure, je vais bien, je ne suis plus en dépression. La preuve, je fais du sport, je sors avec mes amis, je m'occupe de ma fille. J'ai parfois des moments de tristesse mais ils sont toujours la conséquence de moments difficiles de ma vie. Rien d'anormal. Je vous assure dès que je…

— Madame vous êtes complètement inconsciente. Je refuse de vous signer ce papier. Vous êtes incapable de reprendre votre travail. Vous êtes complètement dépressive.

— Très bien. Dans ce cas je n'ai plus rien à vous dire. Vous ne me comprenez pas. Je m'en vais et je ne reprends pas de rendez-vous. Au revoir madame. »

Je n'ai pas attendu sa réponse. J'ai pris mon sac, mon pull, j'ai fait son chèque ! Je suis partie. Vite, sortir de cet enfer. Vite m'éloigner de cette femme. Dehors, le ciel est bleu. Le soleil brille. J'entends des oiseaux chanter. Je m'enivre de cette énergie bienfaisante qui me requinque. Je suis perdue. Elle n'a même pas partagé avec moi une once d'espoir. Je ne comprends pas. Comment faire pour reprendre enfin le travail et obtenir le sésame ? Vais-je si mal ? J'appelle une de mes meilleures amies qui me rassure sur ma santé mentale et qui est scandalisée d'un tel discours et puis mon amie psychiatre que je ne connaissais pas il y a un mois et que le destin a mise sur mon chemin de vie, pas par hasard, je le sais maintenant.

« Salut Laurie, excuse-moi de te déranger, j'ai besoin de ton aide. »

Je lui raconte mon entretien. Elle n'en croit pas ses oreilles. Elle me confirme que c'est du grand n'importe quoi et que j'ai tout sauf les stigmates d'une personne qui a le syndrome de l'oméga que je suis vive, dynamique, souriante, prête à tout pour rendre service et emmener les autres dans mes aventures sportives. L'oméga, c'est effectivement ces deux petites rides sur le front mais accompagnées d'une personne toujours couchée au fond de son lit, qui ne s'habille pas, n'a envie de rien, ne sort pas, tout l'inverse de moi qui suis dynamique et positive dès que c'est possible.

« Allez, ne t'inquiète pas, va voir ton médecin traitant et demande-lui de te faire le certificat de reprise de travail.
— Merci t'es adorable. À bientôt pour notre semi.
— Je t'embrasse. T'es vraiment une personne formidable. Tu es indestructible. Tu vas y arriver. Tu es une warrior. Je t'admire beaucoup.
— Merci, merci de tout cœur et désolée pour le dérangement.
— Mais non, tu as bien fait.
— Bisous.
— À bientôt. »

Rassurée… je suis rassurée par une professionnelle de santé. C'est plutôt cool. Maintenant, il faut réussir à récupérer le fameux sésame.

—> Note à moi-même : Avoir confiance en son intuition et ne pas hésiter à demander de l'aide aux anges que le destin a postés sur ton chemin.

L'experte

Le lendemain, j'ai rendez-vous chez mon médecin de famille qui n'en croit pas ses oreilles et qui me fait le certificat de reprise anticipée après une consultation approfondie. Sauf qu'il n'est que médecin traitant. Il n'est donc pas considéré comme suffisamment expert et ma DRH demande à ce que je subisse une expertise psychiatrique pour vérifier que je suis apte à retourner au travail d'autant que mes collègues ont écrit au chef pour lui signifier qu'il est hors de question que je retourne travailler à leurs côtés. Elles se sont organisées sans moi. Elles sont fâchées mais je ne sais pas pourquoi. Je ne comprends pas. Je n'ai pas eu l'autorisation de reprendre le boulot. Un expert va donner un sésame ou pas et mon administration n'est pas obligée d'accepter. Effectivement, ils avaient raison à l'hôpital tout va redevenir comme avant !

Rendez-vous est pris chez l'experte. Mon médecin était furieux que je sois obligée d'en passer par là. Ils ont même envoyé un courrier à l'ordre des médecins pour remettre en question ses compétences médicales.

Je suis dans la salle d'attente. J'ai mis une jupe noire, un tee-shirt blanc et une petite veste de blazer noir. Des hauts talons. Je me suis maquillée et coiffée avec soin. J'attends. Elle est en retard. Je fais un selfie pour vérifier mon apparence. C'est parfait. Je n'aurais pas pu mieux faire. Je souris. J'ai la trouille. Une trouille bleue de ce qu'il va ressortir de ce rendez-vous. Je fais les exercices de respiration appris en Qi-Qong et en sophrologie. Je déconnecte mon téléphone pour rester concentrée.

Enfin la porte s'ouvre. Une femme d'environ cinquante-cinq ans, brune, maquillée, un peu rondelette, m'ouvre enfin la porte et me fait asseoir. C'est parti pour une heure de questions ardues, en tout sens :

« Pourquoi êtes-vous sûre de pouvoir aller travailler ?
— Vous êtes consciente de la difficulté de votre travail ?
— Comment réagirez-vous en cas de problèmes ?
— Que s'est-il passé dans votre vie ?
— Où en êtes-vous aujourd'hui ?
— Êtes-vous sûre de pouvoir travailler ?
— Quels sont les éléments de votre vie qui pourraient me le confirmer ? »

Je n'en peux plus. Je réponds avec sincérité. Je lui confirme ma certitude d'être en capacité de reprendre mon travail. Je lui explique ma vie actuelle rythmée au gré des entraînements de triathlon, du jardin à la campagne, le potager, les amis, mes enfants.

« Vous faites quoi de vos journées puisque vous ne travaillez pas ? »

Alors là, je suis trop fière de ma réponse. Avec une réponse comme ça, j'aurai mon sésame. C'est sûr.

« Je fais du triathlon, je suis en train de préparer un semi-iron man. Comme je n'ai pas eu l'autorisation de travailler malgré l'avis favorable de la commission médicale et que je dois attendre le compte rendu de notre rendez-vous, je me suis inscrite à une course avec une amie. Du coup, je profite de ce temps libre pour m'entraîner. En plus, j'habite un département magnifique et je profite au maximum de ces beaux paysages. Je fais des sorties natures avec mes amis et je prends soin de moi. Je mets tout en oeuvre pour récupérer une meilleure santé.

— Du triathlon ? C'est un sport de fous avec des gens qui ne sont pas capables de faire de l'activité physique de manière raisonnée. C'est du grand n'importe quoi !

— Mais non, je vous assure, on peut le faire avec bienveillance pour son corps et une alimentation équilibrée. On apprend à se connaître pour mieux s'entraîner et trouver en soi les moyens d'avoir la pêche. »

Je suis désappointée. Elle a balayé mon joker d'un revers de la main. Je souris toujours mais à l'intérieur de moi, je pleure. Encore quelques questions et nous prenons congé. Je file droit dans ma voiture. Je démarre vite. Je m'éloigne assez loin pour qu'elle ne puisse pas me regarder par la fenêtre et je pleure. Je suis persuadée que le résultat va être négatif parce que je fais du triathlon. Je vais boire le café chez une amie. J'ai besoin qu'on me rebooste un peu.

—>Note à moi-même : Reste toi-même et crois en toi, c'est le meilleur moyen pour réussir ce que tu penses juste.

L'expertise

LE RAPPORT ! Il arrive au bout de quelques jours. Après un long descriptif de notre entretien, les conclusions :

« Madame Léa... Âgée de 47 ans ne présente aucune symptomatologie psychique. Elle apparaît en excellente bonne forme physique. Elle a obtenu sa mutation. Elle est apte à la reprise de son activité professionnelle à temps complet dès que possible. »

Ouf ! C'est écrit noir sur blanc. Je vais pouvoir aller travailler. Le comité médical donne aussi son accord. Malgré tout, le chef ne veut pas que j'y retourne. Je dois rester chez moi. Je suis dégoûtée. J'arrive juste à obtenir l'autorisation de reprendre en septembre sur mon nouveau lieu de travail puisque j'ai demandé une mutation qui m'a été accordée.

—> Note à moi-même : Il y aura toujours un ange sur ton chemin qui reconnaitra ta valeur même s'il n'en porte pas les apparences.

Baccalauréat série ES

6 juillet 2017, 3 ans et 6 mois de soins.

Les cœurs battent dans le thorax de nombreux jeunes français. Le cœur bat dans notre corps à toutes les deux. Il bat plus vite et on a de la chance. La chance de le sentir battre. Vic pense ou en tout cas me dit qu'elle va rater ou passer l'oral et qu'on va lui donner par pitié en voyant son dossier. D'autres doivent penser qu'elle va redoubler et que ce n'est pas grave vu la situation. Certains vont penser qu'en allant à l'oral elle sera avantagée. Elle a pris cette remarque en pleine figure quand des camarades de classe ont été mis au courant des aménagements réalisés avec l'accord des médecins, afin de la soulager un peu et de lui donner les chances de réussir, en compensation de son handicap et des traitements lourds toujours en cours. Elle avait aussi le droit de se lever à volonté, de manger, de se reposer sans réduire son temps de travail. Elle n'a pas voulu utiliser ces derniers droits pour « être comme tout le monde ».

On se réveille toutes les deux assez tôt.
On se prépare.
On ne dit que peu de mots.
Dans notre cœur le souhait profond que ça soit bon.
Il faut y croire.
Pour Vic et pour faire taire ceux qui ont dit que ça ne valait pas la peine.
Qu'elle devait se reposer.
On se dit aussi que ce n'est pas grave.
De nombreuses idées s'entrechoquent dans nos têtes.
On n'en parle un peu.

Les résultats sont affichés à 9h.
On y est vers 8h50. Sachant pertinemment que le lycée affiche toujours un peu en avance.
Les résultats ne sont pas encore annoncés !
On patiente.
Moi en retrait.
Seule.
Vic avec ses potes.
La tension est palpable de partout.
Et puis, ils arrivent et ils accrochent les feuilles avec les noms de ceux qui ont réussi et de ceux qui vont au rattrapage.

Déjà des cris de joie, des larmes, des bonds, des jeunes qui s'enlacent.
Je ne vois plus ma Vic et je n'ose pas m'approcher même si j'en crève d'envie. Je laisse la priorité aux jeunes.
D'un seul coup, je la vois réapparaître !

Son visage me donne déjà la réponse.
Elle pleure.
Elle court dans mes bras.
Ses yeux noyés de larmes.

« Maman ?
— Oui ?
— Je passe l'oral !
— Ce n'est pas vrai. Je le vois à ton visage !
— JE L'AI ! J'AI MON BAC ! MAMAN ! J'AI MON BAC !
— Bravo. Bravo ma fille. Je savais que tu l'aurais. Je suis tellement fière de toi. »

La voilà repartie voir ses amis. C'est la liesse au milieu de quelques têtes en larmes, de quelques parents qui ont osé venir malgré l'interdiction de leur jeune. Je suis tellement soulagée. Je pleure de joie. Enfin ! Enfin, elle a réussi. Après trois ans et demi de galères, à étudier envers et contre tous, entre des chimios, des transfusions, des caissons hyperbares, des opérations de prothèses et j'en passe. Elle a réussi, et par là même, je peux affirmer que ça en vaut la peine. Qu'il est important de tout mettre en œuvre pour que les jeunes étudient, que ce n'est pas une option et que pendant ce temps au moins ils ont un avenir et ne pensent pas à la maladie. Et surtout, quand la maladie veut bien les laisser un peu tranquilles, ils peuvent, pour une fois, être comme tout le monde et ne pas redoubler à cause de ce cancer !

Je vais voir un de ses profs qui a cru en elle mais pas tout de suite. Je vais le remercier pour l'accompagnement personnalisé qu'il a eu la gentillesse de lui offrir sur son temps libre, particulièrement des cours d'anglais en visioconférence pendant de longs mois et même pendant son séjour en chambre stérile. C'est devenu un ami au fil du temps.

« Léa, ce n'est pas à toi de me remercier mais c'est à moi de te remercier. Tu sais, quand j'ai eu Vic en troisième dans ma classe, je n'y croyais pas une seule seconde. Mais tu étais tellement convaincante. Je me souviens de toi devant cette équipe éducative bataillant pour nous convaincre de l'impossible. Je n'y croyais pas du tout je te le dis. Je vous ai suivies malgré tout. J'avais très peur ! Je me souviens comme si c'était hier de mon premier rendez-vous avec Vic en visio. J'étais terrorisé ! Cependant, passées les premières minutes d'appréhension devant cette enfant malade, j'ai eu devant moi uniquement une élève qui voulait réussir coûte que coûte ! Vic a tellement travaillé. Elle était toujours présente avec ou sans ses cheveux, branchée à des perfusions ou pas et puis je l'ai retrouvée en première et en terminale et malgré ses nombreuses absences médicales, les devoirs étaient toujours rendus. Elle s'est accrochée et tu l'as portée très haut. Tout ça c'est aussi grâce à toi. Tu nous as aidés à y croire et pour tout cela je te remercie infiniment. »

Tout ça a été dit d'une seule traite et mes larmes ont inondé mes yeux et mon visage. Il m'a serrée dans ses bras. Je l'ai remercié. Je suis allée voir ses autres professeurs, surtout ceux qui sont venus faire la classe dans le cadre du SAPAD. Tout le monde était tellement joyeux. Avoir ce bac, sans passer par le rattrapage, c'est aussi l'avoir comme tout le monde. Sans « favoritisme, ni pitié » ! Maintenant, place à la fac. Partir, partir loin de tout cela pour oublier et vivre une nouvelle vie loin de la maladie. Se reconstruire, sans croiser quelqu'un dans la rue qui nous demande des nouvelles, sans être #lamamandeVicquiauncancer.

Et après?

10 novembre 2019.

J'ai aujourd'hui 50 ans. La chance d'avoir un demi-siècle. Ça fait plus fun quand on le dit comme ça. J'ai fait une grande fête dans un bar, entourée de mes enfants, de mes amis, de ma famille, des gens que j'aime.

Je vis avec l'expérience de cette maladie depuis cinq ans, huit mois et vingt-quatre jours. Je mesure ma chance d'atteindre la cinquantaine avec la force et la vitalité qui me caractérisent.

Pourtant, moi je n'ai pas le cancer.
Pourtant, je vis avec.
Pourtant, il a investi ma vie.
Pourtant, il a investi notre vie.
Pourtant, il a contribué à construire qui je suis aujourd'hui.
Pourtant, il construit ce que nous sommes.
Pourtant, il a perturbé notre famille.

Pourtant, notre famille est plus forte que jamais.
Pourtant, tous les trois nous sommes unis.
Pourtant, nous sommes solidaires et soudés.
Pourtant, nous avons grandi grâce à lui.
Pourtant, nous avons réussi à en faire une riche expérience de vie.
Pourtant, nous arrivons à avancer, à donner, à aimer, à partager.
Pourtant, nous nous épanouissons, chacun vers notre chemin.
Pourtant, nous avons des projets ensemble.
Pourtant, nous croyons en l'avenir.
En tout cas, on fait tout pour.

Grâce à lui nous avons encore plus pris conscience que la Vie c'est maintenant !
Que la Vie c'est cadeau.
Que la Vie est miracle.
Qu'il faut profiter de l'instant présent.
Qu'il faut faire ce qu'on a envie aujourd'hui comme si demain n'existait pas.
Carpe Diem.

Nous, on a voyagé tous les trois. On est allé sur la côte ouest des États-Unis, puis New York, Rome, Venise, l'Espagne. On essaie de partager de nombreux moments ensemble, tout en gardant nos jardins secrets respectifs et notre vie sociale personnelle. On profite de notre belle famille avec joie et tendresse partagées.

Vic ne vit plus à la maison. Elle a maintenant son studio d'étudiante. Cette distance nous fait du bien et nous permet de nous rapprocher et d'avoir de vrais grands moments de complicité. Notre Amour est plus grand que tout. Vincent est toujours dans son appartement. On passe souvent le dimanche ensemble. Chacun fait son petit bonhomme de chemin.

Je vis seule, après toutes ces épreuves, ça m'a fait du bien. Un peu de calme et de temps pour moi, pour de nombreux loisirs, comme une ado qui quitte le foyer familial et qui prend sa liberté. Je vais pouvoir me reconstruire moi aussi et vivre ma vie de femme après avoir investi ma vie de mère de la plus belle des manières avec un dévouement sans commune mesure et un amour infini.

Je repense au psychologue de la Ligue contre le cancer qui me regardait en souriant quand je lui expliquais que j'allais vivre en ville pour la première fois de ma vie et que j'étais ravie de tout ce que j'allais pouvoir faire. Il me disait « On dirait une ado de 18 ans qui quitte le nid familial pour vivre sa propre vie. ». Quelque part, c'est un peu ça. Vivre, profiter, avoir des activités. J'apprends le swing, la salsa, la bachata. Je sors avec des amis, je vais à des conférences, je fais du triathlon, je vais voir des spectacles, je croque à pleines dents tout ce que je peux et quand je suis fatiguée car je n'ai plus 20 ans, je prends une soirée où je reste chez moi et je me couche à neuf heures pour être en forme et recommencer. Je me suis fait des amis. Je m'épanouis dans mon nouveau travail. Je vois mes enfants régulièrement. Ils habitent à moins de deux kilomètres. Ils viennent aussi avec leurs amis. On fréquente parfois les mêmes endroits. On est dans le Sud. Il fait bon. On habite en vacances. C'est pas la classe ça ? L'été on va à la plage. On profite des paillotes. On va au cinéma sur le sable en savourant des cocktails accompagnés de tapas. On a de la chance.

Vic a encore de trop nombreux rendez-vous à l'hôpital ou chez les spécialistes. Sa prothèse de hanche lui fait mal, ses genoux encore plus. Elle a des problèmes auditifs et les gencives qui se nécrosent. Elle va devoir subir une greffe de gencive pour ne pas perdre ses dents, plus de mille cinq cents euros de frais non remboursés. Il a fallu se battre et monter un dossier de demande de subvention exceptionnelle. On va retourner à Paris pour vérifier s'il faut regreffer les genoux pour retarder le plus possible la pose de prothèses. Elle a mal à 8 ou 9/10 chaque jour et a parfois le moral en berne. Les études scientifiques disent que 50 % des gens qui ont un cancer sont en dépression cinq ans après, 80 % ont des problèmes psycho-cognitifs. Qui les accompagne ?

J'ai eu la chance de rencontrer lors d'une conférence le chef de service du centre antidouleur. Peut-être une solution pour qu'elle souffre moins. On verra. Elle a rendez-vous bientôt, puis avec un rhumatologue connu, puis avec l'endocrinologue, puis le service de la fertilité, puis… puis… et puis… et puis quoi encore ?

J'ai fait le semi Iron man de Vichy avec une moyenne de 28km/h sur le vélo. Une énorme performance pour moi. J'ai fait aussi le Natur'man. Deux semi ironman que devait faire le papa de Paolo l'été où son fils est tombé malade. C'était mon mantra. Ma béquille. Pour ne jamais rien lâcher et aussi bien sûr penser à ma fille, à mon fils.

Paolo ne veut plus voir son père. C'est dur pour ce papa qui s'est tant investi dans l'accompagnement de son fils. Il va se réfugier parfois dans l'appartement qu'il a acheté à la montagne.

Fred et Lola se sont tournés vers les soins énergétiques, le chamanisme, la lithothérapie. Ils ont déménagé aussi.

Les parents de Rodolphe ont divorcé. Rodolphe va très bien, mais il n'en parle jamais.

Vic est reconnue par la MDPH avec en particulier une carte prioritaire et une carte PMR, personne à mobilité réduite. On se bagarre, tantôt des procès-verbaux injustifiés, tantôt des gens qui hurlent car ils pensent qu'on prend la place d'un autre et oublient que le handicap peut avoir plusieurs visages et même être invisible.

—> Note à moi-même : Quand tu te poses la question de savoir si tu dois faire quelque chose qui te fait envie. Dis-toi cela : si demain tu venais à mourir ou si la personne que tu aimes venait à mourir, que ferais-tu ? Quand tu seras vieux. Quels souvenirs voudrais-tu garder dans ton coeur pour te rendre la vie plus douce ?

L'empreinte de l'ange

La légende dit que le bébé dans le ventre de sa maman a la connaissance de toutes ses vies antérieures et de tous les mystères de la Vie.

La légende dit qu'il saura d'un rien réinventer le monde.

La légende dit qu'il remplit ses poumons d'air frais et qu'il devient ainsi un être pur capable d'empathie, de bienveillance et d'amour infini.

La légende dit qu'on choisit sa vie en fonction de la précédente pour nous aider à avancer et à réparer ou vivre ce qu'on n'a pas vécu.

La légende dit que ça ne sera pas forcément facile.
La légende dit qu'il y aura des indices qu'il ne faudra pas négliger.

La légende dit qu'il faut écouter et que plus tu écouteras ton cœur, plus tu seras capable d'empathie et de communication.

La légende dit que l'amour et la bienveillance sont de rigueur.

La légende dit que chaque épreuve nous fait avancer.
La légende dit que malgré les vicissitudes de la vie tu peux rester émerveillé et sensible à la magie de l'instant présent.
La légende dit que dans chacune de tes vies tu rempliras ta mission.

La légende dit que tu choisis la famille dans laquelle tu vas naître.

La légende dit que cette famille te donnera les cartes pour que tu puisses avancer sur ton chemin de vie.

La légende dit qu'avant que tu naisses, l'ange posera son index sur ta bouche pour que tu oublies tout cela et que tu avances avec toute ta pureté et ton libre arbitre.

La légende dit que ce petit sillon au-dessus de ta lèvre supérieure est l'empreinte du doigt de l'ange et qu'elle est indélébile.

FIN

Le cancer en chiffres

- En France, 1 100 personnes chaque jour apprennent qu'elles sont touchées par le cancer : environ 400 000 par an.
- Avec plus de 400 morts par jour, 150 000 par an, c'est première cause de mortalité des pays occidentaux

Étude Vican
- 1 diagnostic de cancer = 4 personnes impactées
- 82 % des personnes présentent des symptômes de stress post-traumatique.
- Après 5 ans, 3/5 déclarent des séquelles, dont 46,1 % des troubles anxieux et 16,8 % des troubles dépressifs.

Malakoff Médéric Mutuelle
- 1/3 ne retrouve pas son emploi.
- 62 % des aidants ne prennent plus soin d'eux-mêmes.
- *« Il s'avère que les gens qui ont plus de liens sociaux avec leur famille, leurs amis, leur communauté, sont plus heureux, sont en meilleure santé physique et vivent plus longtemps que ceux qui ont moins de liens sociaux »* Robert Waldinger, directeur de Harward Study Adult Development

- Etude Spiegel et al, Lancet 1989, montre que l'espérance de vie est doublée si il y a la mise en place de groupes de parole.

- Les effets possibles à long et très long terme des traitements du cancer : douleur, fatigue, troubles du sommeil, peur de la récidive, anxiété, dépression, lymphœdème, neuropathies périphériques, bouffées de chaleur, ostéoporose, troubles sexuels, troubles urinaires et digestifs, troubles cognitifs, questions existentielles, problèmes économiques, perte ou changement du statut professionnel, recherche de sens, questions spirituelles, isolement social, changement de rôles.

Le cancer des enfants

Le cancer est la principale cause de mortalité chez les enfants. Seulement 8 enfants sur 10 seront guéris dans les pays à revenu élevé mais parfois à quel prix !
2 à 3 % de l'argent de la recherche est consacré à trouver des soins pour les enfants.

OMS : les cancers de l'enfant représentent jusqu'à 4,6 % de l'ensemble des cancers.

Quelques chiffres tirés de « enfance sans cancer »,

- Chaque année, en France, 2 500 enfants et adolescents sont diagnostiqués d'un cancer et 500 en meurent.
- 1 enfant sur 440 développe un cancer avant l'âge de 15 ans.
- Le nombre de cancers des enfants augmente de 1 à 2 % par an en Europe, depuis 30 ans.

Et pourtant :

- La recherche est essentiellement axée sur les cancers des adultes. Or, les tumeurs malignes détectées chez les enfants ne sont pas de la même nature que celles des adultes et ne peuvent donc pas se soigner de la même manière.
- Plus de 50 % des médicaments administrés aux enfants ne sont officiellement pas autorisés chez l'enfant (non spécifiquement développés et testés sur les enfants).
- Dans le monde, 160 000 enfants seront touchés par le cancer chaque année et 90 000 succomberont.

Sciences et avenir 12 avril 2017 : Le cancer chez l'enfant a grimpé de 30 % ces 20 dernières années.

- Chez les moins de 14 ans, l'incidence des cancers a été de 140 cas pour 1 million d'enfants par an entre 2001 et 2010. La leucémie représente à elle seule presque le tiers des cas.

Remerciements

Merci à Clara, ma fille, qui s'est battue comme une cheffe contre ce putain de cancer et qui est toujours là pour m'inonder de bonheur avec sa joie de vivre et son beau sourire. Merci de m'avoir autorisée à publier ce livre afin que chacun puisse trouver de la force dans son combat quotidien.

Merci à Gauthier, mon fils. Par ta force tranquille, tu sais nous donner de l'apaisement, de la stabilité et de l'amour. Tu es un roc infaillible sur lequel on peut se poser et se reposer. Prends aussi soin de toi.

Merci à Valérie. Jamais je n'oublierai tout ce que tu as fait pour nous. À jamais gravée dans mon cœur.

Merci à ma famille, à ma soeur qui a toujours été là pour essuyer mes larmes, même de manière virtuelle.

Merci à tous les médecins et à tout le personnel soignant pour nous avoir accompagnées avec tant de dévouement et de bienveillance.

Merci à tous mes petits colibris sans qui nous n'aurions jamais pu avancer sur ce chemin, les amis, l'association « On t'aime fort Clara », les professeurs et tous les autres que je ne pourrai nommer individuellement tant j'aurais peur d'en oublier et pourtant vous avez été et vous êtes tellement essentiels à notre mieux-être.

Merci aux membres des comités de lecture pour leurs remarques attentionnées et bienveillantes.

Merci à Bernard Werber, pour ton soutien, ton coup de pouce et ton énergie positive.

Merci à mes abonnés sur mon blog christinehainaut.com, sur Facebook et Instagram.

Merci à tous ceux, qui, de part leur souscription volontaire ont aidé à l'édition de ce roman.

Merci à tous ceux qui m'accompagnent sur le « ride des colibris ».

Merci à tous ceux qui ont donné, donnent ou donneront la parole au cancer pédiatrique, à la recherche, pour que :« Plus jamais ça. »

Dépôt légal : juin 2021
Nom et adresse de l'imprimeur : Books Factory
Prix de vente public : 23,90
Date de fin du premier tirage : 500 exemplaires juin 2021
Date de fin du second tirage : 500 exemplaires octobre 2021

À propos de l'auteure :

Actuellement professeure des écoles, coach sportif et mieux-être, blogueuse, voyageuse, écrivaine à ses heures perdues, elle a été durant sa vie confrontée à de multiples déboires. Cependant, elle n'a jamais cessé d'avancer et de chercher toutes les clés qui lui permettraient d'avancer, le sourire aux lèvres et les yeux pétillants.

Elle a été animatrice, professeure de sport, danseuse et chorégraphe, directrice artistique des Jeunes Ballets de Cristal Studio, directrice d'école, coordinatrice du réseau des Écoles associées de l'UNESCO, premier prix de l'enseignant innovant et de l'innovation éducative en 2012, la même année premier prix de la fondation Hyppocrene de l'éducation à l'Europe et premier prix Wikidia, grâce à l'article rédigé avec sa classe sur Haroun Tazieff.
En 2014, elle organise un forum européen des sciences de la volcanologie pour fêter le centenaire de la naissance d'Haroun Tazieff. A cette occasion, elle sort en auto-édition Si Haroun Tazieff m'était conté... avec comme partenaire Frédéric Lavachery le fils d'Haroun Tazieff.

Toujours avide de se former et d'apprendre, elle a enseigné dans le secteur du handicap, s'est spécialisée en Qi-Qong, en médecine traditionnelle chinoise, elle est diplômée en nutrition et micronutrition et elle adore se documenter sur les avancées en neurosciences.

En avril 2020, elle a créé son blog : christinehainaut.com et l'Académie Internationale du Mieux-Être, AIME. La pause du confinement lui a permis de réaliser un rêve : échanger les trucs et astuces qu'elle avait réussi à glaner tout au long de sa vie pour aider les autres vers un mieux-aller.

Le 7 juillet 2021, elle partira pour le ride des colibris, un tour de France en vélo de 3 350 km pour communiquer sur le cancer pédiatrique et la recherche médicale.

Ce livre ne donne pas de réponses. Il permettra peut-être de se poser des questions. Pour que nos enfants, nos petits-enfants vivent dans un monde meilleur.

Il veut être le témoignage de la souffrance extrême que ressentent des parents qui apprennent que leur enfant est atteint d'une maladie grave. Juste pour qu'à l'avenir cela soit mieux compris et que, peut-être, les familles qui vivront cela puissent être mieux accompagnées... les malades bien sûr mais aussi les aidants, qu'ils soient jeunes ou adultes. Il veut aussi offrir une jolie note d'espoir.

« La souffrance n'est pas un masque terrifiant. Elle est souvent invisible. En regardant avec son cœur, son amour, sa bienveillance peut-être pourrons-nous un jour vivre ensemble dans l'apaisement ?

Avec toute ma bienveillance » *Christine*